KB124488

버자이너의
모든 것

여자의 몸과
성에 관한
내밀한 질문들

버자이너의
모든 것

Unverschämt

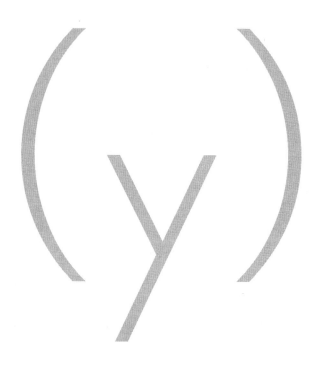

실 라 드 리 즈 = 문 항 심 옮김

은행나무

이 세상 모든 여성을 위해

차례

1장 비키니 시티의 아리따운 주민들

2장 섹스와 오르가슴

3장 월경, 레드카펫 이벤트에 숨은 불편함

4장 질 건강을 위협하는 주요 신호

5장 성병에 의연하게 대처하는 방법

6장 신비로운 여자의 몸, 그 깊숙한 곳으로의 탐험

7장 여성호르몬 할리우드

8장 피임, "아기가 타고 있지 않아요"

11장 산부인과 방문 시 알아두어야 할 것들

이 책은 차례대로 읽어도 좋고 언제든지 원하는 부분만 골라 읽어도 좋습니다. 모든 것이 서로 연결되어 있고 날실과 씨실처럼 엮여 있기에 반복되는 부분 혹은 호르몬과 해부학적 내용으로 되돌아가 확인해야 하는 부분도 있을 것입니다. 이는 제가 몸 담고 있는 이 분야의 특성이기도 해요.

이 책은 우리 산부인과 전문의들이 진료 중에 흔하게 접하는 질병 및 '유력한 용의자'를 집중 조명했고, 비교적 드물게 나타나는 질병이라 하더라도 언급하는 데 소홀하지는 않았습니다. 하지만 당연히 모든 것을 100퍼센트 다 다루지는 못했을 겁니다. 아주 특이하고 희귀한 증상과 질병은 담지 못했습니다.

이 책은 여성 독자들을 염두에 두고 쓴 책입니다. 다만 성에 관한 내용에 있어서는 양성애에서 나타나는 문제와 오해에 한

정했다는 것에 양해를 구하고 싶어요. 이는 제 병원을 찾는 환자의 대부분이 남성 파트너가 있거나 양성애를 지향하는 여성들이기 때문이며, 이들이 고민하는 절대다수의 문제는 동성애 여성의 고민과는 다르기 때문이죠. 성전환 여성들도 모든 다른 여성들처럼 당당한 여성이지만 이 책에서는 이들의 관심사에 대해 다루지 못했다는 점, 이해를 구합니다.

될 수 있는 한 독자와 격의 없이 편하게 대화하는 분위기의 책을 만드려고 노력했습니다. 제가 미국 태생이라 과도한 격식을 싫어하기도 하고 우리 병원에 찾아오는 여러 환자와 이미 친구처럼 격의 없이 대화하는 것에 익숙해져 있기 때문이죠. 독자들이 이 책을 읽는 이 순간만큼은 오롯이 제가 곁에서 일대일로 이야기하고 있다는 점을 기억해주면 좋겠어요. 이 책에는 정말 사적이고 비밀스러운 이야기가 많이 오갈 겁니다. 정말 중요한 이야기인 만큼 괜히 빙빙 돌려 말하지 않을 거니까 불편해하지 않았으면 좋겠습니다.

저를 포함해 우리 병원 직원들이 만든 단체대화방의 이름이 뭔지 아세요? '실라 박사와 버자이너 전문가들'랍니다. 자, 이제 책을 펼쳐보세요. 풍부한 지식과 함께하는 즐거운 시간이 되길 진심으로 기원합니다.

실라 박사와 버자이너 전문가들 드림

들어가며

14

산부인과 의사가 둘도 없는 친한 친구라서 무엇이든 물어볼 수 있다면 어떨까, 상상해본 적 있나요?

이럴 때 필요한 건 바로 용기입니다. 전 정말 별별 질문을 다 받아봤습니다. 질문은 병원에서뿐만 아니라 뜻밖의 순간, 예고 없이 훅 들어옵니다. 작년 여름 바비큐 모임이 그 좋은 예였죠. 늦은 저녁 시간, 저는 한 손에는 와인 병을, 다른 한 손에는 유리잔 2개를 들고 파티가 열린 집 테라스에 앉은 친구 샌디에게 다가갔습니다. 나처럼 미국인이고 오랜 친구이기도 한 샌디는 가끔 우리 병원에 환자로도 찾아옵니다. 잠시 후 다른 여자 손님 몇 사람이 우리와 합석했습니다. 남자들은 그날도 어김없이 숯불과 고기 굽기를 담당하다가 그 일이 끝나자 주방 한편으로 몰려가 위스키나 사이클 타기 같은 주제로 이야기를 나누고 있을 때였죠. 미적지근한 저녁 공기가 우리를 감쌌고 와인은 딱 적당한 속도로 목구멍을 타고 흘러내리고 있었습니다.

"진짜 산부인과 의사세요?" 새로 온 여자 손님 중 한 사람이 물었습니다. "어떻게 매일 그렇게…." 여자의 말은 더 이어지지 못하고 공중에 흩어졌습니다. 하지만 저는 바로 알았습니다. 무슨 말을 하려는 건지를요.

"벗은 여자들을 매일 보는 게 어떤 건지, 그걸 물어보려는 거죠? 어떻긴요, 좋죠!" 저는 이렇게 대답했습니다. 모든 연령대의 여성이 병원에 찾아온다는 것은 흥미롭기도 하고 감동적일 때도 있지만 무엇보다도 지루하지 않아서 좋습니다. 저는 그 여성에게 제 전문 분야가 질과 성에 관련된 건강이라고 소개하며 주로 다루는 질병들에 대해 몇 가지 이런저런 이야기를 해주었습니다.

제가 먼저 이렇게 길을 터주자 주위에 있던 다른 여자들도 용기를 얻었는지 하나둘 모여들더니 수줍게 질문을 던지기 시작했죠. 자연분만과 제왕절개 중 골반기저근에 더 좋은 것은 무엇이냐? 아기를 낳기에 너무 늦은 나이라는 것이 존재하는가, 만일 그렇다면 몇 살부터 위험한가? 순면 팬티가 좋다고 하는데 얼마나 좋은 거냐? 성관계 후 소변을 보면 좋다던데 왜 그런 거냐? 질문의 수위는 점점 올라갔습니다. 산부인과 의사는 환자의 과거 성관계 횟수가 많은지 아닌지 척 보면 아느냐?

G스폿이라는 게 진짜로 있는 거냐? 음순 성형이라는 게 얼마나 효과가 있느냐? 아래를 제모하지 않는 여자들이 실제로 얼마나 많으냐?

궁금하기는 하지만 차마 의사에게 물어보지 못하는 물음들이 정말 많은 게 사실이죠. 그런 것까지 묻기에는 진료시간이 촉박합니다. 하나의 주제에 대해 환자에게 포괄적으로 설명하기에는 산부인과의 진료 일정이 너무 빡빡하게 짜여 있거든요. 제가 처음으로 산부인과를 방문했을 때가 생각납니다. 열일곱 살의 저는 아직 독일어를 잘하지 못했고 성에 대해 아는 것도 없었습니다. 여의사였는데 정말 무뚝뚝했죠. 말이 없었고, 제가 용기를 쥐어짜서 겨우 2가지를 물었을 뿐인데 약간 짜증 섞인 말투로 아주 간단히 툭툭 대답할 뿐이었습니다. 성 경험이 있는지도 묻지 않았고(당시 저는 아직 경험이 없었습니다) 그저 피임약이나 처방해주며 아무런 설명도 곁들이지 않았습니다. 피임약에 대한 설명은 나중에 간호사가 해주었죠. 80년대는 그랬습니다. 산부인과 의사 하면 둔감하고 불친절하다는 인식이 널리 퍼져 있을 때였습니다. 훗날 전공과목을 정할 때 산부인과를 택하면서 저는 모든 것을 바꿔보겠다고 마음먹었습니다. 지금까지도 저는 제가 아는 지식을 여성들에게 전달하되 잘 이해할 수 있도록 쉽고 실용적인 말로 설명하는 것을 소명으로 삼고 있습니다. 자신의 몸에 관련된 불편감이나 무지를 편안하고 여유 있는 분위기 안에서 해결할 수 있다면 그보다 좋은 것이 어디 있을까요. 제이미 올리버가 남녀노소 만인이 시도할 수 있는 요리를 선보였듯이 산부인과 전문의로서 진료를 보는 본업 이외에도 여성들에게 그들의 육체와 그 육체가 가진 특별함을 너무 심각하지 않게 그리고 쉽게 설명하는 것이 제가 실천할 과업이라고 생각합니다. 이것을 산부인과 의사가 하지 않는다면 과연 누가 할 수 있을까요? 우리가 직면한 오해와 불확실성은 너무도 큽니다. 그리고 이는 종종 어린 시절부터 쌓여온 결과이기도 합니다.

아주 어린 유아기부터 자신의 몸과 친해지는 것이 가장 이상적일 것입니다. 두렵거나 불안한 마음 없이 있는 그대로를 여유롭게 받아들이는 태도 말입니다. 사춘기에 접어들면 자신의 신체의 변화를 신기하게, 그러나 그러려니 하고 받아들이면 더욱 좋겠습니다. 자신의 성기가 독립적으로 살아 숨 쉬는 생물체처럼 여겨진다고 해도 말입니다. 외부와 소통하는, 다시 말해 어떤 것은 들여보내고 어떤 것은 내보내지만 전체적으로 우리에게 막대한 선의를 가지고 있는 친절한 신체기관인 질에 대해서 알아가면 좋겠습니다. 또 월경주기에 따른 오르막길과 내리막길 그리고 몸의 변덕과 변화에 대해서도 배우고 장차 올 큰 변동에 대해 잘 준비할 수 있으면 좋겠습니다.

하지만 현실은 그렇지 않습니다. 많은 여성이 자신의 몸에 대해 전반적으로 불안하거나 이중적인, 심지어 거부하는 태도를 보이며 특히 자신의 생식기에 대해서는 수치심과 부끄러움이 더욱 큽니다. 젊은 여성과 자라나는 소녀 들은 여러 고민을 갖고 있으면서도 누구한테 말도 못하고 혼자 끙끙거리죠. 친구나 의사에게 털어놓기도 절대 쉽지 않습니다. 아랫도리 또는 성기와 관련된 모든 것은 왠지 미묘하게 불편하고 껄끄러운 무언가를 동반합니다. 그리고 엄마가 이런 태도를 갖고 있다면 이는 딸에게 그대로 전해집니다.

나이가 차면 새로운 걱정거리가 찾아옵니다. 월경전증후군, 월경할 때가 아닌데 비치는 피, 피임 등등 궁금한 것이 많지만 어디서 정확하고 올바른 정보를 찾아야 할지 모릅니다. 인터넷 검색창에 문의하면 수천수만 개의 정보가 눈앞에 펼쳐지고 광고는 자신을 봐달라고 아우성칩니다. 의약품 광고에는 '복용 설명서를 참고하고 의사나 약사에게 문의하세요'라는 뻔한 문구가 따라붙습니다. 엊그제까지만 해도 여성호르몬제가 사람을 죽이는 독약인 것처럼 떠들어대더니 별안간 새로운 인생을 선물해주는 묘약이라고 합니다. 대체 누구 말을 믿어야 좋을까요? 여기서 제가 수행해야 할 임무는 옳은 것과 그렇지 않은 것을 분명히 하고 사실과 의견을 분리하며 여성의 몸이라는 하드웨어에 최신 소프트웨어를 설치해서 오늘을 살아가는 여성들로 하여금 정말로 중요한 것이 무엇인지 알게 하는 것입

니다. 이는 여성이 자신의 몸에 관해 실질적이고도 기초가 튼
튼한 지식으로 무장하는 것을 의미합니다. 제 전공 분야는 다
충적이고도 입체적인 데다가 실전으로 다져진 전문의의 경험
은 그 무엇으로도 대체할 수 없는 게 사실입니다. 하지만 또 누
구라도 배워서 익힐 수 있는 것이 이론입니다. 덧씌워진 신비
주의를 벗기면 전문지식에 대한 두려움이 줄어듭니다. 무언가
에 대한 두려움은 그것을 모를 때 생깁니다. 지식이 업그레이
드되지 않으면 자신의 몸에 대한 불안감은 항상 따라올 수밖
에 없으며 인생의 다른 중요한 일들에 제대로 신경을 쏟을 수
없습니다. 그렇기 때문에 여성과 관련된 생물학은 자기들끼리
만 공유하는 또는 산부인과 전문의 혼자 독점하는 정보에 머
물러서는 안 됩니다. 넷플릭스에서 시리즈물을 챙겨 보며 줄거
리를 따라갈 수준만 되어도 산부인과적 기본 지식을 습득하는
데는 정말로 아무 문제가 없다고, 저는 자신합니다.

저는 그 첫길을 터주기 위해 이 책을 썼습니다. 제가 한발 앞
서서 여성의 몸이 펼치는 신기하고 아름다운 세계로 들어갈
테니 당신은 따라오기만 하면 됩니다. 오늘날 여성과 여성 청
소년은 자신의 몸을 잘 아는 것에 만족하지 않고 그 몸을 향유
할 줄 알아야 합니다. 우리의 신체 체계는 똑똑하고 영리해서
몸의 주인에게 정말로 부족한 것이 무엇인지 힌트를 던져줄
때가 많습니다. 출산이라는 목적 외에도 쾌락을 주는 신체기관

을 소유한 사람은 우리 여자들뿐입니다. 저는 제가 여자라는 사실이 좋습니다. 여자들끼리의 아기자기한 우정을 나눌 수도 있고 반짝이가 달린 샌들을 신어도 아무도 뭐라고 하지 않으며 아기를 낳을 수도, 사업상 중요한 계약서에 도장을 찍을 수도 있죠. 이 모두를 할 수 있는 것이 여자입니다. 이 책을 모든 여자들에게 바칩니다.

1장   비키니 시티의
                        아리따운 주민들

외음부의 해부학

여성의 몸 해부학 강좌를 시작함에 앞서 이 책을 펼칠 여러분을 환영합니다. 이제 우리 생식기의 구조를 아주 기초부터 하나씩 차근차근 배워봅시다. 우선 여성의 생식기에 관해 흔히 헷갈리거나 잘못 알고 있는 3가지 중요 사실을 짚고 넘어가겠습니다.

첫째, 외음부와 질을 구분해야 합니다. 겉으로 나와 있는 모든 부분을 합쳐 **외음부**라고 부릅니다. 외음부에는 불두덩(치골구), 대음순, 소음순, 음핵(클리토리스)이 있습니다. 질어귀 이후, 즉 처녀막(뒤에 상세히 설명할게요) 뒤로부터의 부분을 공식적으로 **질**이라고 부르며 이는 자궁경부에서 끝납니다. 즉 질은 보통의 경우 밖에서 보이지 않는 부분입니다. 남성은 생식기가 겉으로 모두 드러나 있는 데 반해 여성은 밖과 안 둘 다에 생식기가 있죠. 외음부와 질은 서로 다른 위치에서 상호 간에 긴밀히 협조하는 환상의 복식조를 이룹니다.

둘째, 밑에는 구멍이 3개 있습니다. 2개가 아닙니다! 이 사실을 몰랐더라도 크게 부끄러워할 일은 아닙니다. 잘못 알고 있는 사람들이 의외로 많거든요. 좀 배웠다고 하는 여성 중에서 소변 나오는 구멍과 질이 같은 것 아니냐고 하는 사람도 봤습니다. 그중에는 심지어 의사도 있었습니다.

셋째, 아마도 이 책에서 가장 중요한 점이라고 할 수도 있습니다. 외부로 보이는 생식기는 그 형태가 어떻든 간에, 조개 모양이든 나비 모양이든 거의 모두 정상 범주에 든다는 것입니다. 미국에서 실시된 연구에 따르면 전체 여성의 단 26퍼센트만이 자신의 생식기를 제대로 본 적이 있다고 합니다. 내숭 떤다고 알려져 있는 미국 여성만큼 낮지는 않더라도 유럽 여성의 비율 또한 크게 높지는 않을 거라고 예상합니다. 그러나 자신의 몸 생김새를 잘 인지하며 괜찮다고 인식하는 것은 정말로 매우 중요합니다. 자신의 생식기에 대한 관용적 태도가 긍정적인 성 인식에 영향을 준다는 것이 연구로 밝혀진 바 있습니다. 자신의 외음부와 질을 잘 알고 또 좋아하는 사람은 그렇지 않은 사람보다 성생활이 활발하고 극치감에도 더 잘 다다른다고 알려져 있습니다.

독일어권에서 생식기 관련 기관들의 이름은 불행히도 '부끄러움'이라는 단어를 앞에 달고 있습니다. 독일어로 샴베라이히 Schambereich(Scham은 수치, Bereich는 영역, 즉 음부를 뜻함-옮긴이), 샴휘겔Schamhügel(Scham은 수치, Hügel은 두덩, 즉 불두덩을 뜻함-옮 긴이), 샴리펜Schamlippen(독일어로 Scham은 수치, Lippen은 입술, 즉 음순을 뜻함-옮긴이) 등 마치 우리가 생식기와 관련해 모종의 수 치심을 느껴야 마땅한 것처럼 말입니다. 그래서 페미니즘 서적 들을 보면 의식적으로 이런 단어들을 피하고 다른 용어를 만 들어 대체하기도 하지만 이 책에서는 그냥 기존에 사용되는 용어들을 그대로 쓰겠습니다. 부끄러움이라는 뜻에 너무 비중 을 두지 않고 가볍게 무시하면 된다고 생각합니다. 이런 용어 들은 확실히 시대에 뒤떨어진 느낌이 있으나 저는 그것에 한 껏 격앙된 감정으로 분노하기보다는 이제 나이가 드셔서 기력 이 떨어진 시어머니를 대하듯이 그러려니 하고 여유로운 마음 을 갖기로 했습니다. 하지만 이 책 곳곳에서 가끔은 그곳이나 친구, 아래 등의 애칭으로 부를 때도 있을 것입니다.

자, 이제 외부로 드러나 있는 기관인 외음부를 살펴보도록 하죠. 외음부는 그 크기와 색깔, 스타일이 사람마다 모두 다릅 니다. 자연은 우리에게 다양함을 선사했습니다. 여유가 있다면 거울을 가져와 앞에 놓고 다리를 벌린 후 거울에 비친 모습을 참고하며 이 책을 읽어도 좋을 것입니다. 휴대전화로 환하게 밝혀도 좋고 각도 때문에 잘 보이지 않는다면 사진을 찍어도 됩니다. 어쨌든 처음 딱 보는 순간 너무 이상하고 흐물흐물한 것이 아름다움과는 거리가 멀어도 너무 멀다고 느껴지겠지만 그게 정상입니다. 외음부의 색은 균일하지 않거나 주름져 있을 수 있으며 어쩌면 웃긴다는 느낌을 줄 수도 있습니다. 매끈할 수도, 색이 고를 수도, 라인이 선명할 수도, 어수선할 수도 있습니다. 하여간 자신의 생식기를 최초로 자세히 보면서 충격에 가까운 수치심을 느끼는 것은 전혀 이상한 일이 아니니 안심해도 됩니다. 자기 자신이 아니면 누가 또 이렇게 자세하게 들여다볼까요? 우리 대부분은 음순과 그 밖의 다른 부위를 포

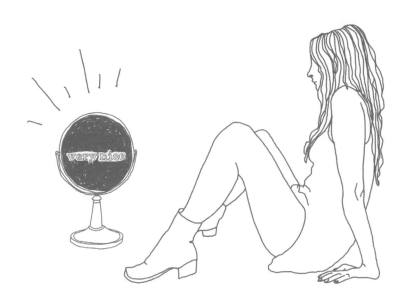

함한 외음부를 항상 보면서 자라지 않았습니다. 히피 집안에서 성장하거나 아니면 어린 시절 부모를 따라간 나체 해변에서 허리를 굽혀 공을 줍는 다른 어른들의 뒤태를 본 적이 없는 한, 벌거벗은 사람의 아래 부위를 밑에서 위로 관찰할 기회는 좀처럼 없습니다. 정기적으로 거울을 앞에 두고 성기를 관찰하지 않는다면 말이죠.

그럼 맨 위의 것부터 알아봅니다. 우선 **불두덩(치골구)**이 있습니다. 불두덩은 그 아래 위치한 치골을 충격으로부터 보호하기 위해 융기된 지방층입니다. 여기서부터 양 갈래로 갈라진 **대음순**이 시작됩니다. 대음순의 피부조직은 쫀쫀한 사람도 있고 처진 사람도 있습니다. 살이 없는 편인 사람도 있는 반면에 도타운 사람도 있죠. 대음순은 불두덩과 마찬가지로 지방조직으로 이루어져 질을 보호하는 역할을 합니다.

양쪽 대음순이 만나는 곳에 클리토리스(음핵)의 머리 부분

더 알고 싶다면

자신의 외음부 모양이 너무 마음에 들지 않아 고민이거나 정상인지 궁금한 사람은 영국의 조각가 제이미 매카트니Jamie McCartney의 웹사이트 '버자이너 만리장성Great-Wall-of-Vagina'에 들어가 구경해보길 강력히 추천합니다. 매카트니는 18세에서 76세까지의 여성 수백 명의 외음부를 석고로 떠서 그 다양성과 다채로움을 세상에 널리 알렸습니다.

(귀두)이 위치해 있습니다. 음핵 귀두는 성적 흥분을 담당하는 모든 기관 중 으뜸이며 후드티의 후드처럼 생긴 음핵 포경에 전부 또는 일부분 덮여 있습니다. 이 외형도 사람에 따라 조금씩 다릅니다. 포경 피부가 부드럽고 넓은 사람이 있는 한편 포경의 면적이 작아 평상시 음핵 귀두가 겉으로 드러나 있는 사람도 있습니다. 음핵 포경은 주변 조직과 뚜렷하게 분리되지 않은 경우도 있고 아래로 쳐져서 소음순과 경계 없이 바로 이어지는 경우도 있으며, 사람마다 그 크기와 형태가 매우 다릅니다. 이 중요부위에는 신경이 많이 분포되어 있어서 성교 시에 매우 큰 역할을 합니다. 이에 관해선 뒤에서 더 상세히 알아보기로 하죠.

음핵으로부터 약 1~2센티미터 내려간 지점(이것도 개인차가 있습니다)을 보면 아주 작고 예민한 구멍이 있습니다. 이것이 소변을 배출하는 **요도구**입니다. 요도구 양 옆으로는 요도구와 합쳐지는 스킨샘Skene's gland이 있습니다. 스킨샘은 남성의 전립선에 해당하며, 말도 많고 탈도 많은 여성 사정(뒤에서 다시 설명할 예정입니다)을 담당하는 기관입니다.

이제 조금 더 밑으로 내려가면 얇은 피부 주름으로 둘러싸여 있는 입구를 발견할 수 있습니다. 이 얇은 피부 주름이 이른바 처녀막흔이라는 것으로, 처녀막이 남은 부분입니다. 아직 성교를 하지 않은 사람에게서 대부분(예외도 존재합니다!) 처녀막을 볼 수 있는데 머리를 묶는 고무줄(일명 곱창밴드)처럼 생긴 이 얇은 피부막이 질 입구를 동그랗게 둘러싸고 있습니다. 바로 여기서부터 안쪽 방향으로 진정한 질이 시작됩니다. 처녀막흔의 왼쪽과 오른쪽으로 바르톨린샘이 위치하는데 평상시에는 드러나 있지 않습니다. 바르톨린샘은 질을 젖게 하는 데 보조적 역할을 합니다. 자세한 것은 2장에서 더 알아보겠습니다.

질은 탐폰이 들어가는 곳이며 질정이 삽입되는 곳, 아기가 태어나기 전 마지막으로 거치는 동굴 그리고 남성과 여성이 합일하는 장소입니다. 평상시 이완된 상태에서는 납작하게 꺼져 있죠. 질은 요술 주머니라는 별칭답게 몇 센티미터 들어간 곳에 성적인 면에서 에이스 카드라고 불릴 만한 비장의 무기를 숨겨놓았는데 그것이 바로 **G스폿**입니다. 이에 대해서는 히말라야 설인과 비행접시의 존재 유무를 둘러싼 논란보다 더 큰 논란과 전설이 존재하고 있습니다. 질은 코르크 마개가 병 입구 속으로 살짝 꽂혀 있듯이 위치하며 비교적 단단한 부위인 자궁경부를 만나는 곳에서 끝납니다.

좀 더 아래로 내려가 보면 질 입구와 항문 사이의 부위가 있는데 이를 회음부라고 합니다. 출산할 때 필요에 따라 절개하기도 하는 바로 그 부위이며 생식기 관련 감염병이나 성기 헤르페스, 생식기 사마귀가 매우 빈번하게 발생하는 곳이기도 합니다.

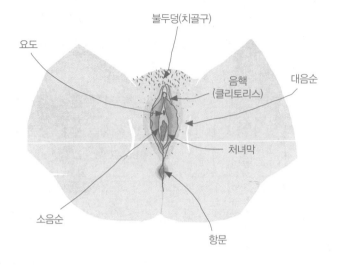

불두덩(치골구)

요도

음핵
(클리토리스)

대음순

처녀막

소음순

항문

항문은 꽉 오므린 입술처럼 생겼습니다. 임신 시 또는 치질이 심할 때 커지거나 부어오르기도 합니다.

이렇게 외음부에 속하는 출연진을 간략하게 소개했으니 이제 그들 개개인의 성질과 종류, 특수효과 등을 상세히 조명해 보겠습니다.

클리토리스, 가려진 히로인의 역사

　많은 여성이 조그만 아이 적부터 이미 자신의 클리토리스가 예민하며 손으로 만지면 왠지 살짝 찌릿한 느낌을 받는다는 것을 알게 됩니다. 늦어도 사춘기가 지나면서부터는 대부분의 소녀가 클리토리스를 있는 그대로, 다시 말해 신경이 민감하게 모여 있으며 윗부분이 동그란 구슬처럼 생긴, 대음순이 시작되는 바로 아래 지점이라는 사실을 발견하죠.

　태어나 처음으로 애무를 하는 과정에서 대부분의 사람이 클리토리스에 대해 무척 어려워한다는 사실도 확연히 드러납니다. 남자들은 클리토리스의 위치를 찾지 못하거나 엉뚱한 곳을 만지기도, 또는 손가락으로 정처 없이 그곳을 찾아 헤매기도 합니다. 이들에게 지도가 없다는 점이 무척 유감이긴 하지만 이것이 꼭 남자들만의 잘못은 아닙니다. 인류 남자들은 아주 오래 전부터 그래왔으니까요.

예로부터 아랍인과 페르시아인은 클리토리스의 역할을 알고 있었던 걸로 추정되고 고대 그리스인도 어느 정도 지식이 있었던 듯 보이지만 북부 유럽에서만큼은 오랫동안 클리토리스에 대한 것이 알려져 있지 않았습니다. 그 원인 중 하나로는 기독교 교리상 시신 해부를 할 수 없었기 때문인 것으로 풀이합니다. 또한 지식인들 사이에서도 의견이 분분했습니다. 클리토리스는 목구멍 뒤 목젖처럼 아무 짝에도 쓸모가 없다고 주장하는 이가 있는가 하면 임신에 어떤 역할을 할 것이라고 믿는 이도 있었습니다. 쪼그라든 페니스라고 주장하는 이들도 있었죠. 이런 의견 불일치는 르네상스 시대까지 주욱 이어졌습니다. 클리토리스는 1559년에 이르러서야 이탈리아 파도바대학의 해부학자들에 의해 무익하거나 해롭지 않은, 성적 목적을 지닌 기관으로 기술되었으며 여자의 쾌락이라는 뜻을 가진 아모르 베네리스amor veneris라는 이름으로 명명되었습니다.

1844년은 클리토리스에게 또 하나의 성공이 기록된 해였습니다. 독일의 해부학자인 게오르크 루드비히 코벨트는 대음순 후면에 있는 2개의 커다란 해면체로 엮인 혈관망이 클리토리스에 분포한다는 사실을 처음으로 밝혀냈습니다. 개인적으로 매우 웅장한 제목이라고 생각하는 저서《인간과 기타 포유동물 암수의 쾌락기관Die mannlichen und weiblichen Wollustorgane des

Menschen und einiger》에서 그는 그때까지 거의 연구되지 않았던 여성의 성적 흥분에 대해 상당히 상세하게 설명했습니다.

이상적인 세계에서라면 늦어도 그때부터는 연구가 좀 더 이루어져 클리토리스는 새로 발견된 여성의 생식기 기관으로 큰 환영을 받았을 수 있었을 것입니다. 하지만 현실은 그렇지 않았죠. 클리토리스는 그 후로 빛을 보지 못하고 긴 시간 어둠 속에 묻혀 있어야만 했습니다. 코벨트의 저서 이후에도 몇십 년 동안 학계에서는 은폐적 태도가 지배적이었습니다. 클리토리스는 쓸모가 없거나 심지어 유해하다고 여겨져 여성의 '히스테리'를 치료한다는 구실로 일부 제거되기도 했습니다. 20세기 초반, 심리치료의 창시자이며 당대 최고의 여성 전문가로 모든 것을 다 안다고 자부하던 지그문트 프로이트는 클리토리스를 가리켜 어린 여자아이의 유희에나 쓰이는 '소아적' 오르가슴을 위한 기관이라고 주장했지만 그 근거는 무엇으로도 제시하지 못했습니다. 그는 '성숙한' 여성은 질로 느껴야 하며 오직 클리토리스로만 극치감에 도달하는 여성은 외부로부터의 추가적인 자극이 없이는 스스로 극치감에 도달할 수 있는 능력이 없으므로 발달이 덜 된 미성숙한 상태에 머물러 있다는 주장을 폈습니다. 1950년대까지도 도그마처럼 군림하던, 질 오르가슴만이 진짜라는 학설은 알프레드 킨제이의 보고서 이후 큰 타격을 입었지만 일부는 여전히 남아서 오늘날까지도

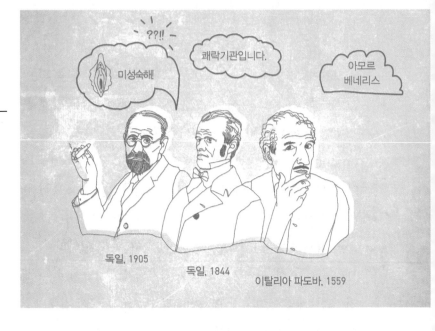

그 그림자를 드리우고 있습니다(어떻게, 언제, 왜, 얼마나 자주 오르
가슴에 도달하는지는 2장에서 좀 더 깊게 다룰 예정입니다).

마침내 재발견이 이루어지다

마인츠 의대에 재학 중이던 1999년, 저는 클리토리스는 일
종의 '작은 음경'과 같은 것이라고 배웠습니다. 길이가 1~2센
티미터라는 점만 다를 뿐 남성의 음경을 본떠서 만들어진 것

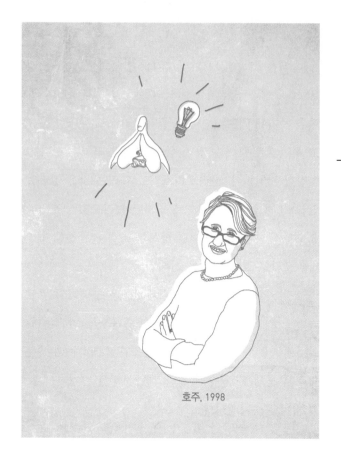

호주, 1998

이라고 말이죠. '여성의 생식'이라는 큰 주제 자체가 주변으로 밀려나 있던 시대였습니다. 지금까지도 전통적인 해부학 교과서에서 외음부나 클리토리스에 관해서 아주 부족하게 다루고 있는 실정이 안타깝습니다. 1990년대 호주의 한 비뇨기과 전문의가 시험에서 계속 떨어지다가 해부학 과목에서 끝장을 보고야 말겠다는 굳은 결심을 하지 않았다면 우리는 아직도 어둠 속에서 코끼리 다리 만지기를 반복하고 있었을 것입니다. 1998년, 헬렌 오코넬은 여성의 시신을 해부하다가 놀라운 발견을 하기에 이르렀습니다. 클리토리스가 동그란 구슬이 아니고 육안으로 보이는 것 이상의 커다란 기능을 한다는 사실을 발견한 것입니다. 클리토리스라고 불리는 것은 빙산의 일각이었습니다! 오코넬은 겉으로 드러난 클리토리스 표면 아래에서 요도와 질벽에까지 연결된 확실한 조직을 관찰할 수 있었습니다.[1] 그리고 그 조직에는 신경이 존재할 가능성이 있었죠! 클리토리스의 모세혈관 및 신경세포들은 상당히 두껍고 강력한 다발들로, 육안으로도 구별할 수 있을 정도였습니다. 클리토리스에는 8,000개가 넘는 신경섬유가 존재하는데 이는 음경의 귀두 부분에 불과 수백 개의 말단신경이 존재하는 것에 비해 훨씬 많은 숫자입니다.

클리토리스가 덩치에서 음경에 밀리지 않는 이유

음핵귀두의 아랫부분은 음핵포경에 덮여 있지 않고 위로 올라가면서 클리토리스 본체를 이룹니다. 흡사 피라미드처럼 꼭짓점 아래로 약 8~9센티미터 길이의 양쪽으로 뻗어나간 넓적다리 모양의 뿌리(음핵다리)와 2개의 해면체로 이루어진 형상이라고 생각하면 상상하기 쉽습니다. 뿌리, 본체 그리고 해면

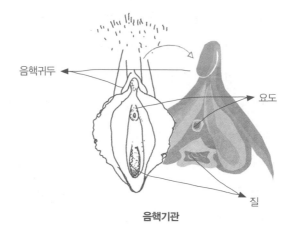

음핵귀두

요도

질

음핵기관

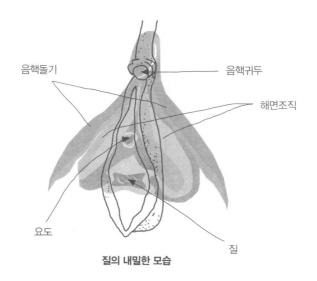

음핵돌기

음핵귀두

해면조직

요도

질

질의 내밀한 모습

체로 구성된 피라미드 전체를 음핵기관이라고 부릅니다. 모세혈관이 풍부하게 분포되어 있는 해면과 유사한 조직으로 되어 있어 성적 흥분 시 혈액으로 두텁게 부풀어 오릅니다.

　헬렌 오코넬은 질벽의 양쪽 측면이 클리토리스의 해면조직과 경계선 없이 연결되어 있다는 것을 발견했습니다. 이 말은 넓은 의미에서 질이 부분적으로 이미 클리토리스라고 해석할 수 있겠습니다. 삽입운동 시 음경으로부터 압력을 받으면 혈액이 이 클리토리스의 해면조직으로 더 많이 공급되고 따라서 질은 좁아지며 이는 다시금 음경의 해면체에 더 큰 쾌감을 선사합니다. 주고받음의 선순환이 이루어지는 것입니다.

　겉으로 나와 있는 클리토리스의 동그란 부분을 자극하면(마우스를 더블클릭하는 것과 비슷하죠) 질이 왜 부풀어 오르는지 그 이유를 궁금하게 생각해본 적이 있는지요? 이제 우리는 최근까지 의학계가 아무것도 몰랐다는 사실 그리고 모두 이 궁금증을 해소하려는 시도조차 하지 않았다는 사실을 알게 되었습니다. 이렇게 된 데에는 여러 이유가 있을 수 있겠죠. 해부학자들이 근대에 들어 연구할 거리가 너무 넘쳐서 시간 부족과 과로에 시달린 나머지 그만 클리토리스를 놓친 것일까요? 아니면 남자의 갈비뼈로 만들어진 것이 여성 기관이기에 그저 남성 음경의 축소판 같은 것이라고 안이하게 생각해 지나쳐버린 탓일까요?

1998년까지도 클리토리스를 해부학적으로 전혀 제대로 연구하지 못한 채 의학이 발전되어 왔다는 것은 사실 어떤 구실로도 잘 이해하기 어렵습니다. 인간의 DNA를 해독하고 심장 이식 수술을 하고 양을 복제하고 화성 표면에 로봇이 굴러다니는 세상에 말이죠.

하지만 과거는 그렇다 칩시다. 이제라도 알려진 지식에 감사하고 그것을 야무지게 이용하는 법을 배워야 할 때입니다. 우리가 알아야 할 것은 클리토리스가 성적 쾌락이라는 오직 하나의 목표만을 위해 존재하는 유일한 기관이라는 사실입니다. 대자연이 우리에게 내어주신 선물을 고마운 마음으로 달갑게 받아야 하겠습니다.

음순, 바비 인형부터 배트걸까지

　자신의 음순을 들여다보려는 사람은 한 가지를 꼭 명심하면 좋겠습니다. 바로 '모든 사람에게 다 적용되는 정상'이란 것은 존재하지 않는다는 사실입니다. 전 이 점을 반드시 강조하고 싶습니다. 모든 사람에게 다 어울리는 유일한 헤어 스타일, 똑같이 생긴 발 같은 것이 존재하지 않는 것처럼 말입니다. 2004년에 영국의 산부인과 전문의 질리언 로이드는 여성 성기를 최초로 과학적으로 측정하여 이들 간에는 크나큰 차이가 있음을 알리는 저명한 연구를 발표했습니다. 다양한 연령대와 인종을 포함한 50명의 여성을 조사한 결과 42쪽의 그림처럼 아주 가지각색의 모양새가 나왔습니다.

　소음순의 길이(아래에서 위로 측정 시)는 2센티미터부터 10센티미터, 너비는 0.5센티미터에서 5센티미터에 이르기까지 다양합니다. 또 비대칭도 정상입니다. 한쪽 소음순이 다른 쪽보다 크거나 작은 경우는 매우 흔하죠. 여성의 과반수는 소음순이 대음순보다 크고 대음순과 완전히 붙어 있지 않습니다. 소음순의 색도 얼굴의 입술 색깔처럼 사람마다 차이가 큽니다. 거의 모든 색이 있다고 보면 됩니다. 옅은 분홍색에서 시작해 짙은 갈색, 보라색도 있죠. 많은 경우에 안쪽은 분홍색이고 가장자리로 갈수록 어두워집니다. 전부는 아니지만 꽤 많은 여성에게서 소음순의 색이 피부보다 어두운 것을 볼 수 있습니다. 뽀루지가 난 것처럼 표면이 오돌토돌할 수도 있습니다. 매끈하거나, 오그라들거나, 구불구불하거나 주름이 많을 수도 있습니다. 모두 다 정상입니다. 형태도 사람마다 다 다릅니다. 양 옆으로 펼치면 대부분은 날개 모양을 이루죠. 날개의 꼭짓점은

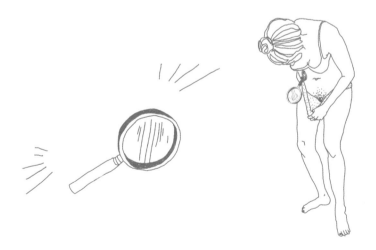

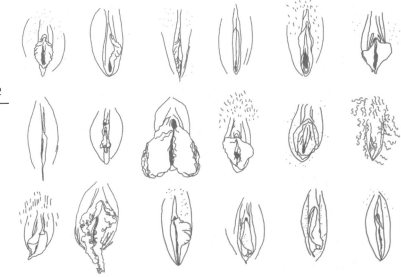

위에 위치할 수도, 중간이나 아래쪽에 위치할 수도 있습니다.

소음순의 길이는 대음순과 일치하지 않는 경우가 있어서 대음순 중간에서 합쳐지는 경우도 종종 보입니다. 이를 전문 은어로 소음순의 '이륙지점'이라고 부릅니다.

외음부 각 기관의 분업

음순의 구조를 보면 여러 기능이 있다는 것을 알 수 있는데, 대음순은 보호자의 역할을 하는 데 반해 소음순은 자신만의 즐거움을 위해 일하는 역할을 합니다.

아랫동생들을 보호해주는 큰언니 같은 대음순의 전면에는 모발과 땀샘, 피지분비선이 분포되어 있고 신체의 나머지 피부보다 색소침착이 좀 더 많이 일어나 있습니다. 남자에게 고환주머니가 있다면 여자에게는 대음순이 있는 것이죠. 대음순에는 외부의 충격이나 압력으로부터 질과 소음순을 보호해주는 지방층과 성관계 시 질과 요도에 상처를 입지 않도록 하는 해면체조직이 있습니다. 특히 대음순에 나 있는 음모는 먼 옛날 석기시대부터 곤충 등이 질 안으로 기어들어가는 불상사를 막아주는 역할을 해왔죠. 또 음모는 냄새를 품는 기능이 뛰어나 이성을 끌어들이는 데 적합합니다. 말하자면 샤넬 넘버 5의 석기시대 버전인 셈이지요.

소음순의 피부조직은 대음순의 피부조직과는 다르며 음경의 피부에 해당한다고 볼 수 있습니다. 소음순에는 혈관이 많으며 특히 신경이 굉장히 촘촘히 분포되어 있습니다. 그러므로 성적인 느낌을 경험하는 데 중요한 역할을 합니다. 즉 성적 행위의 일환으로 부드럽게 만져진다든가 핥아진다든가 빨아들여질 때 그 느낌을 좋다고 느낄 수 있게 만드는, 작지만 민감한 보물인 것입니다. 그렇기 때문에 오직 외관상의 목적으로 소음순 축소 시술을 고려한다면 충분히 생각해본 후 결정해야 한다는 사실을 잊지 말기 바랍니다.

외음부도 나이가 든다

외음부의 모양 또한 세월에 따라 변해갑니다. 젊은 여성의 대음순은 아직 두텁고 매끈해서 비록 속에 있는 모든 것을 다 덮지는 않더라도 외음부의 많은 부분을 가려줍니다. 그렇지만 세월이 지남에 따라 외음부에도 그 흔적이 남습니다. 살을 많이 빼거나 출산 또는 갱년기의 호르몬 결핍 등 일상생활을 계속하다 보면(자전거 타기나 제모 등) 대음순의 탄력과 볼륨이 줄어들며 점점 주름이 져 쪼그라드는 것을 볼 수 있습니다. 오리털 베개를 오래 쓰다 보면 속에 있는 오리털이 조금씩 빠져나가 납작해지는 이치와 같아서 안에 있는 소음순이 밖으로 삐져나온 것처럼 보이기도 하지요. 여기에다 소음순은 호르몬 변화로 조금씩 커지면서 색도 진해집니다. 대음순의 음모는 줄어들고 머리에 흰머리가 나듯이 음모의 색도 변화를 맞습니다.

미용 목적의 외음부 시술

생각해보면 음순의 일생도 애처롭고 딱합니다. 인정도 제대로 받지 못하고 알 수 없는 불만의 대상이 되는 경우도 많습니다. 그러면서도 많은 것을 참고 인내해야 하지요. 평생 사무실 의자 위에서 엉덩이에 눌려 땀을 흘리는 것도 모자라 제모, 왁싱, 레이저 시술 같은 것들에 시달립니다. 주인으로부터 아무

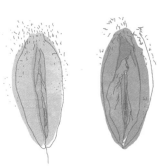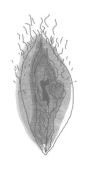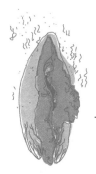

1장 비키니 시티의 아리따운 주민들

20세 여성의 외음부, 30세 여성의 외음부, 50세 여성의 외음부, 할머니 외음부

배려 없이 불편하고 뾰족한 자전거 안장에 앉으라는 명령을 받으며 손바닥만 한 팬티와 팬티라이너, 온갖 종류의 크림을 묵묵히 받아들여야 합니다. 그럼에도 불구하고 많은 여성이 본인의 음순 모양을 심하다 할 정도로 마음에 들어하지 않습니다. 그래서 수술로 모양을 좀 더 예쁘게 만들까 고민을 거듭합니다. 지난 10년간 독일에서 외음부 관련 미용시술은 폭발적으로 늘었습니다. 왜 이렇게 되었을까요?

외음부 음모를 깨끗하게 민 최초의 인물은 에로 비디오 스타들이었습니다. 1970년대의 포르노 영화에선 수북한 음모를 볼 수 있었죠. 그러다가 음모를 제거하기 시작했고 그 유행이 일반인들에게 퍼져나간 것입니다. 이로 인해 일반 사람들도 다른 사람의 외음부가 어떻게 생겼는지를 처음으로 구경하게 되었습니다.

그런데 문제는 포르노 배우들이 소음순이 겉으로 조금도 드러나지 않도록 수술을 하면서부터 본격적으로 일어났습니다. 이렇게 수술한 모양새를 외음부 미용시술 종사자들끼리는 '바비 인형 룩'이라고 부릅니다. 바비 인형 룩은 소음순이 밖으로 보이지 않고 대음순이 꽉 닫힌 조개처럼 보이는 모양을 일컫습니다.

게다가 컴퓨터를 이용한 사진 수정기술의 발달로 〈플레이보이〉와 같은 잡지에서는 2005년 이후 음모라고는 한 오라기도 볼 수 없어졌습니다. 포토샵 같은 프로그램 덕분에 모든 모델들이 잡티라곤 하나 없는, 전부 엇비슷한 모양의 매끈한 음부를 가질 수 있게 되었지요. 하지만 이렇게 소녀들이나 가질 법한 외음부는 성인 여성들에게서 실제로 거의 찾아볼 수 없습니다. 포르노 잡지나 광고에 등장하는, 포토샵으로 다듬어진 완벽한 외양은 실제로는 눈 씻고 찾아봐도 1만 명 중에 1명 있을까 말까 한 것이 현실입니다. 20년 넘게 여성의 외음부를 폭넓게 관찰해온 이른바 전문가로서 저는 자신 있게 말할 수 있습니다.

하지만 대부분의 여성이 저처럼 타인의 성기를 자주 들여다보지는 않습니다. 사실 그럴 기회가 없는 것이 당연하겠지요. 그럼 대체 무엇이 정상인지를 어떻게 판단할 수 있단 말인가요? 매체에서 여성의 나신이 가끔 나오기도 하지만 아직도 대부분의 사람들은 음모가 노출되는 장면을 매우 불편해하기 때문에 음순, 특히 소음순은 지금까지도 주류 대중매체에서 그 존재를 부정당하고 있습니다. 음순의 노출은 시청가능연령의 등급을 매기는 데에도 큰 기준으로 작용하기에 더욱 금기시됩니다. 〈섹스 앤 더 시티〉나 〈그레이의 50가지 그림자〉같이 성적으로 꽤 많은 것이 허용된 영상물에서조차 여자들이 음순에 대해 이야기하거나 서로의 밑을 들여다보는 장면은 거의 등장하지 않습니다. 섹스를 이야기하는 것, 끈으로 묶는 페티시와 구강성교는 허용될지라도 성기의 여러 모양에 대해 이야기하는 것은 안 된다는 식입니다. 우리 모두가 자신의 성기에 만족하기에 따로 할 말이 없어서일까요 아니면 반대로 전혀 그렇지 않아서 입 밖으로 꺼내기조차 싫어서일까요. 우리는 그저 정상과 옳음에 대한 어렴풋하고 대략적인 기준을 가지고 있을 뿐 그것을 의심하거나 확인해볼 시도조차 하지 않습니다. 외음부 말고도 마음에 안 드는 신체 부위는 널려 있기 때문입니다. 다른 사람과 비교하며 좀 더 아름다워지고자 욕망하는 것은 인간의 자연스러운 본성입니다. 모든 동물이 그러하고 인간도 예외일 수 없습니다. 우리는 완벽하고 흠 없는 몸과 모발, 완벽한 화장 테크닉을 지향하고 수술로 얼굴을 고치며 성가신 잔털을 레이저로 제모하고 네일아트에 시간과 돈을 들이며 정맥류로 튀어나온 핏줄들을 제거합니다. 그러니 몇 사람에게 말고는 보일

일 없는 음부라고 할지라도 우리들 여성이 스스로 세운 엄격한 기준을 이러저러한 이유로 채우지 못하는 경우가 당연히 존재할 수 있습니다.

한편 단순한 노화과정도 외음부의 미용적 수술을 결심하게 하는 요인으로 작용합니다. 외모지상주의에 휩쓸린, 유행에 울고 웃는 할리우드 피플 정도나 되어야 외음부 미용시술을 하겠지 하고 생각하기 쉽지만 실제로 이를 감행하는 사람들은 평균적으로 연령대가 지긋한 여성들이며 주로 소음순 축소 시술을 합니다. 젊은 층보다 경제적으로 여유가 생긴 탓도 있겠지만 더 이상 출산을 계획할 필요가 없는 나이가 되었다는 점이 더 크게 작용하는 것 같습니다. 젊은 여성들은 주로 선천적으로 길이가 긴 음순을 교정하려고 하는 경우가 많습니다. 한편 연령대를 떠나 여성들 대부분이 원하는 시술은 완벽한 바비인형 시술이 아니라 소음순이 밖으로 보이지 않도록 늘어진 부분만 짧게 잘라내는 시술입니다. 색소 침착도 시술을 결정하게 하는 하나의 요인입니다. 클리토리스를 덮고 있는 귀두 부분을 좀 더 보기 좋도록 다듬는 시술을 원하는 사람도 있습니다. 일반적으로 여성들은 양쪽 또는 한쪽의 소음순이 너무 길게 늘어난 것을 불편하게 느끼는데, 속옷 안에서 피부가 쓸려 아프거나 속옷에 끼이기 일쑤이고 혹은 성교 시 질 안으로 말려들어와 아프기 때문입니다.

✳️ 잘못된 믿음 날리기

미용 목적이 아닌 순전히 의학적 차원에서 음순 시술을 해야 하는 경우는 매우 드뭅니다. 배트걸 스타일, 즉 위아래가 긴 소음순은 흔할뿐더러 어디까지나 정상범위에 들어갑니다. 음모로 덮여 평소에는 볼 기회가 없기 때문에 이상하게 느껴질 뿐이지요. 해부학적으로 특별한 예외에 속하여 의학적 조치가 꼭 필요한 경우는 희귀한 편이며 아마도 전체 여성의 1퍼센트 미만일 것이라고 추측합니다.

이러한 시술도 언제나 위험을 동반합니다. 출혈이나 시술 자리가 쉽사리 아물지 않는 현상은 드물지 않으며, 조직이 너무 많이 소실되거나 성관계 시 예전에 없던 통증이 생기는 예도 종종 있습니다. 그러므로 의사를 잘 선택하는 것이 굉장히 중요합니다. 수술기법 자체가 비교적 최근에 발달한 데다가 시장도 작아 모든 외과의나 산부인과 전문의가 제반 의술을 다 통달한 것은 아니기 때문입니다. 혹시 이러한 종류의 수술에 대해 이해하지 못하는 사람이 있다면 여성들이 자신의 성기에 대한 수치심으로 산부인과를 가지 못하고 끙끙대거나 예정된 암 검진도 건너뛸 정도로 큰 고통을 안고 살아가다가 아주 힘겹게 그러한 결정을 내린다는 사실을 알아둘 필요가 있습니다. 통계적으로 볼 때 외음부 시술 후 만족도는 꽤나 높은 편입니다. 저도 산부인과 전문의 초기에는 이러한 시술을 하겠다고 찾아오는 여성들에게 제발 정신 차리라고 외치고 싶었습니다.

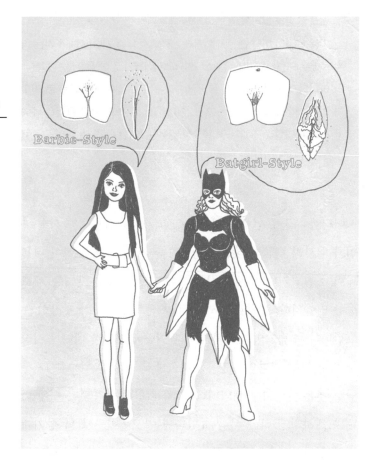

그러나 이제는 그렇지 않습니다. 시술을 받기로 결정한 여성을 감히 평가하거나 비웃지 않았으면 합니다. 이들 가운데 고민과 숙고를 거듭하지 않고 경박하게 결정하는 사람은 거의 없습니다. 그리고 오직 자기만족을 위한 경우가 많습니다. 사족을 붙

이자면 남자들은 여성의 외음부가 어떻게 생겼든 그다지 신경 쓰지 않습니다. 그들은 소음순 미용수술이니 그런 게 왜 필요한지 이해하지 못합니다. 그저 여자의 소중한 부분을 가까이서 볼 수 있는 기회를 얻음에 기뻐할 뿐, 외음부의 모양이 이렇고 저렇고 하며 따지겠다는 생각 자체를 하지 못합니다. 물론 간혹 그렇지 않은 남자도 있겠지만 그런 자들에 대해서는 이야기할 가치도 없습니다.

그러므로 젊고 늙은 여성들이여, 딸들과 어머니들이여, 서로를 불러 모아 만방에 외치십시오. 우리의 아랫도리는 모두 다 다르게 생겼으며 각자가 전부 유일하다! Out of the dark, and into the light(어둠에서 뛰쳐나와 빛으로 나아가자라는 뜻으로, 오스트리아 가수 팔코의 노래 'Out of the Dark' 중 유명한 부분-옮긴이)! 그동안 자신의 외음부와 화해하지 못했다면 이제는 너그럽고 여유로운 마음으로 좀 놓아줍시다. 머리로는 완벽하게 알지만 심정적으로 도저히 안 되겠다면, 그래서 시술의 도움을 받아야겠다면 부디 좋은 병원에서 원하던 결과를 얻어 큰 만족을 찾기를 바랍니다. 바비 인형이든 배트걸이든 상관없습니다. 중요한 것은 스스로 행복하다고 느끼는 것이니 말입니다.

질 입구에 대한 모든 것

질 입구는 그나마 우리가 잘 알고 있는 부분에 속하며 일상적으로 가장 많이 접촉하는 부분이기도 합니다. 용변 후 밑을 닦을 때, 탐폰을 넣거나 뺄 때, 성관계 시 환희 또는 통증을 가장 집중적으로 느끼는 부위입니다.

그럼 이제 입구를 집중 조명해봅시다. 대부분의 여성이 잘 모르고 있지만 아주 작은 면적으로 여러 기능을 담당하고 있는 지점들이 이곳에 있기 때문입니다. 해부도를 처음 접하는 순간 비행기의 계기판처럼 뭐가 뭔지 모를 것들이 눈앞에 펼쳐진 것처럼 느껴질 수도 있습니다. 하지만 하나씩 차근차근 배우고 나면 다음 산부인과 방문 때에는 전문가에 버금가는 지식으로 불편한 부위가 어디인지 정확히 말할 수 있겠죠. 자, 지금 시작합니다!

소음순은 질의 입구, 의학용어로 **질전정**(질어귀)이라는 곳을 둘러싸고 있습니다. 전정前庭이란 문 바로 앞에 위치한 앞뜰을 의미합니다. 질전정은 체외의 건조한 지역에서 체내의 젖은 지역으로 넘어가는 이행영역이며 여기서 여성의 성기를 구성하는 모든 부위의 입구를 볼 수 있습니다. 맨 위, 클리토리스 바로 아래에는 요도구가 있고 양옆으로는 남성의 전립선과 동일한 조직으로 이루어진 아주 미세한 구멍인 **스킨샘**이 위치해 있습니다. 스킨샘에서는 오르가슴 시 일부 여성들에게서 아주 미량의 액체가 분비되는데 이것이 바로 존재 여부가 미스터리에 싸여 있는 여성 사정의 주인공입니다(동화 속의 유니콘처럼 회자되는 여성 사정에 대해서는 뒤에서 좀 더 알아보겠습니다). 그다음으로는 질의 실질적 출입구인 질 입구introitus vaginae가 있습니다. 질 입구 양측에는 바르톨린샘이 숨어 있습니다. 이 샘은 성관계 시에 음경을 맞이하기 위해 질 입구를 촉촉하게 만드는 역할을 합니다. 평상시에는 인지하지 못하다가 염증이 생긴 경우에만 느껴집니다. 염증이 발생하면 앉거나 성교 시 매우 심한 통증이 발생하며 심해지면 곪을 수도 있습니다. 자세한 것은 5장에서 더 알아보겠습니다.

질전정의 남쪽 6시 방향에는 **뒤음순연결**posterior labial commissure 부위가 있는데 탐폰의 끈이 이 부분을 타고 종종 질 안으로 들어가기도 하는 부분입니다. 뒤음순연결은 질 중에서 상당히 민

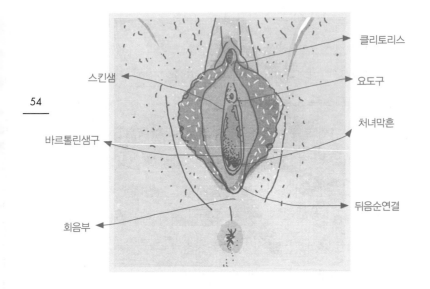

스킨샘

바르톨린샘구

회음부

클리토리스

요도구

처녀막흔

뒤음순연결

감한 곳으로, 모든 종류의 불편함을 가장 먼저 느낍니다. 성교
통이 있을 때 가장 아픈 곳인 경우가 많고 곰팡이균에 감염되
었을 때에도 이곳이 가장 가렵습니다. 격렬한 성행위나 심한
질 건조증, 또는 파트너의 음경이 매우 클 때도 이곳의 피부가
쓸리며 통증을 유발합니다. 질점막이 퇴행하거나 호르몬 결핍
에 가장 먼저 직격탄을 맞는 곳이며 성기 사마귀가 빈번히 생
기는 지점이기도 합니다. 여성의 생식기 전체를 놓고 볼 때 외
부로 노출된 3분의 1이 내부에 숨어 있는 3분의 2보다 더 민감
합니다. 몸 안의 질 말단 부분보다 이 외부 면적에 신경과 호르
몬 수용체가 더 많이 분포되어 있기 때문입니다. 왜 그럴까요?

아마도 질 내부는 출산 시 크게 늘어나야 하고 신경이 적게 분포되어 있을수록 팽창이 쉬워지기 때문에 그런 것이 아닐까 추측합니다. 그에 반해 외부로 노출된 질의 부분이 예민한 이유는 성교의 쾌락을 얻기 위해서이며 그 밖에도 여러 위험으로부터 보호하기 위한 기능을 수행하기 위해서라고 봅니다. 성호르몬이 조직과 결합하는 지점(호르몬 수용체)이 많다는 것은 그만큼 이 소중한 질의 출입구가 얼마나 성호르몬의 강력한 통제와 지원을 받는지 말해줍니다. 이는 호르몬 결핍 현상으로 심한 따가움과 가려움이 생겼을 때 장기간 호르몬 연고를 바르는 치료법으로 겨우 증상이 나아지는 것을 보아도 확연히 알 수 있습니다.

요도구 아래쪽, 질 입구에서 질 내부로 넘어가는 경계면에는 처녀막이 있습니다. 처녀막은 굉장히 얇은 피부막으로, 갸름한 모양으로 입구 가장자리를 둘러싸고 있는 경우도 있고 길이가 1센티미터 정도 되는 경우도 있습니다. 처녀막은 어린 소녀의 질을 자잘한 이물질로부터 보호하는 기능을 합니다. 보통은 처녀막이 누텔라 병뚜껑 속 알루미늄 캡처럼 질을 완전히 밀봉한다고 생각하기 쉬운데 실상은 그렇지 않습니다. 처녀막이 질을 보호하기는 하지만 질은 언제나 액체가 통과할 수 있습니다. 그래서 처녀막을 다치게 하지 않고도 얼마든지 월경혈이 빠져나가고 작은 사이즈의 탐폰도 들어갈 수 있습니다.

아직 성관계를 하지 않았을 경우 앞서 말한 바와 같이 동그란 화환이나 왕관 모양의 처녀막이 육안으로 관찰 가능합니다. 그러나 이 부위는 성관계 없이도 찢어지거나 균열이 생기기도 하고 거의 보이지 않을 수도 있습니다. 또한 사람에 따라 잘 늘어날 수도, 뻣뻣할 수도, 얇을 수도, 조금 더 두꺼울 수도 있습니다. 그러므로 첫 관계 때 피가 나지 않더라도 그것에 정말로

✳ 잘못된 믿음 날리기

처녀막은 첫 성교 때 뚫리고 나서 사라져버리는 그런 밀봉용 커버가 아닙니다. 전체 여성의 50퍼센트 정도만이 첫 성교 때 마찰에 의한 출혈을 경험할 뿐입니다. 이 말은 2명 중 1명에게서 피가 나지 않는다는 뜻이기도 합니다. 처녀막은 지극히 탄력적입니다. 머리를 묶을 때 쓰는 고무줄을 연상하면 됩니다. 한껏 늘어났다가도 힘을 빼면 손상되는 일 없이 즉시 원래 크기로 되돌아가죠. 처음부터 절대 합격할 수 없도록 만들어진 시험대 위에 올라가는 처녀들이 세상 도처에 존재합니다. 많은 문화권에서 첫날밤에 피를 흘리지 않는 신부를 혼전 처녀로 인정하지 않습니다. 이는 어린 신부를 결혼시키는 행위를 정당화하려는 수천 년된 관습에서 나왔습니다. 하지만 이는 꼭 먼 나라의 이야기가 아닙니다. 현대 유럽에서도 첫 경험 시 피가 비치지 않으면 파트너를 의심하다 못해 끝까지 거짓말쟁이로 만드는 경우가 허다합니다. 이는 무지에서 나온 태도입니다. '처녀막이 증거가 되지 못한다면 그럼 뭘 믿으란 말입니까?' 하고 묻는 남자도 많을 것입니다. 제가 줄 수 있는 대답은 하나입니다. 남성들이여, 의심하지 말고 여유롭게 그저 그녀를 믿으십시오. 그녀의 첫 남자가 되었다는 사실 하나만으로 기뻐하십시오.

그 어떤 의미도 부여할 수 없습니다. 아마도 여성의 절반 정도
는 피가 나지 않을 것입니다! 이러한 차이는 오롯이 자연으로
부터 각자에게 선사된 처녀막의 형태와 재질의 차이에 기인합
니다.

성 경험이 있는 여성의 처녀막은 대부분 자잘한 프릴 장식
같은 흔적으로 질 입구에 남아 있으며 이를 처녀막흔이라고
부릅니다. 훗날 갱년기가 오면 처녀막흔은 점점 더 사라지고
화환 모양은 완전히 자취를 감추게 되지요.

외부에서 관찰하는 질 입구는 사람마다 열린 정도가 다릅니
다. 매우 좁아 보일 수도 있고 넓게 벌어져 있을 수도 있습니
다. 열린 정도를 결정하는 요인에는 여러 가지가 있죠. 체중,
출산 횟수, 출산한 아기의 몸집, 난산 여부, 선천적으로 느슨한
골반 결합조직을 가졌는가 등입니다. 난산 시 또는 출산이 오
래 걸렸을 때 질이 굉장히 늘어난 후 다시 제자리로 돌아오는
시기에 방광이 질의 약해진 윗부분을 누르며 들어와 축 늘어
지는 경우가 있는데 이를 질내방광하수라고 합니다. 방광 자체
가 무너진 것은 아니고 오래된 해먹에 뚱뚱한 사람이 앉았을
때 해먹이 아래로 축 처지는 모습을 상상하면 됩니다. 의학용
어로 '방광탈cystocele'이라고 하는 이 증상은 요실금을 유발하
며 아주 심한 경우 질 안에 이물질이 들어와 있는 것 같은 불
편감을 줄 수 있습니다(10장에서 상세히 설명하겠습니다). 질 입구

가 크게 확대되어 있다면 이는 출산 시 질이 과다하게 늘어났기 때문일 수 있으며 이는 성교 시 성감을 떨어뜨리는 원인이 되기도 합니다. 구체적으로 말하면 파트너의 그것이 실제보다 가늘게 느껴지기 때문에 성감을 제대로 느낄 수 없다는 뜻이죠. 이를 방지하기 위해 저는 케겔운동을 열렬히 권합니다. 케겔운동은 질을 둘러싸고 있는 골반기저근을 강화하는 운동으로, 언제 어디서나 할 수 있습니다. 아랫집 아가씨(?)를 다시 건강하게 만드는 운동 프로그램을 어떻게 짜면 좋을까 하는 것에 대해서는 4장에서 다루겠습니다.

회음부란 질과 항문 사이의 부분을 뜻하며 평균적으로 2~6센티미터까지의 길이를 가지고 있습니다. 회음부에도 음모가 자라날 수 있으며 항문까지 분포하는 경우도 있습니다. 회음부는 출산 시 아기의 머리가 나올 수 있게끔 늘어나는 부분이기 때문에 임신했을 때 매우 부드러워지면서 신축성이 올라갑니다.

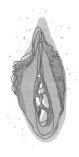

출산 전 외음부

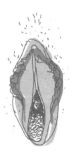

출산 후 외음부

분만할 때 이 부분이 찢어질 수 있는데, 많은 경우 항문 쪽으로 일자로 파열됩니다. 하지만 대부분 놀라울 정도로 빠르게 아물면서 거의 후유증을 남기지 않습니다. 가끔 파열 부분이 항문까지 이어지는 경우도 있지만 이렇게까지 되지 않도록 조산사나 의사가 미리 조치를 취하기 때문에 요즘엔 매우 드뭅니다(회음부 절개 등으로 미리 조치합니다). 그러므로 아기를 낳기도 전에 회음부를 절개하는 수술을 받을 것인지 저절로 파열되게 놔둘 것인지 고민할 필요가 전혀 없습니다. 적당한 시점에 적당한 결정을 내리는 것은 분만을 도와주는 조산사나 의사의 역할이기 때문입니다.

출산과 임신 기간을 제외하면 우리는 불편한 증상이 생겼을 때야 비로소 회음부의 존재를 느끼게 되는데, 너무 꽉 끼는 속옷이나 팬티라이너로 인한 문제 외에도 습기와 열로 촉진되는 곰팡이 질병, 생식기 사마귀, 헤르페스로 인한 수포 등이 회음부에 나타날 수 있습니다. 위생 문제는 생각보다 큰 원인이 아닙니다. 과함은 모자람만 못합니다. 물과 순한 비누로 하루 한 번 씻는 것만으로도 충분합니다. 씻는 것보다 신경 써야 할 것은 회음부를 너무 습하지 않게 관리하는 것입니다. 이는 곰팡이균이나 기타 감염균으로부터 보호하는 데 중요합니다. 회음부나 항문에 곰팡이성 감염이 자주 생기는 사람이라면 그 부분을 항상 뽀송하게 말리는 것이 좋습니다. 필요하다면 헤어드라이기를 사용해도 됩니다. 자동세차장의 마지막 단계로 차의 바닥 부분을 바람으로 말리는 장치가 있는 것처럼 우리도 화장실에서 한쪽 다리를 욕조에 걸치거나 다리를 살짝 벌려 부드러운 바람을 불어넣는 것입니다. 다만 바람이 너무 뜨거워지지 않도록 조심해야겠지요.

스타일링이 중요해?!

음모

매끈한 복숭아처럼 피부가 그대로 드러나 있는 사람도 있고 자연 그대로 부숭부숭한 털을 자랑하는 사람도 있습니다. 숱과 모양과 형태에 있어 수없이 다른 종류의 음모가 있습니다. 머리카락처럼 음모에도 백발에서 흑발, 곱슬에서 직모, 빽빽하게 난 것에서 듬성듬성한 것에 이르기까지, 엄청난 다양성이 존재합니다. 음모는 보통 치골 위부터 자라나 대음순 전면부까지 분포되어 있지만 뒤편으로 항문까지 나 있거나 앞쪽으로 넝쿨식물처럼 배꼽을 향해 올라온 경우, 치골 양편 사타구니가 접히는 경계를 넘나드는 곳까지 자라난 경우도 있습니다.

음모의 색은 머리카락의 색과 일치하는 경우가 대부분이지만 커튼 색이 양탄자 색과 꼭 일치할 필요는 없듯 음모가 두발

보다 짙은 색일 때가 많습니다. 이는 음모에 멜라닌 색소가 더 많기 때문인 것으로 추정됩니다. 음모의 형태는 피부색에 따른 고유의 특징을 보입니다. 아시아인과 아메리카 원주민 음모의 모발줄기(모간)는 곱슬기가 별로 없이 둥글기 때문에 대부분 매끈한 편이죠. 그에 비해 코카서스 백인의 모발줄기는 단면이 계란형이어서 곧게 뻗지 못하고 곱슬거리며 자라납니다. 아프리카에 조상의 뿌리를 둔 사람들은 타원형 모발줄기가 많아 아프리카 흑인 특유의, 곱슬거림이 심한 형태로 자라납니다.

그런데 그곳에는 왜 털이 자라나는 것일까요? 우선 음모는 성교 시 외음부와 대음순을 보호하는 역할을 합니다. 방금 음모를 민 후 장시간 성관계를 가져 본 사람이라면 피부가 굉장히 따끔거리는 경험을 한 적이 있을 것입니다. 또 다른 이유로는 원시시대에 벌레나 기타 해충이 질 안으로 기어 들어가는 것을 막아주는 역할, 그리고 음모가 여성의 성적 성숙을 나타내는 신호였다는 점을 들 수 있습니다. 학설에 따르면 아이와 늙은이는 음모가 나지 않거나 듬성듬성하므로 성교의 대상으로 고려되지 않았다고 합니다. 또한 음모는 페로몬을 발산하는 중요한 향낭의 역할을 수행했습니다. 이 냄새는 여성이 걸음을 걸을 때마다 그녀가 짝짓기를 할 준비가 되었는지, 아니면 이미 누구와 짝짓기가 끝났는지, 임신이나 수유 중인지를 짝짓기 상대를 찾고 있는 남성에게 알리는 신호였지요.

인간이 아주 오래전부터 음모를 제거해왔다는 것은 역사적으로 증명되었습니다. 기원전 3000년 내지 4000년경에 온몸의 털을 모두 밀어버리는 행위가 통상적으로 행해졌다는 기록이 존재하죠. 고대 이집트에서는 털이 없는 것을 고급스러운 미의 기준으로 여겼기 때문에 눈썹 털과 머리카락을 포함한 모든 체모를 없앴다고 합니다. 지금까지 발굴된 유적을 살펴보면 12세기에도 음모 제거가 유행이었다는 사실을 알 수 있습니다. 15세기와 16세기에 들어서는 마녀사냥의 일환으로, 의심되는 여자를 잡아다가 모든 털을 다 밀어버렸습니다. 마녀의 힘이 모발에서 나온다고 믿은 데다가 털 속에 숨어 있는 '악마의 표식'을 찾아내려고 했기 때문이었습니다.

빅토리아 시대에 이르러서는 다른 이유로 털을 밀었는데, 머릿니 등의 기생곤충을 피하기 위해서였습니다. 음모가발을 사용하는 경우는 오직 매춘부가 매독에 의한 궤양을 숨기고자 할 때뿐이었습니다. 음모가발은 오늘날에도 영화에서 활용되는데 레이저 제모나 왁싱을 오래 하다 보면 더 이상 음모가 자라나지 않기 때문입니다. 영화 〈더 리더: 책 읽어주는 남자〉에 나오는 케이트 윈슬렛도 욕조에서 나오는 장면을 찍을 때 이런 이유로 음모가발을 사용했다고 합니다. 주류 영화산업에서는 여배우의 음순이 노출되는 장면을 굉장히 조심스러워합니다. 음순 노출은 너무 노골적인 것으로 받아들여질뿐더러 영상물 연령등급이 포르노그래피에 준할 정도로 높아지기 때문입니다. 그러므로 제작자로서는 음모가발을 무난한 해결책으로 꼽을 수밖에 없죠. 재미로 음모가발을 시도해보고자 한다면 인터넷에서 여러 제품들을 만나볼 수 있습니다(기발하고 장난스러운 선물로 어떨까 싶습니다. 아마 두고두고 회자되는 역대급 선물이 되지 않을까요).

나치 시대에 들어서자 음모를 자연 그대로 두는 것이 미덕이 되었습니다. 순수 독일 혈통의 아가씨라면 응당 그래야 한다고 생각했기 때문이었죠. 제2차 세계대전 후에는 먹고사는 데 급급했기 때문에 몸의 털에 신경을 쓸 겨를이 없었지만 1960년대 초반이 되자 서서히 수영복 패션과 점점 짧아지는 비키니에 대한 관심이 높아지면서 체모를 어떻게 할 것인지 다시 고민하게 되었습니다. 우르술라 안드레스가 〈007〉 영화에서 손바닥만 한 비키니를 입고 바닷물에서 나오는 장면은 체모에 대한 대중의 고민을 일시에 몰아내고 체모 제거 쪽으로 트렌드를 완전히 몰아가는 계기가 되었습니다. 그러나 이 유행은 그리 오래가지 못했죠. 1960년대와 1970년대의 히피 유행과 여성운동을 타고 다시금 자연스럽고 풍성한 체모가 각광받게 되었던 것입니다. 1970년대부터 오늘날까지의 음모 스타일링에 관한 유행에 대해 알아보려면 잡지 〈플레이보이〉만큼 좋은 자료가 없습니다. 음모 스타일링은 1990년대까지는 줄곧 폭이 좁은 형태로 유지되다가 밀레니엄 즈음이 되자 중앙의 가느다란 한 줄만을 남기고 다 제모하는 것이 유행했습니다. 완전제모를 한 최초의 플레이보이 모델은 2005년 어맨다 페이지였습니다. 그녀가 나타나자 갑자기 모든 〈플레이보이〉 모델들 사이에서 완전제모가 대유행했습니다.

제모

제모를 하는 이유에는 여러 가지가 있습니다. 속옷 위로 음모가 비치는 것이 싫은 경우, 모발이 없는 것을 더 위생적으로 여기는 경우도 있습니다. 성관계 때 더 많은 자극을 받고 싶다거나 구강성교 시 쌍방이 편안하게 느끼기 위해서라고 이야기하는 여성도 있습니다. 항상 완전제모를 하는 사람도 있고 파트너가 있는 기간에만 제모하는 사람도 있습니다.

가장 간단하고 손쉬운 제모법은 면도입니다. 면도를 할 때는 이미 몇 번 사용한 후 욕실에 방치되어 있던 일회용 면도기가 아닌 깨끗한 새 면도날을 사용해야 한다는 사실을 반드시 기억해야 합니다. 피부도 청결한 상태여야 하고 면도크림 또는 최소한 비누 거품이라도 발라야 합니다. 비누에 민감하게 반응하는 피부라면 여성청결제나 헤어 린스도 괜찮습니다. 이론적으로는 모발이 나 있는 방향과 동일하게 면도날을 움직여서 모근을 보호해야 하지만 대음순에 난 음모는 방향이 제각각이므로 한 방향으로 제모한다는 것이 말처럼 쉽지 않습니다.

면도하다가 상처날 것이 두렵거나 자신의 외음부를 잘 보기 힘든 처지에 있는 사람, 예를 들어 임신부라면 제모크림을 사용하면 됩니다. 제모크림의 원리는 모발의 단백질을 분해하는 것입니다. 무턱대고 사용하지 말고 발진 등의 부작용을 피하기 위해 꼭 미리 시험해보기 바랍니다.

또 다른 좋은 방법으로는 왁싱 또는 전문 스튜디오에서 시술받을 수 있는 슈거링이 있습니다. 왁싱의 경우 열을 가해 녹인 밀랍 또는 면 성분의 패치를 피부에 붙인 후 모발이 난 방향과 반대쪽으로 잡아당겨 털을 뽑습니다. 슈가링은 말 그대로 설탕의 끈적임을 이용해 결 방향대로 제모하는 것입니다. 슈가링 제모는 왁싱보다 숙련된 기술에 도달하기 어려우며 왁싱 전문가라고 해도 자칫하면 여러 실수를 저지르기 쉽습니다. 음순은 매우 민감한 부분이고 잘못 혹은 너무 강하게 당기면 부어오르거나 찢어질 수 있습니다. 그러므로 평이 좋고 검증된 시술처를 찾아가는 것이 매우 중요합니다!

인기 높은 또 하나의 제모법으로는 레이저나 IPL(Intense Pulsed Light의 약자이며 제논 광선을 사용합니다)을 이용한 영구제모가 있습니다. 둘 다 짙은 모근을 찾아내 파괴하는 원리로 작동합니다. 레이저 제모법은 의학적 측면에서 좀 더 효과적인 방법으로 꼽힙니다. 모발 상태에 따라 다르지만 최소한 다섯 번은 시술받아야 합니다. 레이저 광선을 이용한 시술법이 그렇 듯이 이 제모법도 조금은 아픕니다. 그래도 예전보다는 기술과 기기가 발전해서 속도도 빨라졌고 피부 자극도 덜해졌습니다. 병원을 도중에 바꾸지 말고 같은 의사에게서 끝까지 시술받 기를 권합니다. 의사 본인은 물론 시술팀 전체가 레이저에 대 한 교육을 받았다는 인증을 받은 곳이어야 합니다. 요즘은 극 동 아시아 지역에서 생산된 저렴한 기기가 아닌, 이름 있는 의 료기기 회사에서 제조한 검증받은 기기를 사용하는 곳이 많아 졌습니다. 이는 피부관리 스튜디오보다 병원에서 받은 시술이 더 비싼 이유이기도 합니다. 제발 중요하지 않은 곳에 돈을 쓰 고 정작 중요한 곳에서 돈을 절약하려는 어리석은 짓은 하지 않기를 바랍니다. 가격이 지나치게 저렴한 곳은 그럴 만한 이 유가 있습니다. 매우 싼 기기를 쓰지 않으면 그 가격을 맞출 수 없는 것입니다. 전문지식이 전무한 시술자가 시술을 하는 곳도 있습니다. 피부 타입에 무지한 사람에게 시술을 맡겼다가 큰 화상을 입거나 지워지지 않는 흉터가 남을 수 있습니다.

레이저 제모는 모발과 피부 사이의 색깔 차이가 클수록 효 과가 좋습니다. 그러므로 피부가 희면서 모발이 아주 검은 사 람, 햇빛을 받지 못해 피부가 창백해진 겨울에 레이저 제모 시 술을 받으면 가장 효과적입니다.

제모 후 부작용

제모에는 이 밖에도 다른 위험이 숨어 있습니다. 피부에 기생하는 박테리아로 인해 불긋불긋한 뾰루지가 일어날 수 있는 것이죠. 이 박테리아가 모근 방향으로 번질 경우 심각한 농양이 될 수도 있습니다. 그대로 방치하면 마치 땅속 감자 구근처럼 점점 커져 벌겋게 곪고 심각한 통증을 일으키게 됩니다. 직접 짜면 절대 안 됩니다! 병원에서 수술적 방법으로 제거해야 합니다. 그나마 다행인 점은 이렇게까지 덧나는 경우가 흔치는 않다는 것입니다. 이것 말고도 다른 감염들, 예를 들면 원래 피부에 있던 곰팡이균이 미세한 상처를 계기로 급속도로 퍼지는 상황이 발생할 수 있습니다. 그러므로 제모 후 피부소독이 큰 도움이 됩니다(남자들이 면도 후 바르는 애프터셰이브도 이와 같은 소독의 원리죠. 이름이 애프터셰이브라고 해서 '애프터'(영어 '애프터셰이브 aftershave'에서 '애프터'는 독일어로 항문(아프터After)이라는 뜻이 있습니다.-옮긴이)에 바르면 큰일납니다. 외음부에는 더더구나 피해주어야 합니다).

왁싱, 슈거링, 면도 후에는 남아 있는 짧은 모발이 피부 속으로 자라나 소소한 염증을 일으킬 수 있으니 주의가 필요합니다. 잘린 단면이 매끈하지 않거나 중간이 뜯겨나간 모발은 모발 끝부분이 모공 밖으로 자연스럽게 자라나지 못해 피부 안으로 파고들기도 합니다. 그 결과 외음부 뾰루지가 생기는데 이렇게 곪은 뾰루지는 잘 낫지도 않습니다. 뾰루지는 종종 고름주머니를 동반하는데 이 경우는 모발이 같이 딸려 나오기 때문에 비교적 짜내기가 쉽습니다. 그러나 뾰루지가 피부로 덮여 있을 경우에는 먼저 피부 표면을 살짝 긁어낸 후 짜내야 할 수도 있습니다. 하지만 이렇다고 해도 피부 밑으로 모발이 언뜻 비칠 때가 아니면 손을 대지 않는 게 좋습니다. 피부 속에 박혀 있는 짧은 모발을 핀셋으로 제거하고자 한다면 목욕 직후 피부가 부드러워졌을 때가 좋습니다. 제거 후 소독은 필수입니다! 혼자 하기 두렵다면 산부인과 전문의의 힘을 빌리는 것도 좋은 방법입니다.

남은 모발이 피부 속으로 파고들며 자라나지 않게 하려면 정기적인 필링이 도움이 됩니다. 샤워할 때 필링 전용 장갑을 끼고 외음부와 대음순의 피부를 부드럽게 쓸어주면 됩니다.

음모 스타일링, 어떤 것이 있을까

음모를 스타일링하는 방법은 다양합니다. 가장 많이 사랑받는 몇 가지만 언급해보자면, 자연 그대로의 북슬북슬한 형태, 비키니 컷, 랜딩 스트립 컷, 브라질리언 또는 할리우드 컷이 있습니다. 저는 내원한 여성들을 통해 원시림에서 민둥산까지, 그리고 염색한 머리색과 맞춘 형광색 음모까지 가히 모든 스타일링을 볼 수 있었습니다.

각 스타일의 이름은 세계 어디서나 거의 비슷합니다. 전 세계 어느 스타벅스에 가도 음료 이름이 같은 것과 마찬가지로 어느 왁싱 스튜디오에 가도, 그 나라 말을 할 줄 몰라도 스타일링 이름만 대면 해당 컷을 받을 수 있죠. 그럼에도 불구하고 흔히 헷갈리곤 하는 몇 가지가 있기에 여기서 자세히 설명해보겠습니다.

비키니: 팬티 라인 밖으로 나오지 않을 만큼만 옆선을 칩니다. 치골과 대음순 위에 자라난 음모는 그대로 놓아둡니다.

랜딩 스트립: 음모가 나 있는 삼각형 지대의 양 옆을 왁싱하거나 제모해 가운데 갸름한 직사각형 모양만 남도록 합니다. 직사각형 안의 음모도 짧게 다듬습니다.

브라질리언: 브라질 해안에서 각광받는, 극단적으로 작은 비키니 착용을 위해 비교적 시원하게 음모를 밀어버리는 스타일링 방법으로, 실제로 브라질에서 시작되었습니다. 브라질 여성의 동그랗고 탱탱한 엉덩이 가운데를 가로지르는 비키니 팬티의 가느다란 실오라기는 '치실'이라는 위트 섞인 별명으로 불리기도 하죠. 대부분 풍성한 체모를 자랑하는 브라질 여성들은 이때문에 항문, 회음부, 외음순 전반을 잔털까

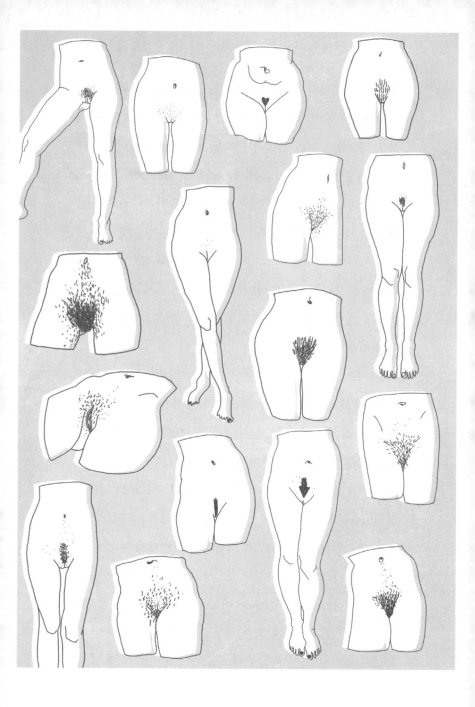

지 모두 제모합니다. 이때 완전제모가 아니라 가운데를 삼각형 모양으로 조금 남겨놓습니다. 이른바 브라질리언 왁싱이라고 하는 제모법은 사실 전형적인 브라질 스타일이 아닙니다. 브라질 출신의 일곱 자매가 할리우드에서 왁싱 스튜디오를 열면서 고객의 체모를 매끈하게 모두 밀어버린 데서 출발했지요. 여기서 이른바 브라질리언 왁싱이라는 이름이 탄생했고 드라마 〈섹스 앤 더 시티〉가 세계적으로 히트하면서 드라마에 등장하는 왁싱 또한 세계적 유행을 타게 되었습니다. 이는 현재까지 각광받는 스타일링이며 그동안 이름이 바뀌어 할리우드 컷으로도 불립니다.

할리우드 컷: 할리우드 컷은 음모를 완전히 제거하는 것을 말합니다. 대음순, 회음부, 항문 주위의 모든 털을 한 올도 남기지 않고 말끔히 제모하는 것입니다. 할리우드 컷(그러니까 예전에 브라질리언이라고 불리던 것)의 선구자는 포르노 여배우들이었습니다. 역사를 따져보면 아랍권 여성들은 수천 년 전부터 전통적으로 완전제모를 해왔지만 그렇다고 이 컷의 이름을 아랍식으로 '샤름 알 샤이크 컷'으로 부를 수는 없는 일이니 알기 쉽게 할리우드라는 이름을 빌려온 것으로 짐작합니다. 평소 팬티를 입지 않는 여성들은 위생을 이유로 이 컷을 고수하지만 사실 외음부에 체모가 전혀 없다고 해서 더

위생적인 것은 아니라는 사실은 잘 알려져 있습니다. 음모는 병원균과 바이러스를 커튼처럼 차단해주고 감염을 상당히 효과적으로 방지해주기 때문입니다.

노팬티의 유행 덕분에 맨살 그대로의 하복부가 처음으로 드러나게 되었고 우리의 성기에 대한 새로운 의식도 싹트기 시작했습니다. 자신을 다른 사람과 비교하는 인간의 진화본능이 여기서도 발휘되었지요. 인간은 다른 사람의 것에 견주어 자신의 것을 평가하면서 남들보다 좀 더 매력적으로 보이기 위해 가능한 노력을 다합니다. 다만 체모가 없는 경우 외음부 형태가 그대로 드러나기 때문에 본인이 생각하는 미의 기준에 도달하지 못하면 불만에 빠질 수 있다는 점이 위험하기는 합니다. 이럴 때는 아예 체모를 다시 기르는 것이 유리할 수도 있습니다.

자연 그대로의 체모: 예전에는 자연스럽고 대중적이었던 이 스타일을 한때 거의 찾아볼 수 없었던 적도 있었습니다. 연배가 있는 연령층만이 유행하는 체모 스타일링에 연연하지 않고 꿋꿋이 자연 그대로의 형태를 유지했죠. 2000년대 후반 외음부 완전제모에 대한 인기가 그 절정에 달했을 시기, 유럽 여성의 3분의 2 가량이 완전제모를 하고 다녔을 정도였습니다. 그 시기가 지나자 미국에서부터 차츰 체모를 유지

하는 방향으로 유행이 변화했고 그 트렌드가 유럽에도 퍼지기 시작했습니다.

74 이제 우리는 흔히 말하는 브라질리언 컷이 완전제모를 뜻하는 것이 아닌 어느 정도의 체모는 남기는 스타일링이라는 것을 알게 되었습니다. 영어권, 즉 미국과 영국, 호주 등지에서는 아직도 매끈하게 제모한 여성들을 쉽게 찾아볼 수 있으며 아랍 문화권에서도 한 오라기의 털도 남기지 않는 여성이 대부분입니다. 그러나 아시아 문화권에서는 음모가 있는 것을 세련되고 섹시한 것으로 인식하고 있습니다. 일본 여성들은 음모 제거를 이상하게 여기며 한국에서는 음모이식 시술도 많이 이루어지고 있습니다. 이처럼 세계 각국마다 선호하는 스타일링이 있다는 것을 알아두면 좋겠습니다!

2장 　　　　　　　　섹스와 오르가슴

섹스할 때 우리 몸에는 어떤 일이 일어날까?

사랑을 나누다, 섹스하다, 동침하다, 정사를 즐기다, 배를 맞대다, 거사를 치르다···. 마룻바닥용 왁스에서부터 샴페인에 이르기까지 갖다 붙이기만 하면 단연코 판매량을 올려주는 행위, 오랫동안 아무도 입 밖에 내지 않다가 최근 들어 갑작스레 모두가 이야기하지만 실은 아직 모르는 것투성이인, 인류의 영원한 테마인 이 행위를 묘사하는 말은 너무도 많습니다. 이 책을 쓰기 위해 조사하다가 알게 된 한 가지가 있습니다. 그것은 여성의 섹슈얼리티에 관해서는 현재까지도 남성의 섹슈얼리티에 비해 너무나도 많은 애매함과 불확실함, 추측과 소문이 난무하고 있다는 사실입니다. 아마도 그것은 남성의 성이 더 노골적이고 모든 것이 다 외적으로 드러나 있기 때문이 아닐까합니다. 발기, 사정 등이 그렇지요. 또한 여자가 꼭 섹스에 즐거움을 느껴야만 번식이 가능한 것은 아니라는 것도 우리는 잘 알고 있습니다. 임신을 하는 데 있어 절정감이 필수는 아니기에 여성의 성에 대한 정확한 지식은 그토록 오랫동안 신비에 묻혀 있었는지도 모릅니다. 다시 말해 쾌락을 느끼든 그렇지 않든 여자는 임신할 수 있기 때문에 인류는 여성의 성을 연구할 별다른 필요성을 느끼지 못한 것입니다. 여성의 경우 많은 것들이 몸 안에서 일어납니다. 남성과 달리 흥분 여부가 명확히 드러나지 않을뿐더러 절정 및 절정에 다다르는 방식이 성적 경험이 많은 사람들에서조차 한 가지로 고정되어 있지 않습니다. 여성의 성은 언제나 흐르고 변화합니다.

이번 장에서 우리는 여성의 성에 있어 정말 기본이 되는 튼튼한 지식을 배우게 될 것입니다. 그리고 이 지식은 오래된 것이 아닌, 최신의 지식입니다. 의학과 성의학의 주요 시대별 연구 성과들을 참고했고 전문용어를 쉽고 재미있게 풀어내려고 노력했습니다. 자, 이제 여성의 섹슈얼리티라는 목적지에 도착할 예정입니다. 사용하던 전자기기들을 끄고 탁자를 접으세요. 안전벨트를 착용하고 착륙 준비를 하기 바랍니다!

여성의 성적 반응에 관한 생물학을 공부할 때 우선 가장 기본이 되는 다음 3가지 물음으로 시작하겠습니다.

1. 여성이 오르가슴을 느낄 때 어떤 일이 일어나는가?

2. 삽입운동이 좋게 느껴지는 이유는 무엇인가?

3. 클리토리스의 역할은 무엇인가?

섹스를 할 때 우리 몸 속에서 무슨 일이 일어나는지 알아보기 위해 일단 지난 80년 사이에 엄청난 발전을 이룬 과학에 눈을 돌려보기로 하죠. 진보의 첫걸음을 내디딘 사람은 1950년대 초반 알프레드 킨제이였습니다.[2] 20세기 최초의 섹스 펑크족 중 한 사람이었다고 해도 과언이 아닌 그는 미국 성인 남녀 2만 명을 대상으로 성적 태도와 취향에 대한 서면 설문조사를 시행했습니다. 이 보고서에서 처음으로 동성애와 자위행위가 공공연하게 언급되었기 때문에 반응은 양극단으로 크게 갈라졌습니다. 또 킨제이는 질을 일컬어 '성적인 측면에서 비교적 민감도가 떨어지는 신체기관'이라고 서술했으며 섹스를 할 때 많은 여성들이 파트너 몰래 자신의 클리토리스를 자극한다는 것을 알아냈습니다. 이는 여성들이 절정에 도달할 수 있는 유일한 방법이라고 판단했기 때문이라고 했죠. 그 밖에도 수많은 여성들이 '생물학적으로 불가능한 임무 앞에서 실패하는 것'에 대해 굉장한 스트레스를 느끼고 있다고도 밝혔습니다. 여기서 우리는 킨제이 보고서가 나올 그 당시까지도 '여성의 히스테리'라는 것이 의학 교과서에 진단명 중 하나로 버젓이 수록 되어 있었으며 지그문트 프로이트가 정신분석학의 최고 대가로 당당히 이름을 떨치면서 여전히 여성의 섹슈얼리티에 엉뚱한 좌표를 매기고 있었다는 사실을 기억해야 할 것입니다. 이해를 돕기 위해 설명하자면, 프로이트는 클리토리스 오르가슴은 유년기에 비롯되었기 때문에 미성숙한 것이며 진짜가 아니라고 했죠. 사춘기에 이르면 오르가슴은 질로 이행되어야 하며 늦어도 그때부터 오직 질을 통해서만, 그리고 다른 보조 수단의 도움 없이 도달해야 한다고 주장했습니다. 어쨌든 당시의 사람들은 정숙하고 단정한 여성은 섹스에 관심이 없으며 보통의 선량한 여성은 오직 부부관계 안에서만 섹스를 하는데 그 섹스도 남자의 욕구를 만족시켜주기 위해서만 존재할 뿐 여성 자신의 욕구는 오직 그리고 궁극적으로 어머니가 되는 것에만 한정된다고 보았습니다. 이러한 생각은 1950년대까지 마치 돌에 새긴 비문처럼 우리의 어머니, 할머니, 증조할머니의 뼛속에 깊이 각인되어 있었습니다. 그러다가 알프레드 킨제이의 보고서가 세상에 나타나 성의 혁명을 시작하는 포문을 열었으며 곧이어 윌리엄 매스터스와 버지니아 존슨이라는 용감한 부부가 등장할 수 있는 무대를 마련했습니다.

매스터스와 존슨 부부는 성의학자였습니다. 남편은 의사이고 아내는 연구조교였죠. 두 사람은 세인트루이스에서 비밀리에 연구에 착수했습니다. 총 694명의 남녀 자원자를 대상으로 실험실 환경하에서 성교와 자위를 관찰했습니다. 참가자들의 머리에 전극을 부착하고 맥박과 호흡을 측정했으며 후반기 연구에서는 여성들의 질 안에 초소형 카메라를 삽입하기도 했습니다. 이 실험을 바탕으로 발표된 논문 「인간의 성적 반응The Human Sexual Rosponse」[3]에서 매스터스와 존슨 부부는 최초로 여성의 성적 주기를 4단계로 분류했습니다.

1단계는 흥분 단계입니다. 심장박동과 호흡 속도가 증가합니다. 소음순과 클리토리스의 색이 짙어지고 조금씩 팽창하기 시작합니다. 클리토리스 기관 전체가 부풀어 오르고 질 입구가 벌어지며 혈액공급이 많아지면서 질의 전체 모세혈관망에서 뿜어져 나온 수분 덕분에 질이 촉촉해집니다. 질은 상하로 길어지며 자궁이 바로 섭니다(아랫배가 뻐근해지는 느낌으로 알 수 있습니다). 스킨샘(요도 입구 양 옆에 있는 분비샘)도 촉촉해지기 시작합니다. 클리토리스가 일어서며(마치 발기의 미니 버전처럼요) 덮고 있던 표피 밖으로 얼굴을 내밀죠.

더 알고 싶다면

질에는 흥분에 기여하는 두 종류의 분비선이 있습니다. 그것은 스킨샘과 바르톨린샘입니다. 그러나 성적 흥분 상태에서 질이 촉촉하게 되는 원인은 무엇보다도 질에 피가 많이 몰리기 때문입니다! 질의 모세혈관에 혈액이 대량 공급됨으로써 습기가 질벽 바깥으로 짜내어집니다. 스펀지를 꽉 쥐었을 때 물이 흐르는 모습을 연상하면 됩니다.

유방 또한 부풀어 오르고 유두가 섭니다. 흥분 단계는 사람마다 지속 시간이 다르지만 도파민이라는 신경전달물질로 유지된다는 점은 동일합니다. 신경전달물질이란 뇌에 있는 메신저로, 몸으로 파견되는 심부름꾼 역할을 하는 물질입니다. 도파민은 보상 호르몬 또는 행복 호르몬이라고 알려져 있기도 하죠. 도파민은 무언가를 즐길 때 분비되며 기분을 좋게 만듭니다. 흥분 단계에서는 에스트로겐 분비 역시 증가합니다. 에스트로겐은 자신을 더욱 여성답게 그리고 성적으로 매력적이라고 느끼게 해주는 역할을 합니다.

2단계는 고조 단계입니다. 고조 단계에서는 바르톨린샘이 활발히 작동하여 질 입구를 한 번 더 충분히 적셔줍니다. 클리토리스 기관은 계속 부풀어오르고 클리토리스 귀두를 표피 안으로 잡아당깁니다. 요도 또한 같이 안으로 잡아당겨집니다(이 단계에서 소변을 보려 시도해본 사람이 있다면 무슨 말인지 잘 알 것입니다). 그리고 그동안 그 존재 여부에 관해 이러쿵저러쿵 말이 많았던 전설의 여성 사정이 나타날 수 있는 것이 바로 이 단계입니다. 이는 스킨샘이 액체를 내뿜는 현상인데, 종종 소변과 혼동되어왔으나 실제로는 일종의 전립선액과 유사합니다. 이러한 사정은 전문가들의 내부 용어로 '스쿼트squirt(찍 짜내기)'라고도 부르는데 항상 명확하게 관찰되는 것은 아닙니다. 전혀 느끼지 못하는 여성들도 많고 혹 느낀다고 하더라도 매 성교 때마다 일어나지도 않죠. 고조 단계 말미에 이르러서는 유방이 계속 부풀어 오르지만 유두는 다시 가라앉는 것으로 보입니다. 학자들은 이 단계에서 '섹스 플러시'라는 현상을 발견했는데 전체 여성의 50~75퍼센트가 이를 경험한다고 합니다. 이는 가슴 아래쪽에서 시작해 목 밑, 팔, 다리, 얼굴까지 퍼지는 피부색의 울긋불긋한 변화를 뜻합니다. 질의 바깥쪽 3분의 1 부분은 좁아지는 반면에 자궁경부를 둘러싸고 있는 안쪽 3분의 1 부분은 팽창하며 펴집니다. 이 단계에서는 자기도 모르게 손과 발에서 근육 경련이 일어날 수 있습니다. 고조 단계는 최장 3분까지 지속될 수 있습니다. 이 3분 동안 신경전달물질의 하나인 옥시토신이 분비되다가 다음 단계인 오르가슴 단계로 이어집니다.

3단계인 오르가슴 단계에서는 말 그대로 절정의 순간이 찾아옵니다. 프랑스 여자들은 그들 특유의 감성으로 '작은 죽음'이라고 부르기도 합니다. 이 단계에서는 여러 가지가 한꺼번에 일어납니다. 질 입구가 매우 좁아지면서 자궁과 질, 골반기저근, 괄약근에서 제어할 수 없는 수축작용이 일어납니다. 의식도 흐려져 주위가 잠깐 가물거렸다가 밝아지는, 일종의 극한 황홀감을 경험합니다. 아마도 오르가슴 시 골반 주위에 쏠려 있던 혈액이 반사작용을 통해 전신으로 급속히 다시 퍼져 나가면서 생기는 현상이 아닌가 합니다. 이 오르가슴 단계에서도 스킨샘을 통한 사정이 이루어질 수 있는데 위에서 살펴본 바와 같이 무조건 오르가슴을 느낄 때에만 분비되는 것이 아니라 그 전에도 분비될 수 있습니다. 3단계에서 활약하는 호르몬은 엔도르핀입니다. 그러므로 오르가슴 시에는 통증을 견뎌내는 반경이 평소와 비교해 훨씬 넓어집니다(격한 섹스에도 불구하고 행위 당시 통증이 느껴지지 않았던 이유가 궁금했던 사람이라면 여기서 답을 찾을 수 있겠죠). 옥시토신과 프로락틴이 대량으로 그리고 아주 오래 분비되기 때문에 성관계 후 상당기간 동안 파트너에게 애정을 느끼게 됩니다(여담이지만 남자는 오르가슴 전에 옥시토신의 최대효과를 경험하면서 상대방 여성을 매력적으로 느끼지만 오르가슴 직후에는 프로락틴의 최대효과 때문에 급격히 섹스에 흥미를 잃고 맥주 한 잔 또는 잠에 대한 욕구가 커집니다). 이 프로락틴 수치는 여성의 경우 오르가슴 후에 약간 상승된 채 그대로 유지된다는 사실도 확인되었는데, 혹시 모를 임신에 대비해 몸을 준비시키는 역할과 함께 파트너에게 더욱 정을 주거나 매달리게 하는 결과를 낳습니다. 아마도 나쁜 남자와 준비되지 않은 하룻밤을 함께 한 후 며칠 동안 안절부절 못 하고 메시지가 왔는지 휴대폰을 연신 들여다보며 그가 연락해오기를 바라는 여자의 마음이 이와 관련이 없지 않을 것입니다.

마지막으로 네 번째 단계인 진정 단계에 이르면 모든 것이 다시 가라앉으며 15~20분 사이에 신체가 정상화됩니다. 그러나 클리토리스는 여전히 민감함을 유지합니다. 필요하다면 여자는 다시 한 번 처음부터 시작할 수 있습니다. 멀티플 오르가슴을 경험할 수 있는 능력은 오직 호모사피엔스 여성에게만 주어진 능력으로, 동물계에서 유일합니다!

✳ 잘못된 믿음 날리기

여성 사정은 스킨샘에서 남성의 전립선액과 유사한 매우 묽은 농도의 분비물이 분비되는 현상을 일컫습니다. 오랫동안 소변이라고 생각했는데 일련의 특수한 실험연구들을 통해 그 정체가 밝혀졌죠. 성교 시 매번 물처럼 묽은 알 수 없는 액체가 분비되는 여성들을 대상으로 한 실험에서 이들에게 소변을 푸르게 물들이는 특수 성분을 혈관으로 주입하고 실험실 환경에서 자위행위를 하도록 유도했습니다. 예상대로 묽은 액체 성분이 분비되었는데 이는 소변과 달리 푸른색을 띠지 않았으며 화학적 성분이 전립선액과 흡사했습니다. 여기까지는 그렇다고 치더라도 어떻게 여성 사정에 도달할 수 있는 것일까요? 이는 손가락이나 딜도(인공남근–옮긴이), 음경 등으로 G스폿이 충분히 자극되었을 때 일어나는 경우가 많습니다. 그리고 성교 도중은 물론 성교 마지막에 일어나기도 하지요. 여성 사정은 학습해서 되는 것도 아니고 억지로 이끌어낼 수도 없습니다. 그냥 성교 도중 언제든지 저절로 일어납니다.

성행위를 전식, 메인 요리, 후식으로 나누어본다면 여성 사정은 이 세 단계 중간의 음식 또는 주방에서 내어주는 서비스 음식 정도로 생각할 수 있습니다. 소변이 흐르는 것처럼 느껴지고 시트가 젖는다 해도 부끄러워할 필요는 전혀 없습니다. 좋은 섹스는 지저분한 법이니까요!

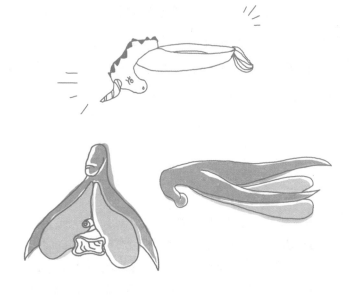

여기까지는 별문제 없이 이해되었으리라 믿습니다. 그런데 음경의 삽입이 기분을 고조시키는 이유가 과연 무엇일까 생각해본 적이 있나요? 어쩌면 음경은 그 위치가 잘못된 게 아닐까요? 이렇게 생각하는 이유는 클리토리스 귀두가 여성의 성적 흥분에 독보적인 역할을 담당하며 에로틱의 끝판왕, 오르가슴의 대통령, 모든 섹스를 통틀어 황제이기 때문이며 직접적으로 자극을 받으면 곧바로 극치감에 도달하기 때문입니다. 물론 질 입구에도 민감한 신경이 분포되어 있지만 과연 그게 전부일까요? 사랑하는 남자, 갖고 싶은 남자를 자신의 몸 안에서 느낀다는 정신적 측면에서 질이 느끼는 환희가 한층 심층적인 것은

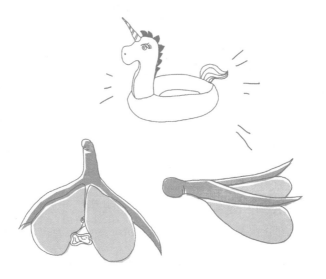

부정하지 못할 사실입니다. 질이 느끼는 것을 이해하기 위해 클리토리스 내면이 어떻게 이루어져 있는지에 대한 기억을 다시 불러올 필요가 있겠습니다. 클리토리스는 넓적다리처럼 생긴 양쪽의 뿌리(돌기)와 2개의 해면조직으로 이루어져 있으며 질과 요도 위에 '올라타고' 있습니다. 클리토리스는 또한 요도와 클리토리스 귀두 사이에 위치한 발기조직을 가지고 있습니다 (복습하자면 이 전체를 클리토리스 기관 또는 클리토리스 단위라고 합니다). 이 발기조직은 혈액으로 부풀어 오르는 음경의 해면조직과 유사하며 팽창했을 때 질을 눌러 좁아지게 만들고 요도에도 압력을 가합니다. 공기를 불어 넣는 동물 모양의 물놀이용

튜브가 공기가 빠졌을 때는 납작하게 가라앉았다가 공기가 들어가면 구석구석에 바람이 채워지며 빵빵해지는 모습을 연상하면 됩니다. 그 밖에 자궁경부에도 성교 시 주어진 역할이 있습니다. 자궁경부는 뇌에 신호를 보내 음경의 삽입운동을 알립니다. 이는 뇌를 자기공명촬영술로 촬영한 결과 밝혀졌으며 대부분의 여성들이 파트너와 단단히 결합하는 것을 좋아하는 이유로 설명될 수 있습니다.[4]

 모든 조건이 이상적으로 작동할 경우 음경은 촉촉하고 팽창한 질과 맞닥뜨리게 됩니다. 클리토리스 기관은 몰려든 혈액으로 팽창하며 대음순과 소음순도 부풉니다. 질은 앞에서 말한 물놀이 튜브처럼 부풀어 올라 내부가 좁아집니다. 이제 가장 흥미로운 일이 일어납니다. 음경이 질 안으로 진입하면 혈액이 해면조직 안으로 눌리게 됩니다. 요도와 질을 위에서부터 감싸고 있는 클리토리스는 사방으로 눌리고 클리토리스 돌기는 아래로부터 치골 방향으로 압착됩니다. 음경이 후퇴하면 안쪽의 클리토리스는 이제 조금 더 커지며 더 많은 혈액으로 채워지면서 좀 더 풍만해집니다. 결과적으로 질의 안쪽은 더욱더 좁아지지요. 이를 가장 반기는 것은 음경입니다. 음경은 음경대로 비슷한 단계를 밟는데, 더 많은 압력이 가해질수록 음경의 혈관도 더 단단해지는 것이죠. 이른바 서로 윈윈win-win하는 상태가 되는 것입니다. 여성이 삽입과 후퇴를 반복하는 음경의 동작에서 쾌감을 느끼는 이유는 클리토리스가 아래쪽에서부터 자극을 받기 때문입니다. 이는 또한 G스폿에게 그토록 큰 명예가 주어진 주원인이기도 합니다. G스폿은 질의 앞쪽 벽, 요도의 최근접 지점에 위치하고 있기 때문입니다.

　　G스폿은 산부인과 의학계에서 오랫동안 미확인 비행 물체 같은 존재였습니다. 최초의 기록은 1950년에 산부인과 전문의 에른스트 그라펜베르크가 전면부의 질벽, 요도를 따라서 성감을 느끼는 지대(지점이 아닙니다)가 존재함을 서술한 학술논문이었습니다. 이후 학계에서는 이에 관해 좀 더 많은 연구가 이루어졌습니다. 멜버른의 비뇨기과 전문의이자 1998년 여성의 클리토리스를 그늘에서 건져낸 공로로 제가 존경해 마지않는 헬렌 오코넬과 네이선 헤이오그는 13구의 여성 시신을 해부해 연구한 결과 육안으로는 G스폿을 관찰할 수 없었지만 현미경적 방법으로는 발견할 가능성이 충분히 있다고 발표했습니다.[5] 이는 후에 다른 연구팀에 의해 사실로 확인되었는데, 연구자들은 이 영역이 신경과 혈관이 복잡하게 얽힌 구조로 둘러싸여 있으며 요도 말단의 왼쪽 또는 오른쪽에 위치하고 있음이 현미경으로 관찰되었다고 밝혔습니다.[6] 또한 그 이후로 성과학자를 주축으로 한 다른 연구팀들, 즉 이스라엘의 즈위 호크 연구팀과 영국 셰필드의 로이 르빈 연구팀은 각각 이를 더 깊게 연구하여 질벽의 앞쪽에 요도(역시 요도는 틀리지 않았습니다!)와 클

리토리스 하부 못지않게 성적 자극에 반응하는 구조물이 존재한다는 것을 밝혀내었습니다.

전체 여성의 15~20퍼센트는 질 오르가슴에 도달할 수 있다지만 우리의 여왕님은 음경의 삽입운동으로만 이루어진 섹스로는 직접적 자극을 받지 못합니다. 나머지 대다수의 여성에게 있어서는 클리토리스가 직접 자극을 받아야 합니다. 클리토리스라는 이름은 열쇠를 뜻하는 그리스어의 클레이스kleis에서 기원한 클레이토리스kleitoris에서 파생한 것으로 보입니다. 여왕님은 황홀경을 여는 열쇠이며 우리를 오르가슴으로 데려다주는 힘과 비밀번호를 품고 있습니다. 그런 의미에서 클리토리스가 직접적으로 자극되지 않는 보통의 섹스는 여자에게 틀림없는 극치감을 선사하기에는 적합하지 않으며 그러한 목적

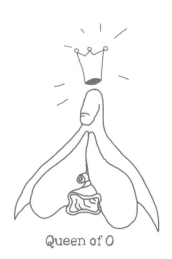

Queen of O

을 기대하면 안 된다는 킨제이, 매스터스, 존슨의 주장은 모두 옳았죠. 음경만으로 충분할 수도 있지만 얼마든지 그렇지 않을 수도 있다는 것입니다. 그러므로 대부분의 여성이 필요로 하는 것은 바로 손입니다. 손, 우리에겐 손이 필요합니다.

여자에게 손의 도움을 받지 않고 오직 삽입을 통한 섹스로 만 오르가슴에 이르라고 요구하는 것은 남자에게 전립선과 음경의 뿌리 부분만을 마사지해서 오르가슴에 도달하라고 말하는 것과 똑같습니다. 글쎄, 계속 하다 보면 어쩌다 성공할 수도 있겠죠. 하지만 바로 갈 수 있는 길을 군이 돌아갈 필요가 있을까요?

※ 잘못된 믿음 날리기

G스폿은 사실 하나의 지점이 아니라 영역입니다. 이 영역은 클리토리스 기관의 아랫부분과 요도를 아우르는 성적 흥분 지대입니다. 여성의 80퍼센트는 위에서부터 아래로 클리토리스를 자극해야 성행위 시 극치감에 이를 수 있습니다. 나머지 20퍼센트는 질 오르가슴에 이를 수 있는데 그 또한 클리토리스 하부에 있는 G스폿이 자극되기 때문입니다. 다시 말하면 클리토리스라는 여왕이 어떻게든 관련되지 않고서는 극치감에 도달할 수 없다는 뜻입니다. 위에서 아래로든 아래에서 위로든, 오르가슴에 도달하는 길은 클리토리스를 피해갈 수 없습니다!

질일까, 클리토리스일까?

저는 평소 오르가슴에 대한 질문을 정말 많이 받고 있습니다. 그래서 책의 한 단락을 통째로 할애해 이 이야기를 해보려합니다. 오르가슴은 앞에서 살펴본 것과 같이 성교의 단계 중세 번째 단계이며 성행위의 클라이맥스입니다. 이 세상에 존재하는 모든 오르가슴 중 여성의 오르가슴처럼 잘 이해받지 못한 채 갖은 논란에 둘러싸인 것도 없을 것입니다. 많은 여성이 혼자 있을 때, 즉 혼자서 자위할 때 말고는 오르가슴에 이르지 못하는 실정입니다. 그런가 하면 파트너와 성관계를 가질 때 오르가슴에 이르기는 하지만 따로 클리토리스를 직접적으로 자극하지 않으면 극치감에 오르지 못하는 여성들도 많습니다. 한편 오직 삽입운동 하나만으로도 절정에 다다르는 사람도 분명 존재하며 유두자극만으로도 절정감을 얻는 여성도 있죠. 이런 여성은 대체 누구일까요? 여자라면 누구나 오르가슴에 도달할 수 있을까요? 질 오르가슴과 클리토리스 오르가슴 중 무엇이 맞는 걸까요?

특히 마지막 질문에 관해 연구를 거듭한 결과 현재 2개의 큰 줄기의 주장이 대립하고 있습니다. 스코틀랜드의 학자 스튜어트 브로디를 중심으로 한 학자들은 질 오르가슴은 학습될 수 있으며 여성으로서의 정체성에 만족하기 위해서는 질 오르가슴이 꼭 필요하다는 입장입니다.[7] 이들은 여성이 큰 페니스를 선호하는 이유를 질 오르가슴에 유리하기 때문이라고 설명합니다. 그 반대편에는 빈센조 푸포를 중심으로 하는 클리토리스파 연구자들이 있습니다. 이들은 질 안에는 G스폿도 그 무엇도 없고, 질은 오직 근육으로만 이루어진 기다란 기관이므로 질 오르가슴이란 존재할 수 없다고 주장합니다. 음핵다리와 해면체로 구성된 클리토리스 복합체(푸포는 이를 여성 발기기관이라고 부릅니다)가 자극되어 일어나는 것이 오르가슴이므로 모든 오르가슴은 언제나 클리토리스 오르가슴이며 다만 상황에 따라 클리토리스의 각기 다른 부분들이 자극되는 것이라고 설명합니다. 그러므로 질 오르가슴이라는 허상을 좇다가 좌절하는 여성들에게 전혀 그럴 필요가 없다고 이야기합니다.[8]

캐나다의 심리학자 짐 포스는 여러 데이터를 수집해 분석했습니다. 그 결과, 여성 오르가슴은 다양하며 계속적으로 변할 수 있다는 점을 밝혀냈습니다.[9] 로마로 가는 길은 하나가 아니듯, 오르가슴을 답이 하나만 있는 사건으로 정형화된 틀에 집어넣지 말라고 이야기합니다. 저에게는 개인적으로 이 해석이 가장 설득력 있게 다가옵니다.

실제로 우리 여성에게는 오르가슴에 도달하는 방법이 여럿 있습니다. 자연이 여성에게 마련해준 장치는 하나가 아닌 것이지요. 클리토리스를 위에서 아래 방향으로 직접 자극할 수 있습니다. 보통의 경우 이 방식으로 가장 빨리 느낌을 얻을 수 있습니다. 반대로 아래에서 위 방향으로 자극해서 성공하려면 클리토리스의 아랫부분과 음핵다리를 기구 또는 적합한 음경으로 자극하는 방법이 있습니다. 결론적으로 말해 오르가슴에 이를 때에는 G스폿을 통하든 직접 자극하든 어쨌거나 클리토리스가 관련되어야 한다는 것입니다. 자신은 유두 자극으로 오르가슴에 이를 수 있다고 이야기하는 여성들도 많지 않지만 있기는 합니다. 유두가 클리토리스의 해외지사 같은 역할을 하는 것은 맞습니다. 실험을 통해 유두가 자극을 받으면 클리토리스와 질이 자극받을 때와 동일한 뇌의 영역이 활성화되는 것이 관찰되기도 했죠.[10] 이는 꽤 많은 여성이 유두가 어루만져질 때 기분 좋은 느낌을 갖는 이유가 됩니다. 뇌가 그렇게 느끼는 것입니다.

연구에 따르면 40대 이후의 여성들은 20대 여성들에 비해 클리토리스를 직접 자극하는 방법 말고도 오르가슴에 오르는 다른 방법들을 알고 있는 것으로 나타났습니다. 성 경험이 풍부한 여성은 다양한 방법의 결합을 통해, 이를테면 가슴의 자극과 음경의 왕복운동 또는 클리토리스를 손으로 자극하는 동작 없는 항문성교의 콤비네이션 등으로 극치감에 다다를 때가 많은 것으로 밝혀졌습니다.[11] 이는 우리가 자신을 낭떠러지에서 미는 기술, 아득히 먼 별나라로 비행하는 기술을 평생에 걸쳐 연마하고 확장할 수 있다는 것을 의미하기도 합니다. 배움의 정신을 포기하지 않는다면 우리는 현재의 파트너와 함께든 혹은 새로운 파트너를 만나든 항상 새롭게 취향을 발전시킬 수도 예전의 취향을 없앨 수도 있습니다.

오르가슴이 생식활동에 필수불가결한 것이 아닌데도 여성에게 존재하는 이유는 무엇일까요? 여러 이유 중 하나로, 섹스에 대한 보상을 꼽을 수 있습니다. 자연은 여자도 남녀 간의 결합을 종종 원하도록 장치해놓았습니다. 아닌 말로, 쏜다고 다명중하는 것도 아닌 데다가 한 달 중 여자가 임신할 수 있는 기간은 짧습니다. 또 여자는 오르가슴 후에 상대방에 대한 애정과 의존도가 높아지죠. 이는 진화생물학적으로 보았을 때 그 집단의 존속에 유리한 영향을 끼칠 수 있습니다. 일관된 1명의 파트너가 있으면 아이들이 거친 환경에서 살아남을 확률이 높아지기 때문입니다.

오르가슴이 배란을 원활하게 한다거나 수정란의 착상을 도와준다는 이야기가 세간에 떠돌지만 그것을 뒷받침하는 학문적 증거는 희박합니다. 여성이 오르가슴을 느낄 수 있는 이유는 배아의 발달과정에서 여성의 클리토리스 및 해면체를 포함한 클리토리스 기관이 남성의 음경에 상응하는 기관으로 볼 수 있기 때문이라는 이론이 오히려 보다 설득력이 있는 것으로 보입니다. 남자에게 유두가 있는 것과 마찬가지이죠. 두 기관에서 뇌로 연결되는 신경망이 남녀 동일하기 때문에 성별을 떠나서 인간의 오르가슴은 어떠한 형태로든 육체와 생활에서 표출되어야 한다는 점이 명백합니다.

그렇다면 이 사실에서 우리가 얻을 수 있는 것은 무엇일까요? 여성의 오르가슴과 오르가슴에 이르는 방법은 각 개인의 수만큼이나 다양합니다. 성탄절을 상상해봅시다. 성탄절을 보내는 방법은 각 가정마다 또는 각 개인마다 다릅니다. 해마다 감자샐러드와 소시지를 먹는 사람도 있고 교회나 성당에 가는 사람도 있습니다. 어느 해에는 시댁에 가고 다른 해에는 스키장에 갑니다. 그러나 이들 모두는 나름대로의 방식으로 성탄절을 지냅니다. 각자의 방식대로, 또 그 해에 사정이 허락하는 대로 말입니다. 클리토리스든, 질이든, 2가지를 섞든, 흔치는 않지만 유두를 통하든, 결과가 같다면 각자는 원하는 바를 이룬 것입니다. 그리고 한 번 간 길이라고 해서 매번 그 길로만 가야 하는 것도 아닙니다. 모든 새로운 만남에서 우리는 배울 것이 있고 그것을 통해 자신의 성적 영역을 넓힐 수 있습니다. 누가 내게 오르가슴이 존재하는 의미를 묻는다면 저는 이렇게 대답할 것입니다. 그저 좋으니까, 그리고 긴장을 풀어주니까 있는 거라고요.

내가 이런 모든 이야기를 하는 이유는 삽입을 통한 섹스만이 자연이 우리에게 제공한, 엄선된 절정으로 가는 유일무이한 길이 아니라는 점을 확실히 알리고 싶어서입니다. 여성의 성은 단순히 남성의 성을 완성하는 역할로서 존재하는 것이 아니며 여성의 질은 남성의 음경이 남기는 음각陰刻이 아닙니다. 또 그래서도 안 됩니다. 저는 아무런 다른 도움 없이 오직 삽입성교로만 여성을 오르가슴으로 이르게 해야 한다는 부담감을 제발 벗어버리라고 남녀 모두에게 외치고 싶습니다. 섹스는 전신운동의 일종일지 모릅니다. 피아노 건반이 여러 옥타브를 넘나드는 것처럼 여성의 육체는 전신이 고루 사용되어야 합니다. 부담 없는 소품을 간단하게 연주하고 싶다면 한 옥타브만 사용하거나 한 손으로 '고양이 왈츠'를 칠 수도 있겠지요. 그러나 이 세상의 모든 명연주자들은 대곡을 연주하기 위해 두 손과 풍부한 감성을 가지고 있는 것은 물론 정말 많은 연습을 한다는 사실을 기억하기 바랍니다.

자위에 관한 오해

친구나 산부인과 의사와 자위에 대해 이야기해본 사람이 있으면 손을 들어주기 바랍니다. 흠, 역시 예상한 대로네요. 제가 학교에서 받았던 성교육에는 성행위 자체에 대한 내용이 대부분 빠져 있었고 자위에 대해서는 아예 다루지도 않았습니다. 모두 임신과 출산에 관한 내용뿐이었죠. 1980년대 미국 중부 지역에서 이루어진 성교육은 어쨌든 그랬습니다. 독일은 좀 나았는지 모르겠네요. 제가 속한 세대의 아이들은 〈브라보〉 잡지의 칼럼 '닥터 좀머에게 물어보세요'에서 섹스와 자위에 대한 정보를 얻었습니다(이보다 좀 더 젊은 세대의 독자들도 크게 다르지 않았습니다. 청소년 잡지에는 성과 관련된 이야기들이 솔직하고 개방적으로 오고가는 코너가 있었습니다. 이메일이 없던 시절이라 궁금한 것이 있으면 잡지사로 편지를 보내곤 했죠).

늙든 젊든, 파트너가 있든 싱글이든, 자주 하든 아주 가끔 하든, 대부분의 사람은 자위를 합니다.

빅토리아 시대, 즉 19세기 후반에는 행실 바른 여성은 성욕이 없다고 생각했습니다. 품행이 단정하고 깨끗한 여성 아니면 타락한 여성, 즉 창녀로 양분하던 시기였으니까요. 성에 관해 여성이 맡은 역할은 남편의 욕구를 충족시키기 위해 섹스를 참아내고 아기를 낳는 것이었습니다. 자위는 사람을 병들게 한다고 생각했고 금지되었습니다. 그에 따라 많은 여성은 혼자서든 또는 배우자와 함께든 평생 단 한 번도 만족스러운 성행위를 하지 못했습니다. 그리고 당시 '히스테리'라는 이름을 가진 정체불명의 질병 그러나 실제로는 만성적인 섹스 결핍의 결과 그 이상도 이하도 아닌 현상에 점점 잠식되어갔습니다. 증상은 불안과 예민함, 불면, 식은땀, 변덕, 공격성 같은 것들로 나타났습니다. 빅토리아 시대에 의사라는 직업은 좋은 평판을 누리지 못했습니다. 의사들이 하는 일은 병을 고친다는 명목으로 환자에게서 피를 뽑는 것이었고 병원은 죽음을 기다리는 지저분한 시설이었습니다. 그러나 그들도 능력을 발휘하는 분야가 하나 있었으니 그것은 히스테리로 찾아온 여성 환자들의 클리토리스를 자극하여 몸이 움찔움찔하는 '경련'에 도달하게 해 안정을 되찾도록 도와주는 일이었죠. 이를 한 번이라도 경험한 여성 환자들이 그 후로 불티나게 의사를 찾아갔으리라는 사실을 우리는 충분히 짐작할 수 있습니다.

그러나 의사들은 곧 손에 쥐가 나는 등 과로에 시달리게 되었습니다. 18세기 문학작품을 보면 손가락이 아파서 여성 환자들의 요구에 더 이상 부응할 수 없으리라는 걱정에 싸인 의사들의 푸념을 읽을 수 있습니다. 목마른 자가 우물을 판다는 옛말이 있듯, 1869년에 조지 테일러라는 의사가 마침내 증기로 작동되는 최초의 바이브레이터를 발명하기에 이르렀습니다. 그는 이 기계를 '조작장치manipulator'라고 명명했습니다.

훗날 전기가 발명되자 전기를 동력으로 삼는 바이브레이터가 등장했고 여자들은 집에서도 컨디션을 되찾기 위한 경련을 스스로 일으킬 수 있게 되었습니다. 바이브레이터는 여성의 히스테리를 치료하는 마사지 기구로만 판매되다가 아마추어 포르노 영화에 처음 그 모습을 드러냈습니다. 그러자 바이브레이터에 숨은 그 진정한 기능에 대해 더 이상 함구할 수 없게 되었고 그때부터 쉬쉬하며 금기시되었습니다. 1960년대에 들어서서 최초의 섹스토이가 조심스레 시장에 출시되었습니다. 그 이후로 각종 통신판매 회사들이 주문 카탈로그에 바이브레이터를 포함시키기 시작했습니다. 금발머리 미녀가 바이브레이터를 팔에 대고 있는 사진에 '뭉친 곳을 풀어주는 마사지 기구'라는 설명이 붙었죠. 하지만 현명한 주부는 무슨 말인지 금방 알아들었고 생활비를 조금씩 아껴 구입 비용을 마련했습니다.

바이브레이터의 역사는 대강 이러합니다. 어쨌거나 자위는 성에 있어서 굉장히 중요합니다. 무엇이 좋은지 내가 알아야 상대방에게 말해주거나 보여줄 수 있는 법입니다. 그 밖에도 자위는 스트레스를 해소하고 기분이 밝아지는 데 일조합니다. 매일 자위하는 여성도 많은 반면 아주 가끔 하는 여성도 있습니다. 흥미로운 사실은 성교를 많이 하는 여성은 자위도 자주 한다는 점입니다. 반면에 성교가 잦은 남성은 꼭 그렇지는 않습니다.

그렇다면 아직 한 번도 자위의 경험이 없는 사람은 어떻게 시작해야 할까요? 그에 대해선 뒤에서 자세히 이야기를 풀어보겠지만 우선 잠깐 소개하자면, 아직 홀로 즐기는 시간을 가져보지 못한 이들을 위해 샤워기로 첫발을 내딛어보라고 권하고 싶습니다. 샤워기에서 뿜어 나오는 물줄기를 클리토리스에 대고 무언가가 느껴지는지 가만히 주의를 기울입니다. 이런 행동이 처음이고 부끄럽다면 다소 연습이 필요합니다. 쓸데없는 수치심은 던져버릴 수 있고 또 그래야 합니다. 즐거움을 위해 만들어진 신체기관을 고이 모셔만 두고 사용하지 않기에는 우리 인생이 너무 짧습니다.

대부분의 경우 주로 손을 사용하게 되는데 더 많은 아이디어를 얻고 싶다면 OMGyes.com이라는 인터넷 사이트에 들어가보기 바랍니다. 친근한 느낌의 여성들이 실제로 출연해 오르가슴에 대해 솔직하게 이야기하며 자신이 가장 좋아하는 방식을 몸소 보여줍니다. OMGyes.com은 포르노 같은 느낌을 주지 않으면서도 연대정신으로 뭉친 비밀 여성단체의 일원이 된 것 같은 든든함을 선사하며 정보전달과 은밀함 사이의 균형을 아주 잘 유지하고 있는 사이트입니다. 꼭 한번 둘러보기를 권합니다!

여자 어른을 위한 사탕가게

미국에서는 여성 3명 중 1명꼴로 섹스토이를 가지고 있다고

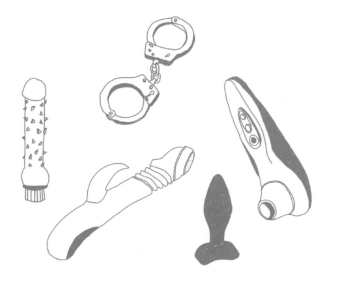

추정합니다. 독일도 크게 다르지 않을 것으로 예상하고요. 요
즘에는 섹스토이 구입이 전혀 어렵지 않습니다. 아마존에서도
손쉽게 주문할 수 있을 정도니까요. 하지만 어떤 것을 사느냐
가 관건이겠죠. 저는 초보자에게는 클리토리스 위에 댈 수 있
는 방식의 바이브레이터를 추천합니다. 혹시 삽입이 되는 형태
를 원한다면 렐로Lelo 또는 지바이브G-Vibe 제품이 좋습니다. 지
바이브 제품 같은 경우는 생긴 것이 조금 괴상하게 느껴질 수
있지만 질감에 있어서는 유일무이하다고 할 정도로 부드럽고
활용도도 높습니다. 개인적으로 유리나 나무 재질의 딜도는 추
천하지 않지만 취향의 차이는 존중합니다. 최근에는 '워머나이

저'라는 상품명을 가진 일종의 흡입기가 출시되었는데 클리토리스를 빨아들이는 기능을 하며 3분 안에 오르가슴을 일으킬 수 있다고 광고하고 있습니다. 스트레스에 짓눌려 있고 시간적 여유가 없는 바쁜 여성들에게 강력 추천합니다.

반면에 절대로 하지 말아야 할 것은 생활용품을 질에 삽입하는 행위입니다. 응급실 야간 당직을 서본 산부인과 의사들이라면 자위로 인한 응급상황을 한번씩은 경험합니다. 데오도란트 스틱 뚜껑부터 시든 바나나에 이르기까지 온갖 것들이 질에서 나옵니다. 동료 의사에게 들었던 이야기 중 가장 심했던 것은 마개를 따지 않은 샴페인 병으로 자위한 여성의 이야기입니다. 코르크 고정용 철사가 자궁경부 동맥을 절단하는 바람에 응급수술을 받아야 했고 피를 많이 흘렸다고 합니다. 그러므로 샴페인일랑은 파티를 위해 남겨두고 섹스토이를 한두 개 구입해서 안전하고 맘 편하게 사용할 것을 간곡히 권합니다!

성교 시 통증이 있다면

유토피아에서라면 모든 여자들이 일생 동안 어떠한 부끄러움이나 아픔 없이 섹스가 주는 즐거움을 자유롭게 누릴 것입니다. 그러나 현실은 그렇지 않다는 것을 저는 진료 일선에서 매번 느끼고 있습니다. 다른 여자들은 모두 다 알콩달콩 재미를 보고 있는데 나 혼자만 고통을 겪는 것 같아서 소외감에 몸부림치는 내원자들을 자주 접하기 때문입니다. 파트너가 너그럽고 이해심도 많아서 별말 않는다면 그나마 다행이지만 사실 누가 뭐라고 하지 않아도 스스로 많이 부족하다고 느끼는 여성들이 많습니다. 치료방법은 여러 가지가 있지만 일단 원인부터 밝혀내야 합니다. 원인을 찾아내는 작업은 결코 쉽지 않으며 얼마간의 인내심과 추리력을 필요로 하죠. 우선 가장 많이 나타나는 원인부터 살펴보겠습니다.

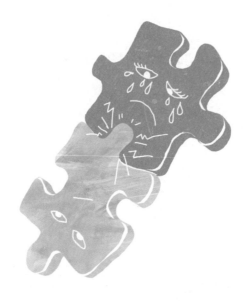

앞장에서 이야기한 바와 같이 질 입구에는 가장 민감한 지점이 위치하고 있습니다. 여기서 증상이 다소 나뉩니다. 음경이 왕복운동을 할 때 몸 안으로 찌르는 동작일 때만 통증이 느껴지고 나머지 동작에서는 어느 정도 참을 만하다고 하는 사람도 많습니다. 한편 성교 내내 통증이 심해서 중도에 끝낼 위기를 맞거나 실제로 중도 포기한다는 사람도 있습니다. 매번 질 입구에서 통증이 느껴진다면 몇 가지 가능성은 제외할 수 있습니다. 가장 먼저 배제할 수 있는 가능성은 감염입니다. 제일 흔한 원인이어서는 아닙니다. 가장 쉽게 발견되며 빠른 치료가 가능하기 때문입니다.

섹스를 할 때 통증을 유발할 수 있는 감염으로는 클라미디아균chlamydiaceae 감염과 임균gonococcus 감염이 있습니다. 이들은 여성의 질에 흔하게 서식하는 고전적인 균들입니다. 두 균은 흔히 동반해서 서식하는 경우가 많아 더 문제인데 질 입구 양옆의 바르톨린샘이 이에 감염되는 예가 흔합니다. 걸리면 극도의 불편감을 유발하는 바르톨린샘 농양을 일으킬 수 있습니다. 또 이 미생물들이 질 안으로 들어와 위쪽으로 번지면 나팔관에 염증을 일으켜 영구적 손상을 입히거나 심하면 임신이 불가능해질 수도 있으므로 항상 조기 진단이 중요합니다.

그 밖에 성교통의 원인으로 생각해볼 수 있는 것으로는 단순한 질내 미생물 불균형 또는 곰팡이 감염 등을 들 수 있으나 제 경험으로 본다면 이들은 질 입구를 둥그렇게 둘러싸고 느껴지는 통증의 우선적 원인은 아닙니다. 급성 헤르페스 감염도 통증을 일으킬 수 있지만 헤르페스에 감염되면 그 고통이 너무 심해서 아예 잠자리 같은 것은 상상할 수도 없으므로(거의 절뚝거리다시피 해서 병원에 오거나 곧바로 응급실로 이송될 정도니까요) 이 또한 주요 원인은 아닙니다. 이러한 감염병은 산부인과 의사가 한눈에 바로 알아봅니다.

그렇다면 대체 통증의 가장 큰 주범은 무엇일까요? 그것은 바로 호르몬 결핍입니다. 우리는 1장에서 질 입구의 아래, 6시

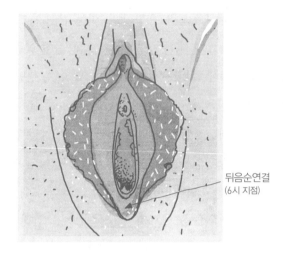

뒤음순연결
(6시 지점)

방향에 굉장히 많은 호르몬 수용체가 밀집해 있음을 알게 되었습니다. 에스트로겐은 여성호르몬의 대표 격으로서, 결핍 시에는 이 지점에서 상당히 즉각적으로 증상이 느껴집니다. 그렇다면 에스트로겐 결핍이 일어나는 원인은 무엇일까요?

우선 가장 일반적인 원인을 알아본 후 예외적인 원인으로 넘어가겠습니다.

첫째, 갱년기에 접어들면 당연히 에스트로겐 분비량이 줄어들고 결핍이 옵니다. 너무도 많은 여성이 열감과 화끈거림 등의 증상이 사라지면 질이 쓰라린 증상도 좋아지리라 믿지만 실제로는 전혀 그렇지 않습니다. 오히려 더 심해지기만 할 뿐이죠. 여성호르몬의 작용 없이는 질 점막과 외음부의 피부가 약해지면서 종잇장처럼 얇아지는 **질점막 퇴행**이 가속될 수밖에 없으며 이는 여성의 성생활과 질 및 요도 건강에 돌이킬 수 없는, 실로 치명적인 결과를 낳기도 합니다. 이 질병을 막으려면 장기적 안목을 갖고 시기적절하게 치료를 시작해야 합니다. 노화와 질병으로부터 질 건강과 성을 지키는 것은 제 전문 분야이기도 하므로 7장에서 좀 더 자세히 설명하겠습니다.

호르몬 결핍은 그 밖에도 경구피임약이나 루프 등의 호르몬적 피임수단 및 기타 제약업계에서 생산하는 여러 약품에 의해 유발되기도 합니다. 일반적 피임약에 들어 있는 에스트로겐의 비중이 너무 낮은 경우 이를 수개월 이상 복용하면 질 점막 퇴화가 일어날 수 있습니다. 일부 성인 여성과 청소년에게서 이런 현상이 생기는 원인은 아직 밝혀지지 않았으며 현재로서는 혈액검사로 미리 알아낼 방법도 없습니다. 경구피임약을 복용 중인 사람이 질점막 퇴화를 의심하여 혈액 내 호르몬 검사를 받는다고 해도 정말 피임약이 주범인지는 알 수 없는 실정입니다. 이럴 때 가장 좋은 방법은 피임약을 다른 것으로 바꿔보거나 최소 3개월 이상 완전히 끊고 변화를 관찰하는 것입니다. 피임 방법과 관련해 점막이 위축되는 가장 흔한 원인은 수유 중 복용할 수 있는 피임약 또는 호르몬 루프처럼 에스트로겐을 전혀 함유하고 있지 않은 제품입니다. 만일 이것이 원인으로 의심된다면 일단 사용 중단을 권유하고 싶습니다. 꼭 사용하지 않으면 안 될 사정이 있는 사람은 질 입구에 에스트로겐 연고를 발라 점막 재건을 도울 수 있습니다.

흔하지는 않지만, 심한 비만이라든가 성과를 내야 하는 프로선수 수준의 운동으로 월경이 제때 나오지 못하는 경우에도 호르몬 결핍이 일어날 수 있습니다. 이 2가지 상태는 몸에 매우 좋지 않습니다. 우리의 몸은 비만 및 격렬한 운동을 심한 부담으로 인식하기 때문에 생존 모드에 돌입하며 혈액을 아끼게 됩니다. 좀 더 구체적으로 말하면, 당신이 굉장히 마른 몸매이면서 질 입구에 통증을 느낀다면 다음번 산부인과 병원 방문 시에는 호르몬 결핍이 의심되는 것 같다고 딱 꼬집어서 말해야 합니다. 여기에 피임약을 복용하고 있거나 호르몬 루프를 사용하고 있다면 증상이 더 심해질 수 있습니다. 프로 여성 운동선수라면 담당 팀 닥터에게 반드시 상담을 받고 음식이나 트레이닝 일정을 조정할 수 있는지 물어보기 바랍니다. 생존 모드의 일환으로 수개월이 넘도록 월경이 나오지 않는다는 것은 단순히 질에만 나쁜 것이 아닙니다. 뼈도 장기적 손상을 입을 수 있습니다. 이에 대해선 3장에서 더 이야기하겠습니다.

아직까지 자신에게 해당하는 원인이 나오지 않았다고 해서 실망하기엔 이릅니다. 아직 설명할 것이 더 남았으니 말입니다. 질 입구 통증은 정상 분만 후에도 일어납니다. 회음부 절개를 했거나 분만으로 인한 외음부 상처가 큰 경우에 아무는 과정에서 흉터가 지거나 아플 수 있습니다. 대자연은 분만 후 대부분 정상적인 회복이 가능하도록 우리의 몸을 만들었으나 난산으로 분만이 매우 힘들었다면 회복이 그리 쉽지 않습니다. 이럴 때는 단단해진 흉터 부분을 수술로 제거하는 방법도 있기는 하지만 모든 경우에 다 적용되지는 않습니다. 그러므로 이러한 불편함이 있는 사람은 병원에 갔을 때 이 점에 집중해서 질문하기 바랍니다.

성교통의 또 다른 원인으로는 경화유축성 태선lichen sclerosus 이라는 자가면역질환을 들 수 있습니다. 이 질병은 생각보다 흔합니다. 전체 여성의 2~5퍼센트가 일생에 한 번은 걸리는 것으로 추정합니다. 경화유축성 태선은 면역체계가 외음부 피부와 질 입구를 공격하여 피부조직과 탄력층을 망가뜨립니다. 심해졌다가 좀 나아지기를 반복하는 주기성이 있으며 심할 때는 참을 수 없을 정도로 굉장히 가렵습니다. 안타깝게도 곰팡이성 질병과 빈번히 혼동되어 부적절한 치료법을 적용하곤 하죠. 이 질병이 있는 여성은 이 병원에서 저 병원으로 유목민처럼 떠돌아다니며 시간을 허비하다가 급기야 피부가 허옇게 변색되면서 소음순이 사라지기에 이릅니다. 그러므로 적절한 시기에 정확한 진단을 받는 것이 중요하지만 실제로는 그리 쉽지 않습니다. 이에 대해선 4장에서 좀 더 다루겠습니다.

　그런가 하면 특정 종류의 질 입구 통증 가운데 종종 적절하지 않은 치료법이 적용되는 경우가 있으므로 이에 대해서도 이야기하겠습니다. 보통 외음부통vulvodynia 또는 전정부 통증 vulvar vestibulitis이라고 부르는 이 질환은 배제적 질환입니다. 배제적 질환이란 모든 진찰과 검사를 해도 의사가 완전히 확신할 수 있는 병을 알아낼 수 없는 경우 가능성이 적은 원인부터 하나씩 배제해나가면서 도달한 의학적 진단을 말합니다. 즉, 아무리 해도 원인을 특정할 수 없을 때 내리는 진단이라는 뜻이죠. 저는 차트에 외음부통이라는 질환명을 쓰지 않으려 무척 노력합니다. 왜냐하면 앞에서 말한 것과 같이 너무 섣불리 낙인을 찍고 싶지 않아서('그러니까 환자는 잠자코 그런 줄 알라!' 하고 호통 치는 것 같잖아요)이고, 정말 외음부통이 맞다면 그에 맞는 치료법을 적용해야 하기 때문입니다. 외음부통의 전형적 증상은 질 입구에서 지속적으로 작열감이 느껴지는 것입니다. 그래서 대부분 성교 자체가 불가능한 경우가 많습니다. 또 설사 어떻게 해서 성교에까지 이르렀다 해도 질 입구 6시 지점인 뒤음순연결 부분에 알 수 없는 파열이 추가적으로 나타나기도 합니다. 대부분의 외음부통 환자의 질 입구를 보면 첫눈에 아무런 이상이 없어 보입니다. 다만 일부 환자들에게서 6시 지점 또는 4시에서 7시 지점 사이가 조금 빨갛게 부어올라 보일 때도 있기는 하죠. 이 부위는 연고 등으로 치료가 되지 않아 그대로 두는 경우가 대부분입니다. 이런 환자가 내원하면 저는 우선 경구피임약이나 호르몬적 피임 수단을 중단해볼 것을 권유합니다. 잠복성 호르몬 결핍에서 온 것이 아닌지를 일단 알아보기 위해서입니다. 그 밖의 다른 치료법으로는 항우울제를 복용하거나(할 수 있는 모든 수단을 강구해보기 위해서죠) 비록 근본적 치료는 될 수 없겠지만 성관계 전 국소마취크림을 바르는 것이 있습니다. 개중에는 질 입구 6시 지점의 피부를 수술적 방법으로 제거하여 성공한 사람도 있는데 왜 이 치료법이 가끔 효과를 나타내는지는 누구도 정확히 모릅니다. 저는 개인적으로 이 방법을 쉽게 적용하지는 않습니다. 수술 후 생기는 흉터가 더 많은 통증을 낳을 수 있기 때문입니다. 외음부통을 둘러싸고 의사와 환자 쌍방이 겪는 고충과 답답함은 실로 큽니다. 한편 외음부통은 저절로 사라지는 때도 있습니다. 외음부통 때문에 일어나는 고통 및 외음부통의 진단에 이르기까지의 고단한 여정은 환자를 매우 지치게 합니다. 그래서 저는 충분한 상담치료를 병행할 것을 항상 권합니다. 심리와 육체와 성을 정상으로 돌려놓으려면 대화를 통한 치료가 매우 중요하다는 것을 잊지 않으면 좋겠습니다.

자, 이제 가장 까다로운 대목으로 넘어갈 차례입니다. 당신은 감염도 아니고 호르몬 결핍도 없으며 피임약도 바꾸거나 중단했고 회음부 절개 상처나 경화유축성 태선도 없습니다. 질 입구가 항상 따갑지는 않고 다만 성교할 때만 아플 뿐입니다. 이럴 경우, 내적으로 파트너와의 섹스를 거부하는 심리 때문에

통증이 생겼을 수 있습니다. 질은 똑똑해서 아직 준비가 되지 않은 무언가가 있을 때 그것을 우리에게 말해주려 합니다. 이를 심신의학적 관점에서 성교통dyspareunia이라고 부르며, 몸이 거부하는 증상을 말합니다.

이유는 다양합니다. 우선 관계 자체에 문제가 있을 수 있습니다. 마음속으로는 이미 결별한 상태이거나 그 자리를 떠나고 싶거나 다른 사람과 함께 있고 싶음에도 불구하고 섹스를 하게 되는 경우가 생길 수 있습니다. 또는 잠자리에서든 일상생활에서든 언제나 이기적으로만 행동하는 파트너가 너무 원망스럽거나 미울 때도 있고 그가 섹스 전 충분히 준비할 여유를 주지 않아서일 수도, 아니면 그냥 너무 못해서 그와 섹스하고 싶은 마음이 전혀 들지 않을 수도 있습니다. 이럴 때 끝까지 주장을 관철하기보다는 그저 번번이 양보하며 원하지 않는 잠자리라도 받아들이는 사람이 적지 않습니다. 한편 섹스를 거부하는 마음에는 이보다 더 뿌리 깊은 원인이 숨어 있을 수도 있습니다. 과거에 있었던 나쁜 경험, 부모에게서 대물림된 수치심, 기타 트라우마 같은 것들입니다. 제가 접했던 수도 없이 많은 사례들 중 몇몇은 유아기와 청소년기에 겪었던, 치유되지 못한

젖었는데도 불구하고 통증을 느끼는 것은 섹스를 원하지 않아서일 수 있습니다. 왜 그럴까요? 몸은 우리가 느끼는 것을 반드시 그대로 실행하지 않습니다. 성기는 자극을 받으면 원활한 혈액순환을 위해 질에서 습기를 생산하기 때문에 윤활액이 나옵니다. 이는 성교를 위한 여러 가지 환경이 마음에 들지 않음에도 불구하고 젖을 수 있다는 뜻입니다. 남자도 잘못되었고 상황도 잘못되었지만 우리의 성기는 반사적으로 자신이 해야 할 일을 수행합니다. 정신적으로 불쾌한 상황이라고 해도 마찬가지입니다. 전혀 호감이 가지 않는 여성 앞에서 자신도 모르게 발기가 된 경험이 있는 남성이라면 이에 동감할 수 있을 것입니다.

성폭력 트라우마였습니다.

여성들을 손쉽게 하나로 묶어 정신과 영역으로 떠넘기자는 뜻이 아닙니다. 전 언제나 당신 편입니다. 저 또한 정신적 고통을 겪었던 때가 있었기에 영혼의 문제가 해결되면 육체적 문제도 스스로 탁 풀리는 순간이 오리라는 것을 분명히 압니다. 전 당시 남자친구와 헤어지고 싶었지만 결별이라는 결단을 쉽게 내리지 못하고 항상 뒤로 미루기만 했지요. 그 결과 4년 동안 형편없는 섹스를 한 것은 물론, 소중한 시간만 낭비하고 말았습니다. 만일 이 대목에 공감하는 독자가 있다면 저는 그 독자의 어깨에 조용히 손을 얹고 이런 말을 해주고 싶습니다. "내면의 목소리를 가만히 들어봐요. 용기를 내봐요. 분명 많은 것을 얻을 거예요." 자신의 몸이 말하고자 하는 것이 무엇이든 간에 그것을 알아내기 위해 최선을 다합시다. 눈앞에 태산이 버티고 있음을 어렴풋이 느낀다면 적극적으로 치료방법을 강구해야 합니다. 그것이 부부(남녀) 간 문제라면 상대방과의 솔직한 대화만이 살 길입니다. 남자도 인간일 뿐입니다. 세상 그 어떤 남녀관계도 처음부터 정해진 건 없습니다. 그 과정에서 싸움과 갈등, 토론을 피할 수 없고 결국 부부치료라는 단계까지 가야 한다고 해도 일단 둘 다 입을 여는 데 성공했다면 시작이 반입니다. 대화를 시도하다 보면 그 남자가 진정 어떤 사람인지, 비판을 받아들일 줄 아는 사람인지 모욕감을 느끼고 꽁해 있을 사람인지 나타나고 따라서 그가 내게 맞는 사람인지 아닌지를 판단할 수 있는 것입니다.

이제 성교 시 아랫배 통증에 대해 알아봅시다. 음경의 왕복운동 시 매번 배가 아프다면 그 원인에 대해 꼼꼼하게 알아볼 차례입니다. 우리 산부인과 의사들에게는 감염인지 아닌지 판단하는 것이 최우선 과제입니다. 질 아래쪽에서 시작한 감염이 상부로 이동해 나팔관까지 퍼지게 되면 영구적 손상까지 일으켜 안타깝게도 훗날 임신이 매우 힘들어질 수 있기 때문에 조기에 병원을 찾아 진단받는 것이 아주 중요합니다. 병원에서는 특수한 상피검사 또는 소변검사를 통해 특정 감염을 배제합니다. 초음파 검사도 빼놓을 수 없죠. 난소에 낭종이 자라나 있는 경우에도 하복부 통증이 있을 수 있습니다. 낭종은 대부분 무해하지만 성교 시 통증을 유발하기도 합니다. 자궁근종 또한 마찬가지입니다. 근종은 자궁 안의 근육덩어리들을 말하는데 전체적으로는 크게 해가 되지 않지만 말 많은 이웃사람처럼 때때로 성가신 존재가 되기도 합니다. 낭종과 근종에 대해서는 6장에서 자세히 다루겠습니다.

성교 시 또는 하복부 전반에 걸쳐 일반적인 통증을 유발하는 또 다른 질병으로는 자궁내막증endometriosis이 있습니다. 이 질병은 자궁 내 점막이 제자리에 있지 못하고 불분명한 원인들

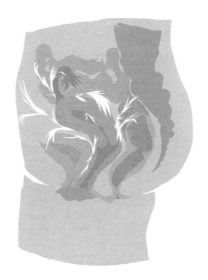

유착된 부위로 인해 성교 시 통증이 일어날 수 있습니다.

로 자궁벽이나 자궁 외부, 방광, 장 등으로 진출하여 자랍니다. 이 병에 걸리면 심한 월경통을 겪으며 월경 때가 아니라도 굉장히 아픕니다. 3장과 6장에서 좀 더 상세히 배워보겠습니다.

하복부 수술 경험이 있는 여성 중 많은 수가 성교나 오르가슴, 때로는 자위 시에도 하복부 통증을 느낍니다. 이유가 뭘까요? 복부 수술은 조직 유착을 남길 수 있습니다. 유착이란 수술 후 아문 부분이 두터워지는 것을 말합니다. 단단함의 정도에서 차이는 있을지라도 신체조직은 서로 붙으면서 아물죠. 제왕절개 후 자궁은 전면부 복부조직 또는 장의 일부분과 붙으면서 아물 수 있는데 나중에 성교를 할 때 하복부가 흔들리면 이 붙은 부분 또한 흔들리면서 통증을 유발합니다. 오르가슴에 도달해 자궁이 수축하면 그에 유착되어 있는 기관들도 연루되어 반응합니다. 대부분의 유착은 크게 심각하지 않으므로 너무 걱정할 필요는 없습니다. 하지만 참기 힘들 정도로 통증이 심하다면 유착된 부분을 수술해 분리하는 방법도 있습니다. 그러나 수술이 또 다른 유착을 불러일으킬 수 있다는 사실을 고려해야 합니다.

하복부 통증의 원인으로 생각해볼 마지막 요소는 파트너의 음경이 매우 큰 경우 또는 너무 격렬한 삽입운동을 하는 경우입니다. 특히 후배위나 측위로 성교할 때 음경이 자궁경부 옆에 있는 볼록한 공간에 닿을 때가 많은데 이때 마치 무엇으로 찌르는 것 같은 아주 심한 통증이 일어납니다. 그러므로 남성은 여성의 몸을 '취급주의' 스티커가 붙은 상자처럼 조심히 다루어야 한다는 점을 항상 염두에 두면 좋겠습니다.

잠자리가 싫어진다면

저녁 6시, 퇴근해서 집에 옵니다. 저녁밥을 먹고 난 후 텔레비전을 보거나 인터넷을 합니다. 동시에 친구와 문자로 수다를 떨기도 하지요. 밤 9시가 되면 많은 독일 가정의 여자들 가슴 한구석에서는 오늘 밤을 또 어떻게 무사히 넘길까 하는 부담감이 조금씩 올라옵니다. 섹스가 다림질이나 주전자에 낀 물때 닦아내기같이 '해야 할 일 목록'에 올라 있다면 그 관계는 어딘가 압박을 받고 있는 것입니다. 두 사람 모두에게 불만이 조금씩 쌓여갑니다. 하지만 잠자리를 하고 싶지 않은데 대체 어떻게 하란 말인가요?

성욕 저하의 양태는 여러 가지로 나타나는데 이제 설명할 이야기에 특히 더 관심이 간다면 필시 당신도 같은 고민을 가지고 있어서일 것입니다. 우선 자신이 어디에 해당하는지 알아봅시다.

많은 여성들이 남성 파트너보다 성욕을 느끼는 빈도가 낮습니다(그룹 1이라고 합시다). 본인들도 모르는 사이 조금씩 그런 경향이 커졌을 수도, 시기별로 변화가 있을 수도 있지만 두 사람 사이에 섹스에 대한 요구가 정확히 맞아떨어지지 않는 건 확실합니다. 이들도 처음 만났을 때는 눈빛만 마주쳐도 옷을 찢어버릴 정도로 활활 불타올랐겠죠! 그러다가 여자는 2~3주에 한 번으로도 족하게 되는 반면 남자는 여전히 이틀에 한 번은 해야 만족합니다. 하지만 그런 여자도 막상 잠자리에서는 언제 귀찮아했냐는 듯 몰입해서 온전히 즐기기도 합니다.

그룹 1보다 수적으로 결코 적지 않은 그룹 2는 예전에는 그렇지 않았는데 지금은 성욕이 현저히 낮아지거나 아예 실종된 경우입니다. 큰맘 먹고 섹스를 시도하더라도 질에서 윤활액이 잘 분비되지 않아 젤을 사용해야 할 정도입니다. 섹스가 숙제처럼 느껴지기 시작합니다.

온 세상이 섹스가 그토록 재미나고 좋은 거라고 떠들어댐에도 불구하고 이제까지 한 번도 제대로 성욕을 가져본 적도, 섹스에 재미를 느껴본 적이 없는 사람들을 그룹 3으로 분류해보았습니다. 이들은 섹스와 관련된 모든 것과 아무 상관 없이 살아가도 전혀 불편하지 않습니다. 그저 해야 할 의무일 뿐 재미랑은 무관합니다. 이들의 잠자리는 아프고 불편할 때가 많으며 설령 통증이 없더라도 두 눈을 질끈 감고 아무거나 다른 것을 머릿속으로 생각합니다.

자신이 이 세 그룹 가운데 어느 하나에 해당한다고 느끼는 사람도 있고 혹은 둘 사이 어디쯤, 즉 '진짜 하기 싫어'부터 '정 그렇다면 뭐 한번쯤은', '날 가져요!'에 이르기까지 때에 따라 이 그룹에도 들었다가 저 그룹에도 들었다가 한다고 느끼는 사람이 있을 것입니다.

여성의 성이라는 것이 아주 많은 부분 머릿속에서 일어난다는 사실을 우리는 알고 있으며 그 측면도 소홀히 하지 않을 테지만 의사로서 저는 여성을 오직 정신적으로만 분석하는 것은 좋지 않다고 생각합니다. 그러므로 여기서는 성욕 저하의 원인을 신체적 측면에서 자세히 살펴보고자 합니다. 의외로 이편이 해결이 빠른 경우도 있기 때문이죠. 물론 지나치게 낮은 성욕은 몸의 문제인 동시에 마음의 문제일 수도 있지만 상황을 성급히 속단하지 말고 어떤 요인들이 있는지부터 생각해봐야 합니다.

피임약, 루프, 링, 주사용 피임제, 피하이식 피임제 등 호르몬을 이용한 피임 관련 도구는 장기적으로 성욕을 떨어뜨리거나 아예 전멸시킬 수 있습니다. 이는 혈중 테스토스테론 농도를 떨어뜨림으로써(그렇습니다. 우리 여자들에게도 테스토스테론이 생산되며 또한 필요합니다! 테스토스테론은 성욕의 키를 쥐고 있습니다)

작용하며 대부분 아주 조금씩 점진적으로 일어나죠. 피임을 위해 활용되는 합성 호르몬들은 테스토스테론을 생산하는 난소의 활동을 억제합니다. 이는 자신이 점점 '중성화'되어가는 느낌으로 알 수 있습니다. 먼저 섹스를 제안하는 횟수가 줄어들며 파트너가 제안해도 빈번히 거절하게 됩니다. 그럴 때 시도해볼 수 있는 방법은 피임약을 다른 것으로 바꾸고 기분이 어떻게 변하는지 지켜보는 것입니다. 피임약의 종류가 바뀜에 따라 몸이 반응하는 민감도가 다르게 나타날 수 있기 때문입니다. 그러나 피임수단을 세 번 바꾼 다음에도 아무 변화가 없다면 비호르몬적 피임법, 이를테면 구리 루프라든가 구리 체인 등의 구리 자궁 내 장치IUD로 갈아타보기를 권합니다.

폐경이행기(폐경으로 가는 진행기) 그리고 폐경이 완료된 후에도 혈중 호르몬 농도가 낮으면 낮을수록 욕구가 더 많이 저하

더 알고 싶다면

성욕 저하 말고도 우울증으로 치료를 받는 중이라면 항우울제 성분 중 성욕에 좋지 않은 것도 있다는 사실을 알아두면 좋습니다. 성욕을 떨어뜨리는 주범은 SSRI라는 성분군입니다. 만일 이 종류의 항우울제를 복용하고 있다면 담당의와 상담하세요. 우울증 치료를 중단하지 않으면서도 성욕 저하 문제를 해결할 방안을 찾을 수 있을 것입니다. 좋은 섹스는 우울증 개선에도 좋습니다!

되는 경향을 보입니다. 이를 위해 호르몬 수치 검사를 해보는 것이 여러모로 이로운데, 다만 검사 결과에 따라 적절한 치료를 받을 마음의 준비가 되어 있을 때에 한해서 검사하기 바랍니다. 혈중 호르몬검사는 비용이 꽤 발생할 수 있고 본인의 증상들도 검사수치와 언제나 일대일로 일치하는 것은 아니기 때문입니다. 치료는 몇 가지 핵심요소들로 이루어져 있으며 개인에 따라 중점적으로 보는 요소가 달라집니다. 단순히 호르몬 결핍이 원인일 때는 생체동등호르몬을 이용한 치료가 도움이 되는데(7장에서 상세히 설명합니다) 다른 요소들 때문에 욕구가 낮아졌다면 두 번째 주범인 스트레스를 의심해봐야 합니다.

정신적·육체적 스트레스가 원활하게 해소되지 않을 때 여자의 욕구는 바닥을 칩니다. 남자는 완전히 반대일 수 있습니다! 남자들 중에는 스트레스를 해소하기 위해 섹스를 필요로 하는 사람이 많습니다. 그러나 여자들은 온천이나 호텔 스파에서의 힐링이 더 도움이 됩니다. 그런가 하면 깨끗하게 청소된 집을 보며 후련한 해소감을 느끼는 여자들도 있습니다(여자라고 해서 섹스를 스트레스 해소의 방법으로 활용하는 사람이 없는 건 아닙니다. 만일 당신이 바로 그런 사람이라면 얼마든지 해도 좋습니다!). 스트레스를 받으면 아드레날린 수치가 올라가서 위험이 닥쳤다는 것을 알립니다. 이것은 원시시대부터 우리 몸 속에 전해져온 아주 오래된 작용기전입니다. 그때는 낯선 부족이 쳐들어오거나 맹수의 습격을 받을 때가 위험한 순간이었습니다. 우리 조상은 많이 움직이고 걷고 뛰었으므로 스트레스를 그런 식으로 풀었습니다. 스트레스를 받으면 생존 모드 스위치가 켜지고 섹스나 번식활동은 우선순위 23위로 멀찍이 밀려났습니다. 그러나 사나운 호랑이 대신 꽉 막힌 3번 고속도로와 아파서 며칠씩 출근을 못하는 동료직원의 업무를 내가 몽땅 떠맡아야 하는 상황이 엄청난 스트레스를 유발하는 오늘날, 우리는 이를 해소할 올바른 전략을 세워야 합니다. 이 말은 일부러 시간을 내서 운동, 요가, 사우나 등 무언가 자신만을 위한 행위를 해야 한다는 의미이고 그러려면 생활리듬을 조정하고 될 수 있는 한 자신의 일을 다른 사람에게 분배해야 한다는 뜻입니다.

그러나 여전히 할 일은 남아 있습니다. 우리의 섹스 라이프에 영향을 끼치는 것으로는 또 무엇이 있을까요? 성의학에 조금 더 다가가서 그쪽 방면의 전문가들이 성과 성의 비밀에 대해 이야기하는 것들을 엿들어봅시다.

가장 훌륭한 이론 중 하나는 킨제이 성 연구소The Kinsey Institute for Research in Sex, Gender, and Reproduction에서 에릭 젠슨과 존 뱅크로프가 주장한 듀얼시스템 이론입니다. 듀얼시스템은 우리의 뇌와 심리가 성과 연관된 것들에 대해 어떻게 반응하는지(이제 여기서부터 성욕 저하의 심리적 요소를 다룹니다)에 대한 연구인데 우리 인간에게는 끊임없이 주변의 성적 흥분인자를 탐색하도록 늘상 활성화된 시스템이 뇌 안에 장착되어 있다는 설입니다. 이 시스템은 SES_{Sexual Excitation System}라고 불리는데 여기서는 알기 쉽게 가속페달이라고 합시다. 가속페달은 섹시하다고 뇌가 학습한 모든 것을 활성화시킵니다. 예를 들면 상대방의 스킨십, 냄새, 영화나 영상 등이죠.

그 반대편에는 주변 환경에서 잠재적 위험요소를 찾아내는 기능을 하는, 또 다른 시스템이 존재합니다. 발정이 날 경우 목숨을 내놓아야 할지도 모를 위험한 순간을 탐지해서 알리는 것입니다. 이 시스템을 SIS_{Sexual Inhibition System}라고 하는데 여기선 간결하게 브레이크라고 이름 붙입니다. 브레이크를 작동시키는 것은 보고 듣고 냄새 맡고 몸으로 느끼는 것뿐만 아니라 머릿속으로 상상하는 모든 것들입니다. SES와 SIS, 이 두 시스템은 하루 24시간 쉬지 않고 의식의 수면 아래에서 계속 돌아갑니다.

이 모델의 장점은 성에 관한 모든 장애를 이 시스템 안에서 해석할 수 있다는 점입니다. 유달리 예민한 가속페달을 가진 사람은 남들보다 더 빨리 혹은 더 쉽게 흥분하고 반면에 브레이크가 민감한 사람은 여간해선 흥분하기 어렵거나 조금만 방해물이 있어도 흥분이 억제된다는 것이죠. 이 2가지 시스템이 조화롭게 작동하는 것이 최적의 상태인데 대다수의 남녀는 자신이 양극단에 치우치지 않은 중간 어디쯤에 있다고 스스로 평가합니다. 물론 정도의 차이라는 것이 존재하며 현재 처한 상황과 그날의 컨디션에 따라 두 시스템의 작동이 달라지지만 가장 좋은 것은 역시 두 시스템 간의 조화로운 균형입니다. 밤낮없이 흥분해서 길거리에 다니는 아무나 붙잡고 스킨십을 하고 싶어도 안 되지만 그렇다고 물샐틈없는 철벽을 친 사람이 되고 싶지는 않습니다. 남성은 여성보다 가속페달이 좀 더 쉽게 작동하는 경우가 많은 반면 여성의 브레이크는 남성보다 민감합니다. 그러나 그렇다고 해서 남자는 성욕이 왕성한데 여자는 그렇지 않다는 뜻은 아닙니다(덧붙이자면 '불감증'이라는 단어는 이제 당신의 사전에서 완전히 퇴출되어야 합니다). 뇌를 꺼버리는 일을 여자보다는 남자가 좀 더 수월하게 한다는 뜻입니다.

여자들의 마음속 가속페달에 불을 붙이는 몇 가지를 나열해보았습니다.

- 영화 〈그레이의 50가지 그림자〉
- 웃통을 벗어젖힌 크리스 헴스워스(브래드 피트도 좋고 채닝 테이텀도 좋고…)
- 클리토리스를 압박하는 바이브레이션
- 첫사랑이었던 남자에게서 났던 향기
- 옆집에서 들려오는 그 소리
- 손이 예쁜 남자

반면 브레이크를 밟게 만드는 것들도 있습니다.

- 사회의 질타 또는 법적 책임에 대한 두려움(우리가 마트나 학부모 모임에서 섹스를 하지 않는 이유)

- 임신과 성병에 대한 공포

- 셀룰라이트나 뱃살을 드러내기 싫은 마음

- 파트너의 외모 또는 마음에 들지 않는 체취

- 파트너에 대한 원망, 화 또는 실망감

- 옆방에서 울어대는 아기

- 섹스에 대한 수치심 또는 섹스를 징그럽다고 느낌(종종 유년기에 뿌리를 두고 있음)

- 아플까 봐 겁이 남

- 오르가슴을 못 느낄까 봐 두려움

- 시어머니의 방문

이 밖에도 열거하자면 매우 깁니다. 누구나 살다 보면 하나씩 추가되는 자신만의 브레이크 목록이 있습니다. 종류를 막론하고 뭔가 이상하다, 막혔다고 생각될 때는 전체를 보며 총괄적으로 접근하고 자신의 가속페달과 브레이크를 찬찬히 점검하면 자신을 아는 데 도움이 됩니다. 많은 여성들은 자신의 성욕이 떨어진 이유가 충분한 성적 자극을 느끼지 못해서라고 흔히 생각하지만 실상은 가속페달의 문제가 아닌 브레이크와 관련된 문제가 주원인일 때가 많습니다! 다시 한번 떠올려봅시다. 브레이크를 밟게 만드는 것들은 자신의 의지와 상관없이 발생하는 것이며 개입하기 힘든 것들이 많습니다. 과거의 불쾌한 경험, 유년기에 형성된 성에 대한 부정적 가치관 같은 것들은 우리의 성생활에서 그대로 나타나는 경우가 흔합니다.

그런데 가속페달과 브레이크만이 우리를 움직이게 만드는 것은 아닙니다. 맥락 또한 적절해야 합니다. 이게 무슨 말일까요? 적절한 맥락이라는 것은 내적 요인과 외적 요인이 맞아야 한다는 뜻입니다. 예를 들어 굉장히 좋게 느껴지는 남자 향수 냄새를 맡았다고 칩시다. 그러나 그 장소가 장례식장이라면 성적으로 흥분되지는 않을 것입니다. 마찬가지로, 남편에게 화가 나 있는데 그가 나를 간지럼 태운다고 상상해봅시다. 간지러워 깔깔 웃기는커녕 한 대 후려치고 싶겠죠. 그러나 카리브 바닷가로 서프라이즈 여행을 선물한 남편이 나를 호텔 방에서 간질이는데 몸에서 좋은 냄새까지 난다면? 모든 것이 맞아떨어지는 그 상태, 그것이 바로 맥락입니다.[12]

욕구가 없을 때 개선할 수 있는 좋은 방법으로는 무엇이 있을까요? 여기 그룹 1과 그룹 2에 해당한다면 큰 부담 없이 시도해볼 수 있는 몇 가지가 있습니다.

- **운동**: 운동은 성 건강에 매우 좋습니다. 기분이 밝아지고 스트레스가 해소되며 몸 컨디션도 좋아집니다. 양육, 직장, 학업 또는 취업교육, 실업 등은 우리 모두를 힘들게 합니다. 스포츠를 할 때 명심해야 할 2가지가 있습니다. 첫째, 땀이 날 정도까지는 운동을 해야 합니다. 지루해 죽겠다는 얼굴로 느릿느릿 걷거나 친구와 피트니스 클럽에 가서 운동은 안 하고 수다만 떨다가 온다면 아무 소용이 없다는 뜻이지요. 조깅, 줌바, 스피닝 등 종류 막론하고 숨이 차고 땀이 나도록 몸을 움직여야 합니다. 둘째, 다양한 운동이 좋습니다. 다른 것은 하나도 안 하고 오직 죽도록 걷기만 한다면 이 또한 몸에 스트레스를 줍니다. 대체 무엇이 무서워 그리 바삐 도망가듯 걷기만 하냐고, 언젠가 몸이 반문할지도 모르는 일입니다. 전혀 변화를 주지 않고 한 가지 운동만 하다 보면 몸은 거기에 적응해버린 나머지 지루함을 느낍니다(몸뿐만 아니라 마음도요).

- **섹스토이**: 섹스토이의 세계는 1980년대 이후 눈부신 성장을 했습니다. 정육점 고기 색깔을 연상케 하는 고무 페니스(특히 핏줄이 툭툭 튀어나오고 거대한 귀두가 달린)와 딱딱한 플라스틱 바이브레이터의 시대는 갔습니다. 관련 업계는 여성의 요구와 구매력을 인지하여 다양한 장난감을 연구해 출시했습니다. 게다가 인터넷의 발달로 손쉬운 온라인구매가 가능해졌죠. 여성 직원으로부터 친절하게 사용법을 안내받을 수 있는 성인용품점을 가보는 것도 좋습니다. 오프라인 구매의 장점은 직접 손에 쥐어보고 재질과 촉감을 느낄 수 있다는 것입니다.

- **포르노**: 편견과 부끄러움은 잠시 문밖으로 내보내고 인터넷의 바다에

빠져봅니다. 적절한 양의 포르노 시청은 기분을 끌어올리는 데 도움이 됩니다. 혼자도 좋고 파트너와 함께여도 좋습니다. 처음에는 어색하고 불편해도 영화에 등장하는 유치하고 허접한 대사에 둘이 함께 웃을 수도 있고 오붓한 밤은 어쩌면 그렇게 시작될지도 모릅니다.

하지만 위의 방법들은 모두 브레이크가 과하게 활성화되지 않았을 때 통하는 이야기입니다. 파트너와의 관계가 불행하거나 심신이 질병으로 지쳐 있다면 그 어떤 것도 도움이 되지 않습니다. 또 지속적으로 그룹 3에 속한다면 전문가를 찾아갈 것을 권합니다. 성 상담 전문가 말입니다. 부끄러울 것 하나 없습니다. 어떻게 한다 해도 지금보다는 나아질 것입니다. 자신을 믿고 자신의 성에 투자하는 법을 배워야 합니다. 몇 배의 이익을 가져다주는 투자가 될 것이 틀림없습니다. 산부인과 담당의에게 좋은 성 치료전문가를 추천해줄 수 있는지 물어봅시다. 결국은 용기 내길 잘했다는 생각이 들 것입니다.

도무지 절정에 이르지 못한다면

커트 코베인은 말했다. 내 모습 그대로 와야 한다고.
— 아델 타빌(독일의 가수-옮긴이)

상담을 받지 못할 형편이라면? 그럴 땐 어떻게 하면 될지 이제부터 이야기해보죠.

오르가슴은 특별한 경험이며 성적 긴장을 풀어줍니다. 오르가슴을 머리 위로 쏟아지는 산사태에 비유하는 사람도 있고 끊임없이 위로 올라가다가 일순간 낭떠러지처럼 수직하강하는 롤러코스터와 같다고 하는 사람도 있습니다. 제대로 된 오르가슴을 느끼면 통제력이 완전히 빠져나간 것 같기도 하고 순간적으로 자기 자신이 크게 확대된 것 같은 기분에 사로잡히기도 하죠. 그러고는 곧 조금씩 이완되면서 잠시 의식이 몽롱해지는가 싶더니 가볍고 개운한 느낌과 따뜻함이 온몸을 감쌉니다.

가끔 극치감을 느끼지 못한다고 해도 대부분의 사람들은 크게 문제 삼지 않습니다. '어쩐지 오늘은 될 것 같지 않네'라고 생각하지만 그래도 만족하는 편입니다. 레스토랑에서 맛있는 식사를 하는 것과 같죠. 접시를 깨끗이 비우지 못했더라도 충분히 맛있게 먹었을 수 있습니다. 하지만 아주 드물게 느끼거나 또는 한 번도 오르가슴에 도달하지 못했다면 당사자와 파트너 모두에게 답답한 일이 아닐 수 없습니다. 남자가 엄청난 노력을 기울이는데도 여자가 극치감에 오르지 못하면 자칫 갈등이 빚어질 수 있습니다. 노력해준 파트너를 실망시켰다는 죄책감과 자책으로 '내 어디가 잘못되어서 이런 거지?' 하고 여자는 수없이 질문합니다. 그 와중에 남자는 눈치 없이 '다른 사람들이랑은 다 잘 했는데' 또는 '지금까지 내가 못한다고 불평한 여자는 없었어' 같은 말을 던지죠. 엎친 데 덮친 격으로 친한 친구가 '나는 매번 성공하는데?'라고 한다면 여자는 그냥 나락으로 떨어져버립니다. 어디가 단단히 비정상이니 병원에 가야 한다는 생각이 들 것입니다. 수영장에서 혼자만 수영 못 하는 사람이 된 기분입니다. 나를 제외한 모든 사람들이 즐겁게 물놀이를 하는데 나 혼자 어울리지 않는 장소에 떨어진 것만 같아 소외감에 빠져듭니다.

자, 그렇다면 오늘은 오르가슴 수영교실에 왔다고 생각하고 이론공부를 통해 실전에서 오르가슴을 이끌어내기 위해 어떻게 해야 하는지 배워봅시다.

만일 당신이 우리 병원에 내원해서 아무리 해도 오르가슴을 느낄 수 없다고 실토한다면 아래 2가지 가운데 하나를 의미할 것입니다.

1. 자위 때는 느낄 수 있지만 왕복운동 위주로 이루어지는 일반적인 섹스로는 느끼지 못한다.
2. 혼자든 둘이든 오르가슴이 없다.

모든 수강생들이 알아야 할 원칙은 하나입니다. 오르가슴은 어떤 행위가 아니라 **일어나게 하는 것**입니다. 말하자면 오르가슴은 누군가가 하는 행동이 아닌, 누군가에게 발생하는 현상인 것입니다. 살살 꼬드겨서 표면 위로 나오게 할 수는 있어도 강제로 끌어낼 수는 없습니다.

만약 자신이 1번에 해당하는 사람이라면 상당히 희망적입니다! 이미 입문자 코스는 졸업한 셈이니까요. 당신은 원하는 보물의 모습을 드러내려면 어떻게 하면 되고 무엇이 필요한지 이미 알고 있습니다.

입문자 코스는 떼었으니 이제 발끝이 닿지 않는 좀 더 깊은 곳으로 들어가 볼 차례입니다. 처음에는 용기가 필요하지만 할 수 있습니다. 믿고 따라오기 바랍니다.

앞장에서 우리는 우리가 혼자서 할 때 자극되는 클리토리스 여왕님이 오르가슴으로 가는 열쇠를 손에 쥐고 계시다는 것을 배웠죠. 파트너 앞에서 자신을 위로하는 모습을 보일 수 있는 용기가 있어야 합니다. 어떻게 하면 좋은 느낌이 생기는지 파트너로 하여금 알게 할뿐더러 또 섹스에서 오르가슴이라는 느낌을 끌어낼 수 있는 사람이라는 것을 보여주는 2가지 이점이 있습니다. 파트너가 옷을 벗은 당신의 몸을 보는 것을 좋아한다면(필시 그럴 것입니다!) 당신이 부끄러워하지 않고 그에게 맨몸을 보여줄 수 있다는 사실이 둘 사이의 관계를 분명 더욱 좋게 만들 것입니다. 그러니 자신감을 가집시다. 다리를 벌리고 자신이 가장 좋아하는 자극이 무엇인지 그 사람 앞에서 보여주는 것입니다. 너무도 은밀한 행위라는 것을 제가 몰라서 하는 말이 아닙니다. 하지만 이는 둘 사이의 신뢰를 더욱 견고하게 해주는 행위입니다. 여자의 이런 모습을 좋아하지 않는 남자는 거의 없다고 해도 과언이 아닙니다. 파트너는 당신이 보여주는 모습에서 당신의 새로운 모습, 당신이 좋아하는 것을 깨달을 절호의 찬스를 얻습니다.

그러고 나서 당신은 삽입 후 왕복운동 동안 자신을 자극하는 단계로 넘어갑니다. 다시 한 번 강조하지만, **여성의 80퍼센트는 오르가슴에 이르기 위해 클리토리스의 자극을 반드시 필요로 합니다.** 여성상위 체위를 할 때는 클리토리스를 가지고 놀아야 합니다. 반면 여성이 아래에 누운 상태이고 파트너가 조금 공간을 만들어줄 수 있다면(이를테면 배를 집어넣어서) 스스로 클리토리스를 만집니다. 후배위라면 오르가슴이 올 때끼지 손으로 자극합니다. 만일 클리토리스 기관의 자극에 통달하고 100퍼센트 질 오르가슴만 느끼고 싶다면 당연히 여러모로 실험해볼 수 있습니다(하지만 스스로에게 부담은 지울 필요는 없습니다). 극치감에 도달하기 직전 클리토리스 자극을 멈추고 결승점까지의 마지막 몇 미터를 질 혼자서 달릴 수 있는지 지켜봅니다. 아닌 것 같으면 그때 다시 손을 사용하면 됩니다. 어쨌든 목표지점까지 자유형으로 완주하면 되는 것입니다! 질 오르가슴을 느낄 수 있었다면 역시 훌륭합니다. 레퍼토리가 하나 더 늘었네요. 그러나 한 번 질 오르가슴에 도달했다고 해서 다음번에도 또 똑같이 되리라는 법은 없습니다. 그리고 매번 되지 않는 게 사실 정상입니다. 섹스란 유기적인 것이며 고정되거나 통제할 수 있는 것이 아닙니다. 날마다 날씨가 다른 것이 당연하듯이 섹스도 그렇습니다.

그리고 또 한 가지, 그가 당신을 구강성교로 절정으로 이끈 후 삽입으로 돌입한다고 해도 전혀 이상할 것 없습니다. 많은 이들이 구강성교를 전희의 단계로만 생각하지만 여자를 위한 메인 이벤트가 되지 못할 이유는 전혀 없습니다.

혹시 당신이 아직 한 번도 오르가슴을 느껴본 적이 없다면 그건 아마도 자위를 하지 않아서일 가능성이 큽니다. 그 이유는 여러 가지가 있겠지만 가장 보편적인 것은 대부분의 여성이 자위를 창피한 것으로 생각하거나 왠지 더럽게 느껴서입니다. 이 심리는 성을 억압하려는 목적이 있었던 과거의 교육이 낳은 산물입니다. 자신의 부모를 부부로서 경험하지 못했거나 매우 보수적인 여성관이 지배하는 집안 분위기 속에서 자라 부지불식중에 그 가치관이 자연스럽게 스며든 것입니다. 섹스에 대한 자연적인 욕구가 채워지길 원하지만 어떻게 해야 하는지 모르는 여성들입니다.

저는 이렇게 위로하고 싶습니다. 그런 사람은 당신 말고도 많으니 안심하라고, 또 이 문제는 해결이 가능하다고 말입니다.

해결의 첫 번째 걸음마는 자신의 몸을 아는 것입니다. 1장으로 되돌아가봅시다. 거울을 앞에 놓고 다시 찬찬히 들여다봅니다. 클리토리스를 찾아서 친해지는 시간을 가져보세요. 잡아먹지 않습니다. 마음속에서 부정적인 생각이 올라오면("흉하게 생겼네", "더러워", "돌아가신 조상님이 보고 계신다") 그 감정을 있는 그대로 인식합니다. 다만 감정의 존재를 인지하기만 하고 그 감정과 어떤 관계를 맺을 필요는 없습니다. 쫓아내거나 억누르려는 시도도 하지 마세요. 그 자리에 가만히 놓아두세요. 그러면 시간이 지남에 따라 그 부정적 감정은 조금씩 작아집니다.

조금 익숙해지고 불편한 마음이 사라졌다면 두 번째 단계로

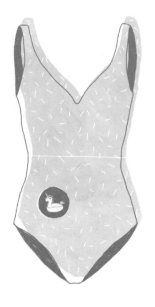

넘어갑니다. 집에 혼자 있거나 최소한 혼자 있을 수 있는 시간을 만든 후 따뜻한 샤워를 합니다. 시간대는 여유 있는 저녁이 좋습니다. 샤워기에서 뿜어져 나오는 물줄기를 클리토리스에 댑니다. 그냥 대고 있기만 하는 겁니다. 처음에는 수압을 약하게 했다가 점차 세게 합니다. 대음순 주위를 둥그렇게 돌려 자극하다가 클리토리스로 되돌아오는 동작을 되풀이합니다. 자신의 클리토리스를 믿고 해보는 겁니다.

다음날 저녁, 같은 순서를 한 번 더 하거나 이번에는 3단계로 들어갑니다.

샤워를 마친 후 침실로 돌아간 후 자리에 누워 좋아하는 오일(저는 코코넛 오일을 좋아합니다)을 선택해 몸에 바르는 겁니다. 살쪘어, 뱃살이 한 가득이야, 못 생겼어, 셀룰라이트가 덕지덕지해, 털이 너무 많아 등 귓전에서 맴도는 잡소리들은 무시합니다. 당신의 손은 점차 클리토리스를 중심으로 맴돌기 시작합니다. 그러다가 손가락이 음핵포경 위에서 잠시 멈춥니다. 여기서 자칫 너무 나가면 음핵귀두를 건드릴 수 있는데 음핵귀두는 예민한 곳입니다(여왕님의 왕관을 건드릴 수는 있어도 머리통을 건드려선 안 되는 것처럼 말이죠). 부정적인 음성이 다시 들려도 상관하지 말고 놔두세요. 당신은 그 음성보다 넓고 큰 사람입니다. 당신은 어른이지만 그 목소리는 어른이 아닙니다.

느낌이 나쁘지 않다면 계속 시도하다가 상당히 좋다고 느껴지는 순간 그때 멈춥니다. 다시 시작해서 조금 더 좋아졌을 때 멈춥니다. 이 순서를 몇 번 더 반복합니다. 목적은 어떻게 하면 기분이 좋아지는지 느끼는 것입니다. 계속 시도하다가 어느 순간 극치감에 도달했다면 아주 좋습니다. 잘 하셨어요. 만일 그러지 못했다면 컨디션이 괜찮은 날 다시 해봐도 됩니다. 노파심에 자꾸 이야기하지만, 오르가슴을 느낀다는 것은 누군가가 하는 어떤 행위가 아니라 누군가에게 그냥 일어나는 일입니다. 최종 목표를 염두에 두지 말고 그저 좋은 느낌에 집중하세요.

자위에 익숙해졌다면(그런 날이 꼭 올 겁니다) 축하합니다! 기초반을 수료한 겁니다. 아직 자유수영반에 들어갈 만큼의 실력은 안 되지만 말이죠.

그러나 물에 들어가기조차 두려울 정도라면 그 이유는 보다 깊은 곳, 깊숙이 숨겨져 있을 수 있기 때문에 이 책에서 몇 줄의 설명만 한다고 해결되지 않을 가능성이 큽니다. 성폭력 또는 그 밖의 성에 관한 트라우마는 실로 깊은 흔적을 남깁니다. 이럴 경우 산부인과 의사에게 좋은 성상담전문가를 추천해줄 수 있는지 물어볼 것을 권합니다. 우리 산부인과 전문의들은 성이라는 주제에 관한 한 프로들인데, 비유하자면 FBI 요원과 같습니다. 그에 반해 성상담전문가(섹스테라피스트)는 세상의 성적 문제들을 해결하려 고군분투하는 여왕 직속 조직 MI6(영국 비밀 정보국-옮긴이)의 007과 같아요. 여기서 여왕은 클리토리스겠죠? 부끄러워하지 말고 우리 산부인과 전문의들에게 물어보세요!

3장

월경,
레드카펫 이벤트에
숨은 불편함

정상 월경

맨 처음 월경을 경험했을 때 기분이 어땠나요? 그때가 기억나나요? 80년대만 해도 우리 소녀들 중에는 놀라는 아이들도 있었고 다행이라고 말하는 아이들도 있었지만 대부분은 한마디로 표현할 수 없는 뒤섞인 감정을 느꼈죠. 흥분, 기쁨, 호기심 그리고 약간의 수치심이었습니다. 아무튼 초경은 한 소녀의 삶이 아이에서 청소년으로 넘어가는 과정을 뜻하며 이것은 미국이든, 우간다든, 에쿠아도르든, 시베리아 평야든 온 세상의 여자아이들이 모두 똑같이 거치는 과정입니다. 그러나 아직도 월경을 금기시하는 문화를 세계 곳곳에서 볼 수 있습니다. 월경하는 여자를 깨끗하지 못하다고 여겨 공동체로부터 분리하는 풍습을 가진 문화권도 있죠. 그에 비하면 독일에 사는 여성들은 사정이 훨씬 나은 편이지만 이곳에서조차 월경이라는 주제에 대해 부담 없이 이야기하지 못하는 아쉬움이 많습니다(예를 들면 생리대 광고에 나오는 액체 색깔은 대체 왜 아직도 파란색인거죠?).

여자는 일생의 절반을 월경과 함께합니다. 그러므로 월경과 건강한 관계를 발전시키는 것이 참 중요합니다. 부끄러움이나 거부감이 없어야 합니다. 하지만 말이 쉽지 막상 겪다 보면 월경 때문에 스트레스 받는 일이 허다합니다. 생리대를 안 가지고 나왔는데 하필이면 그날 흰색 바지를 입었을 때, 배가 너무 아파 허리가 끊어질 것 같을 때, 뜨거운 데이트를 약속한 날 예기치 않게 월경이 찾아왔을 때, 나올 듯 나올 듯 하면서도 계속 감감 무소식일 때…. 자신의 월경에 대해 '이렇다 저렇다 할 특별한 생각이 없는' 여성은 이 세상에 없을 거라고 확신합니다. 그래도 한 달에 한 번씩 꼭 찾아오는 손님인데 아무런 생각이 없을 수는 없거든요. 둘의 관계를 돈독히 하기 위해선 손님의 본성을 잘 아는 것이 중요합니다.

월경은 세 곳에서 조절합니다. 뇌의 일부인 시상하부와 뇌하수체 그리고 생식기입니다. 언뜻 듣기에는 이름도 생소하고 복잡하게만 느껴지지만 할리우드 영화 〈미녀 삼총사〉에 빗대어 쉽게 설명해보겠습니다. 드류 베리모어, 캐머런 디아즈, 루시 리우가 출연해 악당들을 무찌르는 영화인데, 비밀에 싸여 얼굴을 절대 드러내지 않는 최고 보스 찰리가 지령을 내리고 존 보슬리로 분한 빌 머레이가 중간 보스로 활약하죠.

여기서 비밀에 싸인 최고 보스 찰리는 시상하부입니다. 시상하부는 자율신경을 관장하며 호르몬 생산과 생산시점을 결정하는 뇌하수체에 명령을 내립니다. 시상하부를 가리켜 리듬을 관장하는 기관이라고도 하는데 그 이유는 몸에 리듬을 만들어 월경이 주기적으로 이루어지게 만들기 때문입니다. 여성의 성 기관은 어릴 때는 줄곧 잠들어 있다가 사춘기가 되면서 활성화되는데 그 시기가 왜 사춘기인지는 아무도 모릅니다. 어쨌든 9세에서 16세 사이에 깨어난 시상하부는 그때부터 몸에 리듬감을 주기 시작합니다. 이렇게 내려진 박자 명령은 뇌하수체(중간 보스 존 보슬리)를 통해 다른 기관들로 전달되죠. 뇌에 위치하는 내분비기관인 뇌하수체는 호르몬 시스템의 제어를 총괄하는 중앙기관의 역할을 하며 난소를 활성화합니다. 난소는 에스트로겐과 테스토스테론, 프로게스테론을 생산합니다. 〈미녀 삼총사〉의 주인공들로 말하자면 각각 드류 베리모어, 루시 리우, 캐머런 디아즈인 셈이죠. 이들에 대해서는 7장에서 자세히 다루겠습니다. 이들의 이야기는 꽤 재미있으니 기대하세요!

이 3가지 호르몬은 서로 각기 다른 시간에 다른 양으로 분비되며 잘 어우러져 조화롭게 작동할 경우 대략 4주 간격으로 월경이 일어나게끔 합니다. 월경의 첫째 날에서 다음 월경의 첫

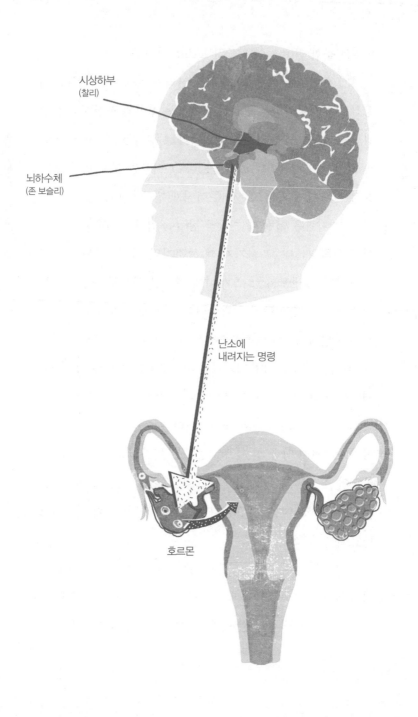

시상하부
(찰리)

뇌하수체
(존 보슬리)

난소에
내려지는 명령

호르몬

째 날까지의 기간을 월경주기라고 부릅니다. 사람마다 월경주기는 조금씩 차이가 있지만 대략 한 달에 한 번일 때 규칙적인 월경이라고 할 수 있습니다. 꼭 28일일 필요는 없습니다. 앞뒤로 나흘 정도의 변동은 충분히 정상입니다!

월경혈은 단순히 혈액으로만 이루어진 것이 아니라 자궁벽에서 박리된 점막도 포함되어 있습니다. 월경주기 안에서 호르몬들은 정자를 만나 수정에 이른 난자가 잘 달라붙을 수 있는 폭신한 혈액층을 자궁강 내에 마련해주겠다는 기대로 조금씩 자궁벽을 두텁게 만들어가는 것입니다. 쿠션을 여러 개 쌓아서 폭신한 자리를 만드는 것처럼 말이죠. 그래서 실제로 난자가 수정되었을 때 안전하게 착상할 수 있는 것이지요. 그러나 기대했던 수정란이 도착하지 못했을 때는 두텁게 준비해두었던 점막층이 떨어져나가 혈액으로 배출됩니다. 그리고 그 다음 달이 되면 또 같은 과정을 되풀이합니다. 이렇게 자궁은

잘못된 믿음 날리기

월경혈은 더러운 것도, 독성이 있는 것도 아닙니다. 또한 월경은 몸에서 '나쁜 피'가 빠지는 현상이 결코 아닙니다! 월경이 멈추거나 월경량이 적다고 해서 몸에서 무언가가 막혀 있다거나 몸에 피가 잘 흐르지 않는다거나 혹은 피가 잘 빠지지 않는다는 의미가 아니라는 사실을 알아야 합니다.

매달 쉬지 않고 손님상을 차렸다가 도로 거두는 일을 반복하는 것입니다. 이렇게 보았을 때 우리의 자궁은 에어비엔비의 원조 격이라고 할 수 있습니다. 과거, 임신과 출산을 거의 쉬지 않고 계속했을 시절에는 자궁이라는 숙소에 투숙하는 손님이 자주 바뀌었겠죠? 옛날에는 형제자매의 출생 간격이 채 12달이 되지 않는 경우도 간혹 있었고 19세기에는 이렇게 태어난 아이들을 가리켜 '아일랜드 쌍둥이Irische Zwillinge(아일랜드는 엄격한 가톨릭 전통의 영향으로 피임을 잘 하지 않는 경향이 있어 출생 간격이 12달이 채 안 되는 형제자매가 많았고, 이를 다소 비하하는 의미에서 아일랜드 쌍둥이라고 부르기도 했습니다.-옮긴이)'라는 다소 불명예스러운 명칭으로 불렀다고 합니다.

여자아이가 초경을 맞이하는 연령은 9세에서 16세 사이로 다양합니다. 지난 100년 동안 평균 초경 연령은 낮아졌으며 이는 과거에 비해 나아진 생활환경을 주원인 중 하나로 꼽을 수 있습니다. 그런데 역사적으로 보면 초경 연령이 흔히들 생각하듯 꾸준히 낮아지기만 한 것은 아닙니다. 기근이 들거나 전쟁이 횡행할 때 초경 연령은 높아졌고 그렇지 않을 때는 낮아졌던 것을 볼 수 있습니다. 제2차 세계대전 시기와 비교했을 때 지금의 아이들이 초경을 빨리 시작합니다. 한편 초경 후 처음부터 월경주기가 규칙적인 것은 아닙니다. 초경 시작 후 최장 4년까지는 들쑥날쑥할 수 있지요. 우리의 신체기관은 충분히 작동하면서 기능에 익숙해질 때까지 워밍업 시간을 필요로 합니다.

월경이 한 번 시작되면 보통 3~7일 지속되며 우리가 느끼기에는 굉장히 많은 피를 흘리는 것 같아도 평균적으로 도합 70밀리미터의 양을 배출한다고 합니다. 이는 보통 종이컵의 절반이 채 안 되는 양입니다. 혈액의 색은 갈색에서부터 검은색에 가까운 색도 있고 밝은 선홍색을 띨 수도 있는데 검은색에 가까울수록 양이 적고 밝은 선홍색에 가까울수록 양이 많다는 의미입니다. 왜 그럴까요? 월경혈이 자궁 안에 있을 때는 모두 똑같은 붉은색으로 출발합니다. 그러나 양이 적어서 아주 천천히 흐르는 경우 공기와 닿으면서 산화되고 생리대에 도착할 때는 이미 갈색이 되어버리는 거죠. 깎아놓은 사과를 오래 놓아두면 갈변하는 것과 비슷한 원리입니다. 그래서 월경 첫날이나 마지막 날, 양이 적을 때에는 갈색에 가까운 어두운 붉은색의 피가 조금 비치게 되는 것입니다.

※ **잘못된 믿음 날리기**

오랫동안 월경혈의 총량은 불과 35밀리리터에 불과하다는 이야기가 지배적이었습니다. 그래서 많은 여성들은 그 정도보다는 많을 텐데, 하고 의아해했습니다. 그리고 이들의 느낌은 옳았습니다. 실제로 조사해보니 혈액 자체의 양은 35밀리리터였지만 같은 양의 수분과 점막세포도 배출되었던 것입니다. 그래서 두 성분을 도합해 약 70밀리리터라는 양[13]이 계산되었습니다.

너무 많은 월경량

그러나 아무리 봐도 종이컵 절반 정도가 아니라 종이컵이 흘러넘칠 정도의 많은 출혈처럼 보이는 건 왜일까요? 이렇게 생리대를 대량으로 사들일 줄 알았다면 미리 생리대 회사 주식이라도 사놓을걸, 하고 후회할 정도라면요? 월경혈의 양이 매우 많은 것은 전문용어로 과다월경hypermenorrhea이라고 합니다. 과다월경은 굉장한 불편을 초래합니다. 많은 여성들이 매시간마다 탐폰이나 생리대를 갈아야 하고 탐폰을 착용하고서도 혹시 몰라 생리대까지 착용한다는 이야기를 합니다.

과다월경의 원인은 무엇일까요? 가장 흔한 5가지 원인을 살펴봅시다.

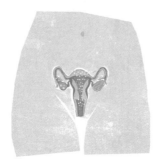
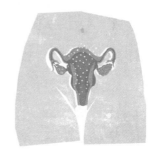

미출산 자궁   출산 후 자궁

1. 자궁이 큰 경우

어느 때 자궁이 커질까요? 우리의 자궁은 근육입니다. 임신 시 자궁도 같이 커집니다. 아기가 자라는 집이므로 새로운 세포, 근육섬유, 혈관이 추가되죠. 아이 셋을 출산한 여자의 자궁은 아직 출산 경험이 없는 여자의 자궁에 비해 2배 내지 3배까지도 큽니다. 자궁이 크면 출혈 면적도 커지겠죠.

2. 자궁근종이 있을 때

근종이란 변이된 근육세포들로 만들어진, 자궁 안의 양성 종양을 일컫습니다. 근종은 매우 흔하게 나타납니다. 30세 이상 여성의 절반에게서 일생 동안 최소 한 번 근종이 생기는 것으로 추산됩니다. 근종의 크기는 아주 다양합니다. 증상이 아예 없을 수도, 반대로 큰 불편함을 초래할 수도 있습니다. 한 가지 증상만 단독으로 생기는 경우도 있지만 여러 종류가 함께 생기는 경우도 있는데, 어쨌든 주요 증상 중 하나는 월경혈이 많아지는 것입니다. 이처럼 때에 따라 큰 불편을 줄 수도 있는 자궁근종이지만 악성으로 발전되는 경우는 굉장히 드뭅니다. 내부 기관에 대한 설명과 자궁근종에 대한 더 자세한 이야기는 6장에서 이어집니다.

3. 배란이 일어나지 않았을 때

일반적인 월경주기에서는 출혈이 끝난 후, 배란 준비를 시작합니다. 난자는 난소에 있는 작은 난포(난자를 둘러싸고 있는 막-옮긴이)에서 성장해나가다가 때가 되면 난포에서 뛰쳐나오는데 이때 난포가 파열되며 이때부터 월경주기 후반기로 접어듭니다. 찢긴 난포는 황체호르몬이라는 것을 생산해냅니다. 황체호르몬은 간단히 황체라고도 부릅니다(실제 색깔이 황색입니다). 황체호르몬, 즉 프로게스테론은 월경주기 후반을 지배하는 호르몬인데 날짜가 진행될수록 점차 줄어들며 자궁은 혹시 모를 수정란의 착상을 준비합니다. 프로게스테론 수치가 현저히 떨어지면 출혈이 시작됩니다. 이것이 정상적인 배란 과정이라고 할 수 있습니다. 그러나 코르티손 등 스트레스 호르몬들은 난자가 난포 속에서 나오지 못해 배란이 전혀 이루어지지 않게 합니다. 이렇게 되면 장기간 배란이 되지 않는 시기가 이어지고 무월경 상태가 지속될 수 있습니다. 너무 많은 프로그램들을 한 꺼번에 돌리다가 엉켜버린 컴퓨터가 결국 먹통이 되는 현상과 비슷합니다. 그러는 동안 자궁내막은 점점 더 두터워집니다. 시험 기간이라든가 연인과의 결별 직후, 극단적 다이어트, 심한 운동 등 스트레스가 많은 시기에는 스트레스 호르몬이 월경주기를 교란시켜 월경이 멈췄다가 이후 재개될 때는 출혈이 평소보다 과다해질 수 있습니다. 그동안 자궁 안에 모여 있던 것들이 다 나오게 되니까요.

4. 자궁내막증

2장에서 잠깐 소개했던 자궁내막증은 다소 성가신 증상 정도로 그칠 수도 있지만 심할 경우 과다월경이나 부정출혈, 극도의 월경통 등 매우 고통스러운 증상을 가져다줄 수도 있는 질병입니다. 자궁내막증이 있다는 것은 자궁 안에 있어야 할 자궁내막조직이 알 수 없는 어떤 원인으로 자궁 밖에 존재함으로써 월경 때마다 크나큰 불편을 겪을 수 있음을 뜻합니다. 이는 단순한 불편으로 끝나지 않고 심각한 질병으로까지 이어질 수 있습니다. 자궁내막조직은 자궁경부, 자궁내벽, 자궁외벽, 심지어 대장과 방광에서까지 자라날 수 있습니다. 조기에 발견해 호르몬 치료와 수술적 치료를 시행하지 않으면 돌이킬 수 없는 피해를 입을 수 있습니다. 좀 더 자세한 것은 6장에서 알아보겠습니다.

5. 특정 출혈 질환

혈액이 굳지 않는 선천성 질환으로 폰빌레브란트병von Wille-brand disease이라는 것이 있는데 이는 월경혈이 멈추지 않아 검사를 하고 비로소 발견되는 경우가 적지 않습니다. 월경으로 인한 출혈이 극심함에도 그 원인을 밝혀내지 못할 때 혈액검사를 통해 이 병의 유무를 확인할 수 있습니다.

6. 루프 피임기구 착용

호르몬제를 이용하지 않고 피임을 계획한다면 루프 삽입장치는 매우 훌륭한 방법이죠. 그러나 월경혈을 증가시킬 수 있으며 평소 양이 많았던 사람이라면 거의 홍수를 방불케 할 정도로 양이 급격하게 많아질 수가 있습니다. 그래서 저는 평소 월경혈이 많은 환자에게는 이 장치를 권하지 않는 편입니다.

7. 붉은 머리 여성

붉은 머리라니, 산부인과 동료들은 비웃을지도 모르지만 분명 온 세상의 조산사들은 그럴 수도 있다며 머리를 끄덕일 것입니다. 붉은 모발을 가진 여성은 흑발이나 금발 여성보다 월경혈의 양이 많으며 분만 시에도 출혈이 많습니다. 정말 실제로 그렇습니다. 어느 날 경험이 풍부한 한 나이 지긋한 조산사가 산모가 피를 많이 흘린 야간 분만에 참여하고 난 후 이렇게 말하는 것을 들은 적이 있어요. "주님, 앞으로는 제발 붉은 머리 산모를 만나지 않게 해주세요!"

월경 때 화장실 변기와 옷에서 피가 낭자한 공포영화가 연상된다거나 혈중 철분 농도가 낮아지기 시작한다면 더 이상 지켜보지 말고 대책을 세워야 합니다. 특정 피임약이나 자궁점막의 비후를 저지하는 자궁 내 삽입장치가 도움이 될 때도 있지만 때에 따라선 자궁점막을 진정시키는 수술이 방법이 될 수도 있습니다. 어떤 방법이 자신에게 가장 적합한지는 담당 전문의와 상담을 통해 결정하면 됩니다. 최후의 방법으로는 자궁을 제거하는 수술이 있기는 하지만 다른 방법이 없고 본인이 원할 경우에만 해당합니다.

출혈이 너무 심하면 월경 중이라도 산부인과를 찾아가서 검진을 받아보는 것이 좋습니다. 만일 계속 피가 나서 변기에서 엉덩이를 뗄 수조차 없는 상태가 8시간 이상 지속될 때는 응급실로 가야 합니다!

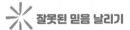 **잘못된 믿음 날리기**

월경혈의 양이 극도로 많을 때 마치 생간을 연상케 하는 시뻘건 색의 핏덩어리가 나올 수가 있는데 이것은 살점이 떨어져 나온 것이 아니라 굳은 피가 덩어리져 배출된 것입니다. 손바닥 크기에 버금가는 핏덩이가 쏟아진 것을 보고 이러다가 몸 안에서 뭔가가 다 떨어져 나오는 게 아닌가 하고 충격받는 여성들이 많은데 그럴 필요가 없습니다.

너무 잦은 월경

월경주기는 평균 28일입니다. 이는 월경이 시작된 첫날부터 다음 월경의 첫날까지의 간격이 약 4주라는 뜻이 됩니다. 앞뒤로 3일 정노의 변동은 매우 정상이라고 간주합니다. 대략 한 달에 한 번 월경이 찾아오면 주기적인 월경의 범주에 드는 것입니다. 그러나 월경 주기에도 개인차가 있어서 누구는 33일에서 35일 사이이고 또 다른 누구는 24일에서 26일 사이가 됩니다. 어쨌든 21일이라던가 36일마다가 아닌, 대략 이런 범위 안에서 안정적으로 월경이 이루어져야 함에는 틀림없습니다.

✳ 잘못된 믿음 날리기

매달 똑같은 날에 월경이 시작될 필요는 전혀 없습니다! 앞뒤로 사나흘 정도 앞당겨지거나 미뤄지는 것은 아주 정상이에요!

그런데 너무 자주 월경을 하는 현상 뒤에는 무엇이 숨어 있을까요? 여기서 구분해야 할 것이 있습니다.

- 부정출혈, 스포팅이라고도 부릅니다.
- 지속적인 출혈
- 짧아진 월경주기

이를 구별하기는 사실상 그리 쉽지 않습니다.

부정출혈은 뚜렷한 2개의 월경주기 사이에 나타나는 출혈을 뜻합니다. 월경이라는 것을 알아볼 수 있는 방법은 정기적인 출혈이 있고 그 출혈에는 시작과 끝이 있으며 처음에는 비교적 양이 많다가 점차로 줄어들면서 그치는 것으로 판단할 수 있습니다. 부정출혈은 월경이 끝이 난 후에 전혀 출혈이 없는 나날이 이어지다가 갑자기 갈색이나 붉은 피가 속옷에 묻는 경우입니다. 속옷에 묻어날 정도의 약한 출혈이라고 해서 스포팅이라고도 부릅니다. 이 출혈은 원래의 월경과 비교해 양이 많지 않습니다.

지속적 출혈(과장월경)은 한 번 시작한 월경이 딱 멈추지 않고 출혈이 지속되는 현상을 말합니다. 열흘, 2주, 3주까지 출혈이 계속되다가 겨우 며칠 멈추고 또 다시 시작되는 경우도 있지만 완전히 멈추지 않고 소량의 출혈이 미약하게 끝없이 계속되는 경우도 있습니다. 이게 주기적 월경인지, 부정출혈인지, 시작인지, 끝인지, 당사자로서는 도저히 분간이 안 될 때도 있지요.

짧아진 월경주기는 원칙적으로 일반적 월경에 해당하지만 그 주기가 평소보다 짧아진 것을 뜻합니다.

월경주기가 들쑥날쑥해지면서 제멋대로 돌아가는 데에는 이유가 있습니다. 대표적인 원인들을 살펴봅시다.

1. 호르몬적 피임 방법

경구피임약, 링 장치, 루프 장치, 주사용 피임제 등이 해당합니다. 이 경우 원인은 호르몬에 있습니다. 피임약 복용을 잠시 중단하거나 몸에서 잘 받아들이지 못했을 때(소화기관의 장애 등으로 인해) 부정출혈이 일어날 수 있습니다. 프로게스타겐만을 함유한 피임약, 호르몬 루프, 호르몬 주사 등은 부정출혈에 취약합니다.

2. 배란혈

배란이 일어날 때에도 약간의 출혈이 있을 수 있으니 너무 걱정하지 않아도 됩니다. 7장에서 상세히 알아볼 테지만, 여러 호르몬들 간의 상호작용으로 배란일을 둘러싸고 일시적 교란 현상이 일어나 갈색의 피가 소량 비칠 수 있습니다.

3. 착상혈

아폴로 호가 달에 착륙하듯, 수정된 난자가 자궁벽에 보금자리를 틀 때 가벼운 출혈이 일어날 수 있습니다. 보통 하루를 넘기지 않으며 양도 매우 적습니다.

4. 자궁의 용종

자궁이나 자궁경부에 용종이 있을 때 출혈이 일어날 수 있습니다. 자궁용종은 자궁점막의 일부가 돌기처럼 튀어나와

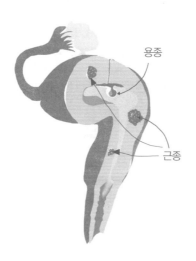

용종

근종

자라난 것을 말합니다. 출혈을 동반할 때가 많죠. 용종으로 인한 출혈은 매우 불규칙적으로 발생하기 때문에 일상생활에서 낭패를 볼 때가 많습니다. 대부분의 용종은 몸에 해롭지 않지만 그중 소수가 준準악성으로 발전할 가능성이 있기 때문에 용종이 발견되면 제거해야 합니다. 용종, 근종 그리고 자궁의 기타 증식조직에 관해서는 6장에서 좀 더 자세히 알아보겠습니다.

5. 자궁경부 외번

자궁경부의 표면이 원래 위치를 벗어나는 것으로, 다음과 같이 이해하면 됩니다. 질과 자궁경부의 맨 위쪽을 마치 도배지

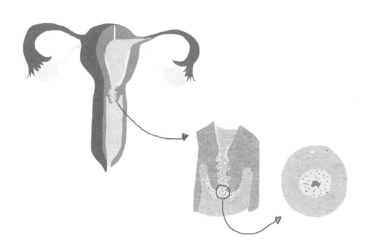

처럼 덮고 있는 표면층은 질이 수행해야 할 기능, 즉 수축과 이완, 분비물의 배출, 물체 및 타인의 신체 일부를 받아들이는 것 등의 기능을 하기 위하여 촉촉하고 매끈하게 유지됩니다. 반면 자궁경부를 덮고 있는 점막층은 그것보다 얇으며 외부세계로부터의 물체를 받아들이는 데 익숙하지 않습니다. 서로 다른 두 표면층이 만나는 경계 지점이 급격한 호르몬 변화의 영향(피임약이나 임신 등)을 받으면 상피세포가 바깥, 다시 말해 질로 밀려나는 경우가 생깁니다. 이렇게 밀려난 점막층은 성교 등 외부의 자극에 취약해 일시적인 출혈을 일으킬 수 있습니다. 그러나 성교가 아니어도 월경주기 중간이나 산부인과 정기검진(자궁경부암 검사) 시 비교적 많은 출혈이 일어나는 원인이 되기도 합니다.

6. 자궁내막증

네, 역시 자궁내막증이 다시 나왔습니다. 끈질기게 자신의 얼굴을 여러 곳에 들이미는 상습범이죠. 자궁내막증은 참기 힘들 정도로 고통스러운 월경통과 과다한 양의 월경혈을 일으키는 범인 중 하나일 뿐 아니라 주기적 월경 못지않게 아픈 부정출혈의 원인이 되기도 합니다.

자궁내막증은 그 자체로도 자궁에 좋지 않은 것은 물론이고 증상을 느끼는 당사자는 더욱 고통스럽습니다. 자궁내막증이 불러일으킬 수 있는 증상들과 대책에 대해서는 6장에서 좀 더 설명해놓았습니다.

7. 감염

박테리아 및 바이러스가 자궁경부 또는 자궁을 침범했을 때 부정출혈이 나타날 수 있습니다. 이러한 종류의 감염은 항상 질 입구에서 시작되어 점점 상부로 확대되는 경향이 있습니다. 흔한 원인으로는 클라미디아균 감염, 인유두종 바이러스 등이 있습니다. 한편 곰팡이성 질환은 출혈을 일으키지 않습니다!

8. 호르몬적 원인

호르몬 체계의 이상은 부정출혈 또는 월경 전에 일시적으로 피가 비치는 증상의 흔한 원인입니다. 대부분 프로게스테론 결핍으로 일어나는데, 이 결핍은 월경주기 후반부에 배란이 그리 훌륭하게 이루어지지 않았을 때(이를 불완전 배란이라고 합니다)나 난자가 아예 난소에서 배출되지 않았을 때 야기됩니다. 앞장에서 보았듯이 배란은 월경주기 중간 시점에 일어납니다. 난포 안에서 성장을 마친 난자가 배출되고 난 후 껍데기로 남은 난포는 다른 기능을 부여받아 프로게스테론이라는 호르몬을 생성하기 시작하죠. 그런데 배란이 원활히 이루어졌다고 해도 월경주기 후반부에 프로게스테론이 생성되지 않는 경우도 존재해요. 이유가 뭘까요? 첫째는 스트레스이고, 둘째는 난자의 질이 좋지 않아서입니다. 여성은 미리 정해진 수의 난자를 가지고 세상에 태어나기 때문에 그 수는 일생동안 줄면 줄었지 늘어나는 일은 없습니다. 그러므로 세월이 흐를수록 난자 세포는 점점 늙어가고 활력도 줄어들겠죠. 그 결과 배란의 질이 들쑥날쑥해집니다. 이렇게 기억하면 됩니다. 좋은 배란은 무난한 월경 후반기를 의미하는 반면, 나쁜 배란 또는 무배란은 프로게스테론의 결핍을 불러오고 이는 곧 월경불순, 월경전증후군, 길어졌다 짧아졌다 하는 불규칙한 주기, 고르지 않은 월경혈 등 월경과 관련된 온갖 증상들을 동반한다고 말입니다. 이에 대해 7장에서 더 상세히 들여다보겠습니다.

9. 자궁근종

자궁근종이 과다한 월경혈의 원인일 수 있다는 것을 앞에서 이미 살펴보았는데요, 근종이 자궁강 내로 자라날 경우에는 월경혈의 과다뿐만 아니라 부정출혈까지 유발할 수 있습니다. 이는 자궁 초음파 검사로 쉽게 발견할 수 있으므로 의심될 때에는 검사를 받아보는 것이 좋습니다. 자궁근종에 대한 이야기 역시 6장에서 좀 더 나눠보겠습니다.

10. 혈액응고가 잘 이루어지지 않을 때

혈액응고에 이상이 있을 때도 출혈 문제가 발생합니다. 항응혈제를 복용 중이거나 선천성 혈액응고 장애가 있다면 출혈이 멈추지 않는 증상이 일어날 수 있습니다. 다른 원인을 모두 배제하고 나서도 피가 멈추지 않는다면 이 원인을 염두에 두고 검사해볼 것을 권합니다.

피의 50가지 그림자

몸 밖으로 나와 속옷에 흔적을 남기는 피는 특정 색을 띨 수 있습니다. 흔히 생각하는 피 색깔인 빨간색에는 별로 놀라지 않다가 다른 색과 질감을 가진 피가 나오면 더 놀라곤 한다는 사실을 내원하는 환자들을 통해 알게 되었습니다. 색이 밝다던가, 어둡다거나, 갈색을 띤다거나 덩어리져 나온다든가 할 때 말이죠. 각각의 경우를 살펴보겠습니다.

베이지색 또는 옅은 갈색의 분비물: 이것은 혈액이 살짝 섞여서 나는 색일 뿐, 원칙적으로 보통의 흰색 분비물입니다. 바꿔 말하면 미량의 출혈이 있는 것이지요.

갈색 분비물: 이는 피가 섞인 분비물로, 피의 양에 따라 색의 진하기가 달라집니다. 혈액은 느리게 흘러나오면서 갈색을

띠게 됩니다. 혈액 안의 철분이 공기와 접촉하면서 산화되기 때문이지요(사과의 갈변현상을 생각하면 됩니다).

밝은 붉은색 피: 비교적 빠른 속도로 흘러나온, 오래되지 않은 피를 의미합니다.

어두운 붉은색 피: 출혈 속도가 흘러나오는 속도를 앞지를 때 이런 빛깔을 띱니다. 도중에 약간의 정체현상이 생긴 것이죠. 그래서 덩어리가 지기도 합니다.

생간을 연상시키는 시뻘건 덩어리 피: 이는 응혈덩이, 즉 일정량의 피가 응고된 상태입니다. 얼핏 간이나 선지 같을 수도 있지요. 큰 것은 손바닥 가운데만 하기도 합니다.

검고 끈적끈적한 피: 월경 마지막 날 즈음해서는 피가 거의 검은색을 띠기도 합니다. 그러나 이것이 지속될 때는 감염의 징후로 볼 수 있습니다.

월경출혈 장애는 이것 말고도 많습니다. 무엇보다도 스트레스는 월경불순을 유발하는 매우 흔한 원인으로 꼽힙니다. 드물게는 자궁내막세포에 악성 변이가 숨어 있을 수도 있습니다. 그러나 흔한 원인이든 드문 원인이든 어떤 증상이 본인에게 일어나면 전문가의 도움을 구해야 합니다. 물론 제비 한 마리가 나타났다고 봄이 온 것은 아니라는 속담처럼 어느 날 한 번 피가 비쳤다고 해서 당장 산부인과로 달려가야만 하는 건 아닙니다. 그러나 한 번으로 넘길 일이 아니라고 느껴지면 지체하지 말고 산부인과 예약을 잡는 것이 좋습니다!

월경통, 죽을 만큼 아프다면

10대 때 초경이 시작되고 얼마 안 있다가 배가 짓이겨지는 것처럼 극심한 월경통이 처음으로 찾아오면 그 황당함은 이루 말할 수 없습니다. 진짜 이 정도로 아픈 거였어? 앞으로 30년을 매달 이렇게 살아야 한다고? 이 고통을 겪어본 사람이라면 미국에서 이를 '저주'라고 부르는 이유를 충분히 이해할 수 있지요. 구약성경에 나오는 여자의 고통이 다름 아닌 바로 이 월경통을 말한 것이 아닐까 싶을 정도입니다. '매달 달이 차오를 때마다 여자에게 시뻘건 홍수와 지옥의 고통이 찾아올지어다.' 어딘가 이런 구절이 없나 의심되기까지 하지요. 여성인권적 차원에서 자신의 여성성을 아무리 긍정하려 해도 한 달에 한 번 등을 새우등처럼 구부리고 바닥에 뒹굴어야 한다면 그러기가 쉽지 않습니다. 월경통이 분노한 신의 저주나 거대 메뚜기 떼의 습격, 개기월식이 아니라면, 이는 대체 어디서 오는 것일까요?

자궁은 가운데가 비어 있는, 근육으로 이루어진 기관입니다. 월경 기간 동안 자궁은 혈액을 방출하기 위해 수축합니다. 자궁 수축은 자궁 마음대로 하는 게 아니라 프로스타글란딘prostaglandin이라는 물질의 도움을 받아 이루어집니다. 프로스타글란딘은 자궁 근육이 수축하도록 만들어 혈액이 밖으로 나가게끔 하는 분자구조물질입니다. 그러므로 자궁 수축은 지극히 정상적이며 대부분의 여성들에게는 아랫배가 좀 불편해도 그냥저냥 참을 만한 정도로 느껴집니다. 그러나 꽤 많은 여성들은 아직 밝혀지지 않은 원인으로 프로스타글란딘이 과다 분비되고 자궁 근육이 마치 균형감각을 잃은 것처럼 과도한 수축을 지속합니다. 이렇게 되면 정말 '아프다'는 말로는 모자랄 지경이 되지요.

월경통, 좀 더 전문적인 용어로 월경곤란증dysmenorrhea이라고 통칭하는 이 증상은 일차적 월경곤란증과 이차적 월경곤란증으로 나누어볼 수 있습니다.

일차적 월경곤란증은 사춘기 때 시작되어 상당 기간 계속됩니다. 어머니가 월경통이 있는 경우 그 딸의 월경도 초경부터 월경통을 동반할 때가 많습니다. 정말 유전적 요인이 있는지 아니면 딸이 엄마의 행동을 무의식적으로 답습하는 것인지는 아직 밝혀진 바가 없습니다. 그러나 확실한 것 하나는 어머니가 월경을 매번 고난으로 경험하는 모습을 딸이 보는 것은 바람직하지 않다는 사실입니다. 그래서 저는 딸 앞에서든 나이 어린 내원자들 앞에서든 월경에 대해서 이야기할 때 될 수 있으면 무겁고 어두운 분위기를 만들지 않으려고 노력합니다. 불필요한 걱정이나 공포심을 일으켜봐야 도움될 것이 없기 때문이죠. 다행해도 첫아이를 출산한 후 월경통이 이전보다 누그러졌다는 여성들이 많습니다.

이차적 월경곤란증은 나이가 든 후에 월경통이 생기는 경우입니다. 이럴 경우 원인을 찾아나서야 합니다. 자궁근종이나 자궁내막증, 용종이 흔한 원인으로 꼽힙니다. 자궁내막증은 과다월경과 부정출혈의 증상 외에도 굉장한 강도의 월경통을 유발합니다. 자궁내막증이 있는 여성은 월경 때가 되면 일을 할 수도, 무슨 결정을 내릴 수도 없는 지경에 빠지며 결국 응급실에 실려 와 검사를 거친 후에야 자신에게 자궁내막증이 있다는 진단을 받는 예가 많습니다. 자궁내막증으로 인한 월경통은 근종이나 용종으로 발생하는 통증에 비해 그 수위가 비교도 안 되게 높습니다. 그러므로 이에 대한 치료법이 있어야 하는데 가장 적합한 치료법은 사람마다 다릅니다. 자궁내막증, 용종, 근종에 대해서는 6장에서 더 이야기하겠습니다.

월경통으로 너무 큰 타격을 받고 있다면 대책을 세워야 할 것입니다. 상당히 효과가 좋은 방법으로는 경구피임약이 있습니다. 경구피임약이 사랑받는 데에는 피임 말고도 월경통 예방 효과가 있기 때문일 것입니다. 피임의 목적이 아니라 오직 월경통을 누그러뜨리고 싶어서 복용하는 여성들도 꽤 많습니다. 우리 병원을 찾는 레즈비언 여성들이나 파트너가 없는 독신 여성들만 봐도 그렇습니다. 피임약은 월경통을 최대 90퍼센트까지 경감시키기 때문에 월경 중에도 일상생활이 가능하도록 만들어줍니다. 고마워하는 이들이 많죠. 물론 이때도 피임약 복용에 따르는 장점과 단점을 잘 저울질해야 합니다. 어쨌거나 인공 호르몬이기 때문에 부작용이 적다고 할 수 없습니다. 그래도 장점이 단점을 훨씬 넘어선다면 복용 가치가 충분히 있다고 봅니다.

피임약을 복용하기 힘든 사정이 있거나 복용하고 싶지 않을 때 생각해볼 수 있는 대안으로는 진통제가 있습니다. 그래서 계산 빠른 의약업계에서는 프로스타글란딘의 체내합성을 방해하는 약제를 시중에 내놓았습니다. 나프록센이나 이부프로펜 같은 약이 그 좋은 예요. 그러나 이들은 프로스타글란딘의 **신규합성**만을 저지할 뿐 이미 만들어져 혈액 중에 존재하는 프로스타글란딘은 없애지 못합니다. 그러니 약을 먹는다고 해도 통증이 바로 없어지지 않는 것이죠. 그러므로 월경이 시작되기 전에 약을 복용하는 것이 매우 중요하다고 할 수 있습니다.

이 밖에도 마그네슘 치료로 효과를 보았다는 보고도 있습니다. 50명의 여성을 대상으로 한 연구에서 마그네슘의 장기적 효능을 위약 집단과 비교한 결과 마그네슘 복용 집단의 상당수 여성들에게서 6개월 후에 통증 경감 또는 완전한 해소를 관찰할 수 있었다고 합니다. 월경 시작일부터 월경이 끝난 후 이틀이나 사흘 후까지 하루 세 번 마그네슘제를 복용하는 방법으로, 통증이 당장 해결되는 것은 아니고 효능을 보려면 얼마간 시간이 걸립니다. 그러나 충분히 시도해볼 만한 가치가 있습니다!

허브를 이용한 치료법으로는 산딸기잎 차가 좋습니다. 그러나 대부분의 식물성 제품이 그러하듯 별안간 좋아지는 반짝 효과를 기대하면 안 됩니다. 복용방법은 월경 시작일 14일 전에 시작해 월경이 끝날 때까지 하루 세 번 마시는 것입니다. 출산과 산후조리 분야에서는 산딸기잎 차가 이미 유명합니다. 회음부 부위를 다시 부드럽게 만들어주는 효과가 있거든요. 그러나 이름과 달리 맛은 그다지 좋지 않습니다. 그래도 효과만 좋다면야 맛은 그리 중요하지 않겠죠.

이외에 의료용 대마로 통증 경감을 시도한 경우도 찾아볼 수 있습니다. 제가 좋아하는 영화배우인 우피 골드버그는 마야 엘리자베스와 함께 '우피 앤 마야Whoopi & Maya'라는 브랜드를 창업해 월경통을 누그러뜨리는 효능을 가진 대마를 원료로 제품을 만들었습니다. 물론 마약 효과는 없습니다. 조사해본 바로는 꽤 좋은 아이디어 같아요. 그 어떤 진통제도 듣지 않을 때혹은 진통제 남용으로 몸을 혹사시키고 싶지 않을 때 이러한대마 제품을 고려해보아도 좋을 것 같습니다.

여기서 오해하지 않았으면 하는 것이 있습니다. 저는 엄연히제도권 의료에 종사하는 의료인이며 제약산업의 공로에 대해매우 감사하는 마음을 가지고 있다는 점입니다. 하지만 만일월경통이 남성들에게도 흔한 질병이었다면 과연 약제 개발이이 정도에 그쳤을까 하는 의문을 떨쳐버리기 힘듭니다. 그랬다면 필시 월경곤란증은 국민질병의 반열에 올랐을 것이고 약국에는 이를 위한 제품이 넘쳐났을 것입니다. 불의를 보고 참지못해 화를 내는 사람에게 아무도 "오늘이 그날이야? 왜 이래?"라고 비아냥거리지 않을 것입니다. 한 달에 닷새 생리휴가 내는 것을 아무렇지도 않게 여길 것입니다. "짐승 같은 XXXL 파워의 흡수력을 보라!" 또는 "스포츠를 즐기는 당신을 위한 무적의 생리대" 같은 광고 문구를 내세운 위생용품의 홍보도 더욱 대대적으로 이루어질지 모릅니다.

그러나 대자연의 지혜는 위대해서 번식과 월경에 관한 과업을 좀 더 믿을 만하고 참을성 있는 성에게 맡겨놓았죠. 그게 누구냐고요? 바로 우리 여성입니다.

월경의 노쇼

월경혈이 그치지 않아 푸념하는 사람이 있는 반면 그날이 오기만을 초조하게 기다리는 사람도 있기 마련입니다. 화장실에 갈 때마다 꼭꼭 확인하지만 무언가가 비칠 기미는 도무지 보이지 않습니다. 자궁은 침묵하고 속옷은 그대로일 때 무언가가 잘못된 게 틀림없다는 불길한 느낌이 엄습합니다.

임신 시 월경이 멈추는 것은 당연합니다. 그건 누구나 다 아는 사실이죠. 그런데 임신테스트기도 음성으로 나오고 꼭 임신테스트를 거치지 않아도 도저히 임신일 리 없다는 걸 아는데도 나와야 할 것이 나오지 않을 때는 다양한 이유가 있을 것입니다. 그중에는 별것 아닌 것도 있지만 그리 간단한 문제가 아닌 것도 있습니다.

크게 문제될 것 없는 동시에 가장 흔한 원인 가운데 하나는

경구피임약 부작용입니다. 오랜 기간 피임약을 복용하면 월
경의 양이 점점 줄어드는 현상을 목격할 수 있습니다. 그러다
가 아예 건너뛰는 달도 생기죠. 걱정하지 않아도 됩니다! 피임
약은 시상하부(명령권자인 찰리)에게 호르몬 공급이 충분하다는
신호를 보냅니다. 그래서 찰리와 존 보슬리(뇌하수체)는 난소에
게 배란을 독려하는 행동을 멈추게 되지요. 한마디로 피임약은
난소를 잠재웁니다. 이 밖에도 피임약은 자궁점막에도 영향을
미쳐 자궁점막층이 조금씩 부피가 줄어들며 얇아지도록 합니
다. 왜 그럴까요? 어차피 수정란이 만들어지지 않기 때문에 점
막층을 두텁게 할 필요가 없어서입니다.

✳ 잘못된 믿음 날리기

월경량이 줄어들거나 월경을 건너뛴다고 해도 현재 피임약을 복용
중이라면 그리 걱정하지 않아도 됩니다! 피임약을 오래 복용해온 사람
에게는 복용을 잠깐 쉬는 기간에도 월경이 확연히 줄어들거나 아예 하
지 않는 현상이 일어납니다. 이를 갱년기나 불임으로 해석해선 안 됩니
다. 피임약은 난소의 활동을 잠잠하게 만듭니다. 말하자면 비행기 모드
로 전환해놓는 것이지요. 휴대전화를 비행기 모드로 해놓으면 통신이
일시정지되었다가 해제하면 다시 정상적으로 작동하는 것과 마찬가지
라고 생각하면 됩니다. 피임약 복용을 중지하고 얼마간의 시간이 흐르
면 월경주기는 다시 자연스러운 리듬을 되찾습니다. 돌아오는 과정은
각자의 몸 상태와 환경에 따라 다를 수 있습니다!

피임약 복용 중단 후 자연스러운 본래의 월경주기를 완전히 되찾기까지 걸리는 시간은 사람마다 다른데, 길면 6개월까지 걸리기도 합니다. 다만 40세 이상이며 갱년기에 접어든 경우는 예외입니다. 이럴 경우에는 자신의 주기가 어떻게 본래의 상태로 돌아가는지 우선 지켜볼 필요가 있습니다.

월경이 끊기는 다음 원인으로는 **스트레스**를 꼽습니다. 스트레스가 심하면 주기가 교란되고 배란이 일어나지 않는 결과를 낳을 수 있습니다. 주기가 마치 스크래치 난 CD처럼 제대로 돌아가지 않는 것입니다. 이 경우 초음파 검사를 하면 우리 안에 갇힌 채 어서 방출되기만을 바라는 난포를 흔히 관찰할 수 있습니다. 이를 난포낭종이라고 하는데 이는 난포로부터 난자가 방출되지 못하면서 결국 이 난포가 커지다 못해 낭종(물혹)이 된 것을 말합니다. 그러나 난포낭종의 90퍼센트는 저절로 없어집니다. 월경주기를 교란시키는 스트레스에는 정신적 스트레스만 있는 것이 아닙니다. 익스트림 스포츠, 너무 과한 유산소 운동, 굶기, 거식증, 장기간의 수면 부족, 극단적 다이어트 등은 몸으로 하여금 어딘가에서 에너지를 절약해야만 할 필요성을 느끼게 합니다. 호르몬 분비체계가 다른 이유가 아닌 오직 만성적 스트레스라는 이유 하나만으로 월경을 중단시키고 에너지절약 모드로 들어갔다면 더 이상 지켜보지 말고 서둘러 대책을 세우는 것이 맞습니다.

스트레스로 월경이 중단되었다면 생활패턴을 근본적으로 변화시키기 위해 무엇을 해야 할지 스스로 고민해보아야 합니다. 도저히 라이프스타일을 바꾸기 힘들어서 몇 달 동안 무월경으로 지낸다면 나이가 젊어도 조만간 호르몬 결핍에 따른 질병에 걸릴 수 있습니다. 그러므로 현재 임신을 계획하고 있지 않다면 경구피임약 복용을 권하고 싶습니다. 이는 호르몬 보충을 위해서입니다. 피임약 복용은 한편으로 주기적인 월경을 가능하게 해주고 다른 한편으로는 골다공증 예방 효과가 있습니다. 골다공증은 나이가 들어서 복합골절을 유발할 수 있는 뼈의 약화(뼈 성분 감소) 현상으로, 매우 위험합니다.

극도로 위험하다고 할 수는 없지만 그래도 무시할 수 없는 증상들을 동반하는 질병으로는 다낭성난소증후군이 있습니다. 유럽 여성 가운데 최대 12퍼센트가 이 증상을 가지고 있는 것으로 추산됩니다. PCOS_{PolyCystic Ovary Syndrome}라는 약자로 불리기도 하는 이 질병은 난소의 기능이 너무 약해서 스스로의 힘으로는 월경주기를 맞출 수도, 배란을 할 수도 없는 상태를 말합니다. 흔히 퍼져 있는 믿음과는 달리 다낭성난소증후군은 난소낭종의 크기와 관련이 없습니다. 초음파 검사상 난소 표면에 다수의 작은 낭종성 점들이 관찰되며 종종 부풀어 오른 것이 관찰되기 때문에 다낭성이라는 이름이 붙었지요. 부풀어 오른 것은 몸집을 불려서라도 제 기능을 수행하려는 난소의 절박한 몸짓으로 볼 수 있습니다. 난소가 배란을 하지 못할뿐더러 뇌하수체의 명령도 제대로 이행하지 못하면 난자를 성숙시키는 데 필요한 에스트로겐 분비가 저조해집니다. 이에 따라 배란이 이루어지지 않고 배란이 없으면 황체도 형성되지 않으므로 프로게스테론도 분비되지 않는데 대신 남성호르몬인 안드로겐이 많이 분비됩니다. 이는 무월경 또는 월경불순이라는 결과를 낳으며 당연히 임신도 힘들어집니다. 또 다낭성난소증후군을 가진 여성들 중에는 남자처럼 수염이 자라고 가슴에 털이 나는 사람도 있습니다.

다낭성난소증후군의 원인은 아직 정확하게 밝혀진 것이 없습니다. 그러나 비만 그리고 인슐린 저항성과 관련성이 많은 것으로 보고 있습니다. 비만이 인슐린 저항성을 야기하는지 아니면 인슐린 저항성이 과도한 지방 축적을 불러오는지는 지금까지도 그 전모가 밝혀지지 않았습니다. 다낭성난소증후군을 가진 여성의 대부분은 비만이지만 모두가 비만은 아닙니다. 홀쭉하고 몸이 날렵한 여성들도 이 병에 걸릴 수 있습니다.

진단방법에는 여러 경로가 있습니다. 우선 초음파를 통해 난소가 다낭성난소증후군의 전형적 모습인지 검사합니다. 하지만 확연히 판별할 수 없는 경우도 있기 때문에 특수한 혈액검사로 호르몬 수치를 측정해 다낭성난소증후군 여부를 진단합니다.

진단이 내려지면 무엇을 해야 할까요? 비만이라면 변명의 여지없이 일단 체중을 줄여야 합니다. 식단 개선이 9할 이상의 몫을 차지합니다. 기존의 나쁜 식습관과 간식은 그대로 유지하면서 운동만 추가한다고 절대 살이 빠지지 않습니다. 설탕과 밀가루, 곡류(통곡물과 과일까지도)를 식단에서 과감히 빼고 동물성 지방, 술, 감자, 쌀을 먹지 말아보세요. 자신의 몸에게 이제부터 뭔가 단단히 달라질 것이라는 강력한 신호를 보내는 겁니다. 여기서 정말 주의할 것은 유행하는 사이비 식단에 이리저리 휩쓸리지 않는 것입니다.

약물치료로는 본래 당뇨병 치료약으로 출시된 메트포르민이 좋은 효과를 가져다줍니다. 메트포르민은 인슐린 저항성에 작용해 물질대사를 원활하게 해줍니다. 현재까지는 이 약물을 다낭성난소증후군의 치료목적으로 처방하는 것이 공식적으로 인정되지는 않았지만 이는 그저 형식적으로 그렇다는 것입니다. 메트포르민은 효과가 좋지만 배에 가스가 차거나 소화불량을 일으키는 부작용을 유발할 수 있는 만큼, 처음에는 소량으로 시작했다가 조금씩 용량을 늘리는 것이 좋습니다. 다낭성난소증후군이 있으면서 임신을 계획하고 있는 내원자들의 경과를 종합해본 결과 뛰어난 효과를 관찰할 수 있었습니다. 원래의 월경주기를 되찾은 후 임신에도 성공한 여성들이 상당히 많았습니다.

다낭성난소증후군을 가진 여성들에게서는 하시모토병이라

는 갑상선 자가면역질환이 평균 이상의 빈도로 발견됩니다. **갑상선 질환**은 그 자체로 무월경의 원인으로 꼽힙니다. 갑상샘 항진증 또는 갑상샘 저하증은 월경주기의 원활한 흐름을 방해하므로 혈액검사 시 갑상선 관련 수치들도 검사할 필요가 있습니다.

이와는 별도로 월경이 일어나지 않는 자연스러운 원인이 있으니, 바로 연령입니다. 40세를 기점으로 여성의 월경은 조금씩 변화하는 모습을 보입니다. 보통 주기가 점점 짧아지다가 나중에는 몇 번씩 건너뛰게 됩니다. 이 기간이 되면 난소에서 완전한 배란이 일어나는 빈도가 줄어듭니다. 그러다가 좀 더 나이가 많아지면 호르몬 상태의 변화가 계속되는 상태로 상당 기간 지내다가 마지막 월경을 경험하게 되지요. 이 마지막 월경을 폐경이라고 합니다. 월경이 나온 후 1년 동안 전혀 월경이 없을 때 그 마지막 월경을 최종적으로 폐경으로 판단합니다.

월경 기간에 도움을 주는 물건들

　인류의 탄생 이후 문화권을 막론하고 모든 여성들은 달마다 찾아오는 월경을 잘 치르는 동시에 일상에서 주어진 일들을 변함없이 해내는 과업과 맞닥뜨려왔습니다. 그런데 그것이 지금 생각하는 것처럼 힘들지는 않았습니다. 월경을 지금처럼 자주 하지 않았기 때문이죠. 과거 여인들은 임신 중이거나 수유 중일 때가 대부분이었고 꾸준히 월경을 하는 사람은 아주 젊거나 좀 나이가 든 여성이 대부분이었습니다. 이처럼 월경을 하는 여성이 상대적으로 적었기 때문에 많은 문화권에서 피 흘리는 여자를 공동체에서 소외시켰을 것으로 추측합니다. 월경혈을 불결하고 불길한 것으로 치부해 월경 중인 여자를 집단 활동에서 배제했던 것입니다. 흉작인 해에는 그 잘못을 월경하는 여자에게 고스란히 떠넘겼으며 옛날에는 심지어 피 흘

리는 여인이 가까이 오면 우유가 쉬이 상한다는 말까지 있을
정도였습니다.

오늘날까지도 세계 곳곳에 이런 폄하적인 고정관념이 남아
있습니다. 네팔에서는 최근에 이르러서야 차우파디라는 관습
을 법적으로 금지했죠. 하지만 산간지방에는 아직도 이 관습이
생활 깊숙이 남아 있어 월경하는 여자를 일주일 동안 가족으
로부터 떼어내 물과 장작이 없는 외떨어진 오두막에서 지내도
록 강제한다고 합니다. 일찍부터 배워야 하는 그릇된 수치심은
둘째치고 어린 소녀가 정기적으로 학교를 빠져야 하며 산짐승
과 강간범의 손쉬운 먹잇감이 될 위험에 노출되는 것입니다.
그러나 다행히 잘못된 인식을 바꾸려는 의식전환 운동이 일어
나고 있습니다.

여러분들도 혹시 그런 생각을 해본 적이 있는지 모르겠습니
다만 저는 〈타이타닉〉이나 〈메리 포핀스〉 같은 옛 시대를 그
린 영화나 드라마 시리즈를 시청할 때마다 탐폰이나 생리대가
발명되지 않았던 시대의 여성들은 대체 어떻게 살았을까 하는
점이 몹시 궁금해집니다. 우리 여성들은 예로부터 목이 마르면
마른 채로 있지 않고 반드시 스스로 우물을 파서 해결을 해나
갔죠. 그래서 월경에 대한 불편함을 어떻게든 해소하려고 여러
가지로 머리를 썼습니다. 고대 이집트에서는 파피루스를 돌돌
말아 탐폰 대신 사용했고 북아메리카 원주민 여성은 놀라운

흡수력을 자랑하는 삼나무 껍질을 손질해 같은 용도로 썼습니다. 그런가 하면 아무것도 대지 않고 그냥 피를 흘러나오게 하던 시대도 있었습니다. 지난 몇백 년간은 무명으로 만든 천을 생리대로 사용했죠. 지금도 빈곤한 사회의 여성들은 생리용품을 구매할 여력이 없습니다.

20세기 초에 이르자 기다란 무명 생리대에 띠를 둘러 버클이나 핀으로 고정시키는 식으로 월경을 나게 되었습니다. 지금의 눈으로 보면 핼러윈의 펑크족 복장을 연상케 하는 이 장치는 1970년대까지만 해도 대부분의 여성이 월경혈을 처리하는 일반적인 방법이었습니다. 한참을 그렇게 지내다가 누군가 생리대 한쪽에 끈끈이를 붙이면 좋겠다는 아이디어를 냈던 것 같습니다. 믿기지 않겠지만 정말입니다. 우리의 어머니와 할머니 세대에서는 학교 수업 중에 갑자기 월경이 터져 나왔다면 어떤 광경이 펼쳐졌을까 상상도 하기 싫어집니다. 지금이라면 옆줄에 앉은 아이가 책상 밑으로 몰래 탐폰이나 생리대 하나를 쓱 밀어 넣어주겠지만 기다란 면 월경대와 허리끈이었다면 과연 어떻게 해야 했을까요?

오늘날의 **생리대**는 소비자들이 생각하는 것보다 훨씬 좋습니다. 과거에는 두께가 아주 두꺼웠죠. 속옷에 잘 들러붙지도 않았을 뿐더러 조금만 뒤에 놓아도 앞쪽으로 피가 새서 속옷

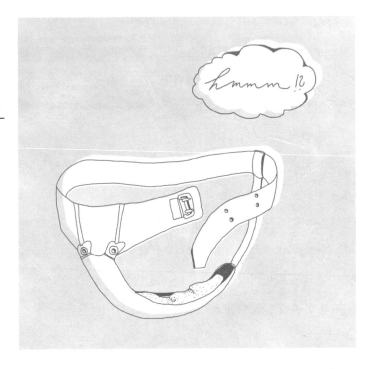

을 망치기 일쑤였습니다. 밤에 잘 때에는 뒤로 엉덩이 골을 따라 피가 흘러 침대를 얼룩지게 만들었고 양옆으로 새는 건 아예 방도가 없으니 포기한 채 그러려니 했습니다. 왜 나는 만날 이렇게 칠칠치 못한가 하며 자괴감에 절망하는 것이 다반사였죠. 하지만 요즘 나오는 생리대는 두께도 아주 얇아지고 양옆으로 날개도 있으며 앞뒤로 긴 수면용도 있죠. 표면도 많이 개선되었고 공기 투과도 잘 되어 땀에도 강합니다. 인류가 시작된 이래로 그토록 많은 여성이 꾸준히 월경을 해온 것 치고는

기술과 아이디어가 지금의 생리용품 수준에 도달하기까지 너무나 오랜 시간이 걸린 것 아닌가 하는 아쉬움을 금할 수 없습니다.

생리대를 자주 갈아주는 것은 의학적 측면에서도 중요합니다. 생리대가 몸에 맞지 않아 외음부나 소음순, 회음부 주변에 뾰루지나 두드러기가 일어나는 여성도 적지 않습니다. 만일 본인에게 이런 트러블이 종종 일어난다면 월경혈에 대처하는 다른 방법에 대해 고민해봐야 합니다.

시중에 나와 있는 탐폰은 사용이 편리하다는 큰 장점이 있지만 자주 갈아주는 것을 잊으면 안 됩니다. 아주 드문 사례이긴 하지만 탐폰에서 균이 번식해 사망에까지 이른 경우도 있습니다. 이는 황색포도상구균staphylococcus aureus이라는 박테리아에 의해 유발되는데 사실 황색포도상구균은 전 인류의 절반에 이르는 사람들의 피부와 점막에 서식하면서 평소에는 잠잠히 있습니다. 그러다가 적합한 환경을 만나면 폭발적으로 번식해 문제를 일으킵니다. 박테리아가 만들어내는 독소, 즉 톡신toxin이 혈액 중에 흘러 들어가면 대사이상 및 기타 합병증을 유발하며 심하면 장기나 신체 일부를 괴사시킬 수도 있습니다. 이런 현상을 독성쇼크증후군toxic shock syndrome, TSS이라고 부릅니다. 독성쇼크증후군은 많은 양의 혈액을 흡수해 자주 갈지

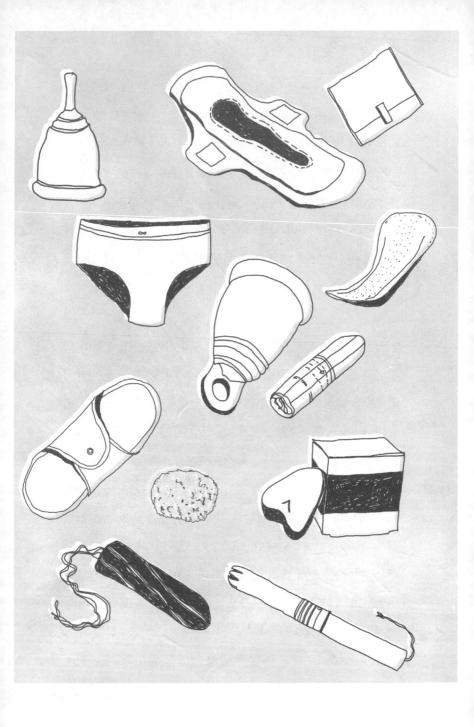

않아도 되도록 다량의 합성섬유로 만들어진 탐폰이 출시되었던 70년대와 80년대에 정점을 찍었습니다. 그러나 이제는 탐폰의 원료가 많이 달라져 순면 함량이 높아졌고 위생에 대한 의식도 높아져 독성쇼크증후군은 현저히 줄어들었죠. 현재 전 세계적으로 월경여성 10만 명 당 1명이 독성쇼크증후군에 걸리는 것으로 추산하고 있습니다. 아무리 못 해도 탐폰은 8시간마다 갈아주어야 하며 특히 갈기 전에 꼭 손을 씻는 것을 잊지 말아야 합니다.

탐폰을 집어넣고 완전히 잊어버리는 일도 있을까요? 그러면 어떻게 될까요? 우선 큰 탈이 나지는 않습니다. 그러나 까맣게 잊힌 탐폰은 언젠가는 갈색 분비물로 자신의 존재를 알립니다. 원인을 알 수 없는 이상한 분비물이 나온다며 병원을 찾는 여성들이 가끔 있습니다. 내진을 하면 몇 주 동안 질 안에 들어있던 탐폰이 발견되는 거죠. 이 순간 저는 매우 슬퍼집니다. 이 여성은 다시는 우리 병원을 찾지 않을 것이니까요. 왜냐구요? 외부와 단절되어 질 안에 머무른 탐폰은 이튿날이 넘어가면서 부패하기 시작합니다. 그러다가 밖으로 나와 바깥 공기와 닿는 순간, 썩은 고기와 시체 냄새가 코를 찌르며 사방에 진동합니다. 정신없이 지내다 보면 탐폰을 착용했다는 사실 자체를 자칫 잊을 수 있다는 점을 충분히 이해하는 제가 의사로서 아무리 안심시키고 위로하려 해도 당사자는 부끄러움을 어쩌하지 못해 절절맵니다. 진료실은 20분 동안 악취로 인해 아무도 들어가지 못하는 상태가 되죠.

어쨌든 대부분의 경우 질 소독 말고는 특별히 다른 조치를 취할 필요가 없습니다. 빼낸 것만으로도 위험에서 벗어났으니까요. 그런데 일반적으로 생리대와 탐폰의 안전성을 어느 정도로 봐야 할까요? 여성 한 사람이 평생 동안 소비하는 생리대 또는 탐폰의 수는 약 1만 개라고 합니다.

188

더 알고 싶다면

탐폰을 삽입하는 데 어려움이 있나요? 대부분 탐폰을 질 안에 직선으로 삽입하려고 하는 데서 문제가 일어납니다. 개개인에 따라 조금은 다르지만 이렇게 하면 요도나 요도 바로 아랫부분을 찌르게 됩니다. 엄청 아프죠. 그러나 질은 아랫배 정중앙에 위치하지 않고 수영장 미끄럼틀처럼 밑으로 내려오면서 굴곡을 이루는 모양을 하고 있습니다. 그러므로 탐폰을 집어넣을 때는 우선 위로 밀어 넣은 다음 뒤쪽으로 눕혀서 조금 더 넣는 게 좋습니다. 말하자면 척추를 향해 약간 사선으로 삽입하는 거지요. 질 입구에 이물감이 더 이상 느껴지지 않으면 충분히 안으로 잘 들어간 것입니다.

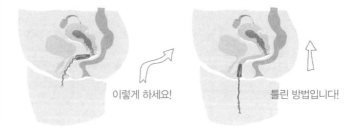

이렇게 하세요!   틀린 방법입니다!

탐폰의 경우 완전히 제거되지 않은 잔여물은 몸 안에 매우 오래 남아 있을 수 있으며 표백제 등의 화학물질이 체내에 흡수되기도 쉽습니다. 다수의 연구에서 포름알데히드나 염소 잔여물이 극소량 검출되기도 하지만 허용치를 넘지 않는 수준입니다. 그러나 일상생활에서 접촉하고 섭취하는 다른 독소들과 함께 장기간 체내에 쌓인다면 어떻게 될지, 또 허용치라는 것이 진정 인체에 무해한 경계수치로서 안전한지의 여부는 사실 아무도 정확히 알지 못합니다.

더 알고 싶다면

탐폰 포장지를 벗기는 방법은 대부분 잘 아실 거예요. 가운데 줄을 떼어내면 전체 비닐 포장이 떨어지죠. 그러고 나서 실을 집으면 비닐 뚜껑이 저절로 벗겨집니다. 이제 삽입 준비가 완료되었다고 생각할 수도 있지만 여기서 비닐 뚜껑을 벗겨내는 마지막 단계를 잊으면 안 돼요!
이 단계를 잊고 삽입하는 여성들이 종종 있는데 이렇게 되면 비닐 조각이 몸 안에 남아 있을 수 있습니다. 저도 내원한 여성들 몸에서 가끔씩 비닐 조각을 끄집어낼 때가 있습니다. 이렇게 몸 밖으로 나온 비닐 조각은 비유하자면 도시락 통 안에서 며칠 만에 발견된 블루베리 한 알과 비슷합니다. 오래된 피와 함께 뭉쳐진 채 납작해져 있죠. 잠자리를 가지다가 상대방이 무언가 따끔한 것이 느껴진다고 해서 알게 되는 경우도 있지만 아무도 알아채지 못하다가 산부인과에 와서야 건져낼 때도 많습니다. 혹여 나중에 자신에게 이런 일이 일어나게 되더라도 부디 너무 부끄러워하지 마세요. 누구에게나 일어날 수 있는 일이니 여유롭게 넘기면 됩니다.

이런 측면 말고도 탐폰을 자주 사용하면 질에 부담을 안겨 줄 수 있습니다. 자주 교체하면 질 건조가 올 수 있고 질의 미생물 생태계를 교란할 위험도 있지요. 월경 후 매번 가려움증이 생기거나 원인 모를 분비물이 많아졌다면 질의 유산균 상태계가 혈액과 탐폰 때문에 많이 무너졌다는 것을 뜻합니다. 이를 바로잡고 싶다면 질 유산균 제품이 좋습니다. 아예 유산균으로 코팅한 탐폰도 있습니다. 관심이 있다면 한번 검색해보세요.

일회용 제품을 쓰지 않겠다고 마음먹은 사람에게 정말 좋은 대안이 있습니다. 그중 하나가 바로 **생리컵**입니다. 생리컵을 사용하고 있는 여성들의 말을 들어보면 그렇게 좋을 수가 없다고 합니다. 쓰레기도 나오지 않고 매번 생리대를 사지 않아도 되니 돈도 절약할 수 있습니다. 냄새도 거의 없고 다리 사이로 삐져나오는 탐폰 실도 없으니 장점이 가득합니다. 생리컵은 의료용 실리콘이 원료이고 질 안에서 혈액을 컵에 모으는 방식입니다. 최장 12시간까지 사용할 수 있으며 거의 새지 않습니다. 생리컵을 생산하는 기업 중에는 빈곤 국가를 위한 홍보 활동을 벌이며 판매수익금의 일부를 아프리카나 아시아 저개발 국가의 여성들에게 생리컵을 무료 지원하는 데 쓰는 곳이 많습니다. 이런 지역에서는 생리 용품이 비싸고 구하기도 힘들어서 월경을 치르는 일이 그야말로 매달 곤욕입니다. 예를 들어

루비컵Ruby Cup이라는 회사는 네팔에서 계몽사업을 펼치며 생리컵을 나눠줍니다. 이는 월경을 하는 동안 부정하다고 낙인찍혀 공동체에서 격리되는 수많은 네팔 소녀들에게 큰 도움이 되죠.

두 번째 대안으로 **생리팬티**가 있습니다. 따로 생리대가 필요 없이 팬티만으로 해결되고 두께 또한 놀랄 만큼 얇습니다. 일반 속옷과 마찬가지로 세탁해서 다시 착용할 수 있습니다. 1세대 생리팬티 제품은 미국에서 나온 띵스Thinx라는 제품입니다. 이제는 시장이 많이 활성화되어 여러 기업에서 만들고 있죠. 독일에서도 두 여성이 힘을 모아 베를린에서 창업한 오오시Ooshi라는 브랜드가 월경 중에도 제약 없는 여성의 사회활동을 돕고 있습니다. 생리팬티를 한 번 착용하는 것으로 최대 3개의 탐폰을 대체할 수 있다고 합니다. 월경혈의 양이 매우 많을 때는 다른 생리용품들도 그렇듯 완벽한 커버는 힘듭니다. 하지만 중간 정도의 양이 나오는 날이나 탐폰을 보조하는 역할로서는 더할 나위 없으며 개인적으로는 흰 데님을 입을 때도 안심하고 사용할 수 있다고 봅니다. 친환경적이기도 하니 금상첨화지요!

생리팬티의 철학을 공유하는 것으로는 자유로운 월경, 이른바 프리블리딩Free Bleeding이라는 운동이 있습니다. 조금 독특한 이 운동은 자궁이 혈을 파도처럼 주기적으로 흘리기 때문에 원칙적으로 월경혈을 자궁기저근의 힘으로 몸 안에 모아둘 수 있다고 보는 가정(질에 힘을 주는 것이죠)에서 출발합니다. 모아 두었던 월경혈을 화장실에 가서 흘려보내거나 만일 여건이 허락한다면 혈이 왈칵 쏟아진다고 느껴질 때마다 화장실에 가는 것입니다. 그러나 의학적 관점에서 볼 때 이는 매우 힘든 일입니다. 자궁혈이라는 것은 예측 가능한 주기로 흘러나오지 않기 때문입니다. 아기를 낳을 때의 산통이나 소화기관의 작용과는 다르지요. 파도처럼 어떤 주기가 있다기 보다는 자궁경부가 열리면서 월경혈이 부분적으로는 능동적으로, 또 부분적으로는 수동적으로 흐른다는 것을 알아야 합니다. 프리블리딩이 꽤 괜찮은 생각이라고 공감한다면 얼마든지 시도해도 좋습니다! 하지만 그렇지 않다고 해도 요즘은 좋은 생리용품들이 많이 있으니 걱정하지 않아도 됩니다.

월경 중 욕구가 생긴다면

월경 중 섹스는 피자와 같습니다. 먹고 싶으면 참지 말고 맛있게 먹으면 됩니다. 인생은 짧습니다. 월경을 하는 도중에 대부분의 여성은 어차피 별로 성욕을 느끼지 않습니다. 불편하고 찝찝한 데다가 두통 또는 생리통으로 충분히 괴로우니까요. 반면 월경 때가 되면 성욕이 유난히 치솟는 사람도 있습니다. 이는 월경 사흘째부터 에스트로겐과 테스토스테론 수치가 올라가는 것과 관계가 있습니다. 이에 더해 임신이 되지 않은 것에 대한 홀가분함 또는 월경으로 인해 자연에게서 선사받은 여성성을 더 크고 충만하게 느낄 수 있다는 심리적 원인도 있으리라 짐작합니다. 이때 사랑하는 사람과 침대 위에서 스킨십을 나누면 안 된다는 법칙이 어디 있나요? 섹스는 팽팽했던 긴장을 풀어주고 불안정한 기분을 편안하게 해주며 두통이나 기타 통증을 완화해주는 효과가 있습니다.

하지만 월경 중 잠자리를 얼룩 없이 훌륭히 끝내기 위해서는 몇 가지 유의할 점이 있습니다.

1. 어두운 색의, 크기가 넉넉한 수건을 밑에 깝니다.

2. 여성상위 체위보다는 정상위 또는 후배위를 선택합니다. 그렇지 않으면 월경혈이 새어 나가기 쉽습니다.

3. 상대방의 신체 일부가 피투성이가 되는 상상만 해도 꺼려진다면 콘돔 사용을 권합니다.

4. 적혈구를 바로 씻어내는 좋은 방법은 샤워를 하는 것입니다. 이때 윤활제를 다소 사용하는 것이 좋습니다. 혈액은 질 점액에 비해 미끈거림이 덜하며, 물이 닿으면 금방 씻겨 내려가기 때문입니다.

5. 혈액을 통해 옮겨지는 모든 질병의 전파력은 월경 중 당연히 더 커질 수밖에 없습니다. 그러므로 예정에 없던 섹스를 할 경우에는 반드시 파트너에게 콘돔을 착용시키세요. 자궁으로 향하는 경로는 월경 중 개방되어 있고 자궁벽 표면층이 떨어져나가는 중이라는 사실을 잊으면 안 됩니다. 특히 후천성면역결핍증 또는 B형이나 C형 간염을 옮기는 바이러스가 이런 경로로 매우 쉽게 전파될 수 있습니다.

6. 당연한 말이지만 둘이 함께 붉은 파도를 탈 의향이 있다면 구강성교를 하지 못할 이유는 없습니다. 그러나 감염 위험을 소홀히해선 안 됩니다. 1명의 장기적 파트너라면 문제가 없지만 캐주얼한 관계 안에서 상대방과 즐기고 싶다면 주방용 랩이나 펼친 콘돔을 대고 하는 것이

안전합니다.

7. 네, 맞습니다. 월경 중에도 임신할 수 있습니다.

영어권에서는 월경을 블로잡 위크Blowjob Week라고 부르기도
합니다. 진심으로 남자들 사이에서만 허용되는 농담이기를 바
랍니다. 작은 선물을 해주는 셈 치고 남성에게 구강성교를 해
줄지 말지는 각자의 자유이지만 이것이 여성에게 실질적으로
만족을 주는 것은 아니므로 월경 중이라는 이유만으로 섹스를
포기해야 할 이유는 없습니다. 특히 수치심 때문이라면 더더

더 알고 싶다면

소프트 탐폰이라는 것이 있습니다. 혈액을 흡수하는 부드러운 스펀지로
된 이것은 약국이나 온라인에서 구입이 가능하며 유흥업에 종사하는 여
성들 사이에서는 이미 공공연히 알려져 있는 비밀입니다. 소프트 탐폰
은 착용 중 그 어떤 이물감도 주지 않으며 섹스할 때도 상대방은 아무것
도 눈치 채지 못합니다. 이것은 특수한 상황에서, 예를 들면 누군가를 사
귀기 시작하고 첫 번째 거사를 소중히 계획하고 기다렸는데 갑자기 월
경이 터져 나왔을 때(정말 짜증나죠) 활용해볼 만한 방법입니다. 물론 수영
장이나 사우나에도 갈 수 있습니다. 그러나 단점도 있습니다. 다시 꺼내
기가 상당히 어렵다는 점입니다. 실이 부착되어 있지 않기 때문이지요.
제거하려면 쪼그리고 앉은 채 손가락을 집어넣어 꺼내야 합니다. 하지
만 실패하더라도 산부인과를 찾아가 제거해달라고 하면 됩니다(의사들에
게는 별일 아니니 너무 걱정하지 마세요).

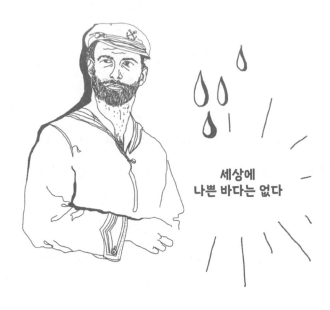

세상에
나쁜 바다는 없다

욱 피할 필요가 없습니다. 반대로 남성 파트너가 월경 기간 중에 삽입성교 또는 구강성교를 거부한다고 해도 인정해줘야 하겠지요. 제 남편(과거에 선원이었죠)은 항상 이렇게 말합니다. 진정한 뱃사람은 붉은 바다에도 뛰어든다고, 그래서 뱃사람 중엔 붉은 수염 사나이가 많다고요. 네, 저는 멋진 남자를 남편으로 두었습니다. 산부인과 전문의인 저는 이렇게 말하겠습니다. 좋은 섹스는 흔적을 남긴다!

4장

질 건강을
위협하는 주요 신호

분비물 해독하기

　많은 성인 여성과 여성 청소년이 분비물 때문에 걱정합니다. 올바른 성교육을 받았다면 희거나 옅은 노란색 얼룩이 속옷에 묻어나는 현상은 완전히 정상이라고 배웠을 겁니다. 그러나 우리는 분비물을 지저분함과 연관시키지요. 그래서 의연히·넘어가지 못하고 혼자서 속병을 앓는 것입니다. 게다가 우리의 질은 정말 변덕스럽습니다. 오늘은 흰색 분비물이 나왔다가도 다음주에는 누런빛을 띠고, 어떤 때는 진득한 콧물 같다가도 다음에는 굳은 코딱지 같기도 하니 도무지 종잡을 수가 없습니다. 여성의 질은 혼자만의 독립적 삶을 꾸려가는 존재라는 생각이 들 정도입니다. 그런데 실은 자신의 상태를 전하는 메신저가 바로 질 분비물입니다. 월경주기의 어느 시점에 와 있는지, 임신 가능한 시기가 언제인지, 불편한 곳이 있는지의 여부가 분비물을 통해 나타나죠. 그러므로 우리가 하루를 마감할 무렵 속옷의 얼룩을 체크한다는 것은 전반적으로 질의 상태가 괜찮은지 아니면 무슨 조치를 취해야 할지에 대해 질이 메모한 포스트잇 쪽지를 읽어보는 것과 같습니다.

이 장에서는 어느 정도가 정상인지, 또 정상은 아니지만 스스로 쉽게 돌볼 수 있는 증상에는 어떤 것이 있는지, 병원에 가서 전문가의 치료를 받아야 하는 경우는 어떤 것인지에 대해 이야기해보려고 합니다. 몸이 보내는 메시지를 판단하는 감感을 익히고 질이 남긴 포스트잇 메모를 읽는 방법을 다 같이 배워보았으면 좋겠습니다.

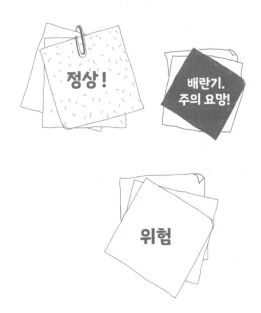

분비물은 무엇으로 이루어져 있으며 대체 왜 나올까요?

질 분비물은 질의 자가정화 프로그램이 만든 산물입니다. 자동세척 기능이 장착되어 있는 커피머신처럼 말이죠. 질은 아래가 열려 있기 때문에 그리로 흘러내리는 것뿐입니다. 분비물은 질벽에서 떨어져 나온 죽은 세포들, 박리된 자궁경부 점막층 그리고 혈관으로부터 빠져나와 질벽으로 들어온 혈액 중의 액체 성분, 즉 누출액 등이 모여 만들어집니다. 질 분비물은 원칙적으로 질이 건강하다는 증거입니다. 분비물은 질의 촉촉함을 유지해주며 박테리아의 번식에 대항하는 보호막 역할을 합니다. 콧속의 점막와 크게 다르지 않죠. 그런데 질이 평상시에 가지고 있는 습기는 성적으로 흥분했을 때 생기는 습기와는 본질적으로 다릅니다. 성적 흥분 시에 분비되는 액체는 실제로 거의 질벽의 누출액과 약간의 바르톨린샘 분비액으로만 이루어져 있습니다.

분비물의 색과 질감은 언제든지 변할 수 있으며 특히 월경주기에 따라 달라질 수 있습니다. 분비물은 투명한 것부터 밝은 흰색, 어두운 흰색, 노리끼리한 색, 노란색까지 다양하며 질감은 묽은 콧물처럼 흐르다시피 하는 것, 살짝 점성이 있는 것, 달걀흰자 같은 것, 찐득한 콧물 같은 것, 바닷가의 작은 해파리나 고무처럼 꽤 단단한 것 등이 있습니다. 분비물은 작은 구슬 모양으로 뭉치거나 음모에 말라붙기도 합니다. 이 모두는 정상이며 앞에서 말했듯이 월경주기의 어느 쯤에 해당하느냐에 따라 달라집니다. 월경이 끝날 즈음에는 색이 아직 갈색이나 베이지 색이다가 점점 밝아지면서 배란기 전후에 묽은 점성을 띠고 그 다음에는 찐득한 고무처럼 덩어리지는 과정을 되풀이합니다.

질에 서식하는 모든 바실러스균속을 통틀어 우리는 질 미생물 생태계라고 부릅니다. 이를 좀 더 자세히 들여다볼까요? 건강한 질의 미생물 생태계를 현미경으로 들여다보면 해로운 박테리아들 및 환경에서 오는 이물질들로부터 우리를 지켜주는 작은 도우미들을 무수히 발견할 수 있습니다. 이들이 누구인지 아직 잘 모른다면 이제부터 이름 정도는 알아두면 좋겠죠? 매일같이 당신의 질을 지키려 고생하는 친구들이니까요. 이들의

더 알고 싶다면

질 분비물은 어느 정도의 양이 정상일까요? 이를 알기 위해 런던의 한 종합병원 의사가 의학적 연구를 시행했죠. 8시간 동안 흐른 분비물의 양을 측정해 평균을 낸 겁니다. 그 양은 평상시에는 1.55그램, 배란기에는 1.96그램이었습니다.[14] 혹시 아래가 항상 축축하게 느껴진다면 감염의 징후일 수도 있으나, 새로운 성관계 상대가 생기면서 그가 가진 새로운 박테리아들에 적응하느라고 더 많은 분비물을 생산한 것일 수도 있습니다. 또 누군가를 새로 사귀게 되면 일반적으로 초반에 섹스의 횟수가 많다 보니 질에 좀 더 많은 부담이 가서 그렇기도 합니다. 임신 중 분비물이 늘어나는 현상 역시 정상입니다. 태아 때문에 질의 혈행이 평소보다 활발해져 분비되는 액체 성분도 많아지는 것이죠.

이름은 되더라인döderlein 박테리아입니다. 통상 락토바실러스균 또는 유산균이라고도 불리는 이 박테리아는 질에서 살며 침입자를 물리치기 때문에 우리에게 유익한 균입니다. 에스트로겐이 활발히 분비될 때 잘 번식하며 스트레스를 싫어합니다. 이들의 천적은 비누, 염소가 함유된 물, 대부분의 항생제입니다. 반면 좋아하는 것은 글리코겐이며 당을 먹이로 삼은 후 젖당(유당)을 분비해냅니다. 젖당은 사우어크라우트나 요구르트에 들어 있는 당류입니다. 또한 되더라인 박테리아는 과산화수소를 만들어내는데, 과산화수소는 머리를 탈색시키거나 표면을 하얗게 만드는 성분으로만 알려져 있지만 감염을 방어해내는 역할도 합니다(물론 많이 희석시킨 상태여야겠죠).

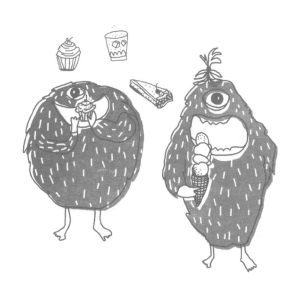

되더라인 박테리아가 우위를 점해 우세 박테리아가 될 경우 질의 ph 수치는 4와 5 사이, 즉 상당히 강한 산성을 띱니다. 이는 병원균들에게는 생존이 위협받을 정도로 척박한 환경이라 이들이 번성하기란 좀처럼 쉽지 않습니다. 그렇다고 병원균이 전혀 서식하지 않는 건 아닙니다. 대장균같이 유해균으로 분류되는 균들도 어느 정도 공존하는 것은 정상에 속합니다. 질 미생물 환경을 잔디밭에 비유하면 이해가 쉬울 것 같습니다. 잔디밭을 가꿔본 사람은 알겠지만 잔디가 많을수록 잡초가 덜 자라납니다. 그러나 잔디가 병들거나 적합한 돌봄을 받지 못해 죽어가기 시작하면 잡초는 마치 이때만을 기다려왔다는 듯 무서운 속도로 번져나갑니다.

흥미로운 사실을 하나 말하자면 서로 한 사람과만 성생활을 하는 남녀는 종종 생식기의 미생물 환경도 공유하며, 새로운 상대방이 생기면 상대방의 생식기 미생물 환경에 새로이 적응한다는 것입니다. 미생물적 차원에서의 패치워크 패밀리(조각보 가족)인 셈이죠.

이제 건강한 질 미생물 환경이 무척 중요하다는 것을 배웠습니다. 질은 몸의 내부로 통하는 출입구이며 동시에 외부세계와 접촉하는 관문이기도 합니다. 또 우리의 질에게는 아주 지저분한 이웃이 있죠. 바로 항문입니다. 시쳇말로 이웃이 똥구멍 같은 사람이라면 이 이웃이 진상 짓을 하지 못하도록, 적어도 당신을 함부로 대하지 못하도록 정교한 전략을 세워 대응해야 하겠죠.

　요약하자면 우리는 되더라인 박테리아가 잘 번성하도록 돌봐야 합니다. 그래야 쾌적한 환경에서 질이 튼튼하게 유지되어 적당한 산도도 지킬 수 있으니까요. 질에 사는 성실한 주민들의 일상생활이 힘들어지게 되면 다양한 증상이 나타나게 됩니다. 증상을 보면 그 원인을 알 수 있는 경우가 종종 있습니다. 이제 그 증상들을 살펴봅시다!

더 알고 싶다면

되더라인 박테리아를 만나보세요! 이 박테리아에는 여러 종류가 있으며 그중 어느 종이 주로 서식하는지에 따라 질의 산도가 달라지는데 이는 인종과 관련이 있다고 합니다. 질의 ph 수치가 항상 정확히 4.0일 필요는 없습니다.[15] 왜냐하면 인종적 차이가 있다는 것이 밝혀졌으니까요. 백인 여성과 아시아 여성에게는 락토바실러스 이너스균과 락토바실러스 크리스파투스균이 좀 더 많이 서식하며 일반적으로 4.0의 ph 수치를 유지합니다. 반면 흑인 여성과 히스패닉 여성에게는 락토바실러스 젠세니균이 우세하며 4.7에서 5.0 사이의 ph 수치를 보입니다. 혹시 임신 중 또는 감염을 모니터링하기 위해 집에서 스스로 질내 산도를 측정할 경우 이 수치를 참고하세요!

끈질기고 반복적인 가려움증

가려움증은 어느 날 갑자기 나타납니다. 특히 가장 곤란할 때, 예를 들면 휴가 갔을 때, 회사 임원진이 참여하는 업무보고 회의, 또는 학부모 회의 중에 돌연 가려움증이 일어납니다. 한 걸음 걸을 때마다 한 번씩 긁어야 한다면 정말 자괴감이 들지 않을 수 없습니다. 여자라는 사실이 원망스럽기까지 하죠.

인터넷에서 '질 가려움증'을 검색해보면 무수한 검색결과가 뜹니다. 그런데 이들 대부분은 곰팡이(진균)성 감염의 치료에 대한 것입니다. 하지만 곰팡이성 감염은 가려움증의 수많은 원인들 중 하나일 뿐입니다. 이를 더 자세히 들여다봅시다.

곰팡이성 질환은 칸디다 알비칸스Candidia albicans라는 균에 의해 발생하는데 앞에서 살펴본 바와 같이 이 균도 원래는 질의 정상적 서식균에 속합니다. 에스트로겐을 좋아하므로 질 안에서(밖에서가 아닙니다!) 문제를 일으키고 대상은 월경을 하는 연령층의 여성입니다. 초경 전의 소녀와 폐경 이후의 중년 여성은 전무하다고 말할 수 있을 정도로 곰팡이균 질환에 걸리지 않습니다. 이에 반해 질 외부(외음부)의 곰팡이 감염, 다시 말해 대음순과 소음순 사이, 회음부, 항문 주변(항문 곰팡이 질환은 매우 흔하며 10장에서 다시 다룹니다), 사타구니, 클리토리스 윗부분의 곰팡이 질환은 누구나 걸릴 수 있습니다.

곰팡이성 외음질염은 무엇보다도 우선 가려움증을 유발하지만 그와 더불어 발진이 일어나고 소음순이 부어오르는 등 또 다른 증상도 동반합니다. 질 분비물은 처음에는 묽다가 병이 한참 진행되고 난 후에는 부슬부슬 부스러지는 질감이 됩니다. 색은 희거나 누런색, 푸르스름한 노란색을 띱니다. 곰팡이는 냄새가 없습니다! 클로트리마졸 또는 니스타틴 등의 항진균제로 치료합니다. 크림이나 질정제의 형태로 되어 있으며 치료 효과가 좋습니다. 치료를 받은 여성의 75퍼센트는 치료가 끝난 후 완전히 증상에서 벗어납니다.

✳ 잘못된 믿음 날리기

질 곰팡이는 화장실 변기나 수영장, 성관계로 옮지 않습니다! 대부분의 원인은 면역체계의 약화입니다.

진균이 질의 정상적 미생물 환경의 일원이라면 대체 왜 갑자기 대량으로 증식해 괴로운 증상을 안겨주는 걸까요? 곰팡이는 기회주의자입니다. 조금이라도 면역체계에 허점이 생기면 그 틈을 비집고 들어가 자신에게 유리하도록 이용하는 데에 달인이지요. '기존 환경에 금이 감+유해균이 우위를 선점함=감염'이라는 공식이 성립하는 겁니다. 마치 술 취한 자아도취병 환자가 일행들이 우왕좌왕하는 틈을 타서 노래방 마이크를 채간 후 영영 놓을 줄 모르듯이, 몸 어딘가에서 방어능력이 약화되면 곰팡이는 이 기회를 놓치지 않고 자기 것으로 삼는 것입니다. 곰팡이는 에스트로겐 외에도 당을 좋아하기 때문에 관리가 제대로 되지 않는 당뇨병 환자에게서도 곰팡이성 외음질염이 매우 빈번히 발생합니다. 이런 사람들은 면역체계의 문제와 혈당이라는 2가지 문제를 동시에 가지고 있기 때문이죠. 그러나 월경 직전처럼 혈당이 일시적으로 올라가도 곰팡이균은 이를 기회로 삼습니다. 프로게스테론 수치가 세포의 붕괴를 일으키면 질 안에서는 당류 대축제가 개최됩니다. 곰팡이균이 기뻐하지 않을 이유가 없죠. 그래서 월경 시작 전에 곰팡이로 인한 증상이 심해지는 것입니다.

임신 중에는 높아진 에스트로겐 수치로 인해 외음질염이 흔히 나타나는데, 임신부에게서 발생하는 빈도가 너무 높은 나머지 임신 중 곰팡이균 감염은 정상이며 구태여 치료할 필요가 없다는 의견까지 대두되고 있을 정도입니다. 출산 직전에만 치료하면 된다고 하는데 그 이유는 자칫하면 신생아의 엉덩이 부위 등에 옮을 수가 있기 때문입니다. 임신 중 생긴 곰팡이성 감염은 괴롭기는 해도 위험하지는 않습니다. 에스트로겐과 당이 풍부해져 곰팡이가 먹고 살기 좋은 환경이 조성된 것뿐입니다. 특이하게도 임신부들은 질 분비물이 많아졌다는 것은 느끼지만 가려움증은 없는 경우가 종종 있습니다. 그래서 의사로부터 곰팡이균에 감염되었다는 이야기를 들으면 의아해하죠. 곰팡이균과 되더라인 박테리아 둘 다 에스트로겐과 당을 좋아하므로 곰팡이는 산성 환경 속에서도 훌륭히 살아남을 수 있습니다. 그래서 곰팡이균에 감염된 질의 산도는 아주 강하지 않은 경우가 많습니다.

그런데 가려움증이 끈질기게 계속된다거나 혹은 치료되어 없어졌다가도 자꾸 재발된다면 어떻게 해야 할까요? 가장 먼저 할 일은 정말로 곰팡이성 질환이 맞는지를 확인하는 것입니다!

곰팡이에 감염되었는지의 여부는 '눈으로 판별'할 때가 많습니다. 이는 일반적인 곰팡이의 경우 산부인과 전문의가 육안으로 보거나 현미경으로 관찰해 진단을 내린다는 뜻입니다. 그러나 가려움증을 호소하는 전체 환자 중 곰팡이성 질환의 비율은 30퍼센트에서 최대 50퍼센트에 불과합니다! 나머지는 호르몬 결핍, 경화유축선 태선, 알레르기 또는 기타 피부병으로 얼마든지 발생할 수 있습니다.

정말 곰팡이가 원인이라고 밝혀지면 경구용 항진균 약제를 처방해 꾸준한 치료에 들어갑니다. 여기서 밝혀두고 싶은 것은 이는 장 청소를 목적으로 하지 않으며 항진균성 다이어트 같은 것들도 모두 근거가 없다는 사실입니다. 치료의 목표는 **증상을 없애는 것**이지 절대로 곰팡이를 **싹 다 죽이는 것**이 아닙니다. 어차피 가능하지가 않기 때문입니다. 또 위생에 관해 설명을 덧붙이겠습니다. 여러분은 질과 외음부의 위생에 관한 한 청결이 너무 과하지 않아야 한다는 말을 들어본 적이 있을 겁니다. 그 말이 맞습니다. 너무 자주 씻으면 자극이 심해져 트러블이 일어날 수 있습니다. 진균이 뿌리를 깊이 내리고 박테리아는 신나서 마구 번성하는데 그 와중에 가려움증을 없애겠다고 더 과하게 씻는 행동을 반복한다면 증상은 심해질 뿐입니다.

곰팡이균이 의심된다면 크게 고민하지 말고 약국으로 가 항진균제를 구입하면 됩니다. 그러나 모든 가려움증의 50퍼센트 이상이 곰팡이가 아닌 다른 것에 원인이 있는데 무조건 항진균제를 사용하는 것이 과연 옳은 행동일까요? 이 물음에 관해서는 의견이 분분합니다. 우선 본인이 처치를 해본 다음 나아지지 않으면 병원을 찾아도 된다는 의견을 가진 사람도 많은 반면, 약국에서 임의로 사서 바를 경우 증상이 더 심해지거나 알레르기를 일으킬 수도 있으니 자제해야 한다는 생각을 가진 사람도 있습니다. 이상적인 세상에서라면 가려움증을 가진 여성이 모두 다 곧바로 병원을 찾아 올바른 치료를 받을 수 있겠지요. 그러나 현실 세상에서는 다른 문제들이 많습니다. 병원이 문을 닫은 주말에 갑자기 가려움증이 심해진다거나 일일이 병원에 갈 정도로 시간을 내지 못하는 경우도 많습니다. 이때 다음과 같은 기준을 만족시킨다면 약국에서 판매하는 약으로 우선 처치를 해도 좋다고 봅니다.

- 따가움 보다는 가려움이 더 클 때
- 냄새가 나지 않는 질 분비물
- 정상적인 산도

☀ 잘못된 믿음 날리기

수영장이나 공중 목욕탕에서 질 감염이 이루어지지는 않습니다! 그런 곳에서 일어날 수 있는 유일한 증상은 염소를 함유한 물이 일으키는 반응입니다. 염소는 질의 피부를 자극하여 우리의 아군인 되더라인 박테리아를 죽일 수 있습니다. 이는 다른 박테리아들의 증가를 유도하여 따가움과 질 분비물을 유발합니다. 염소에 민감한 사람은 수영장 방문 전후에 되더라인 박테리아 질정을 삽입하면 도움이 됩니다.

진균제로 치료한 지 일주일이 지나도 가려움이 가시지 않는다면 병원을 찾아야 합니다.

곰팡이가 원인이 아니라면 다른 원인으로는 무엇이 있을까요? 종종 거론되는 원인으로는 **호르몬 결핍**이 있습니다. 장기적인 호르몬 결핍이 질 점막의 쇠퇴를 일으킨다는 사실은 앞에서 배운 바 있죠. 질 점막이 얇아지면 민감성이 증가해 자주 가려워지는 한편 되더라인 박테리아의 서식도 어려워지게 됩니다. 스포티파이와 아이튠스가 나온 후로 CD가 점차 모습을 감추는 현상과 비슷하죠. 되더라인 박테리아가 좋아하는 에스트로겐이 줄어들면 이들도 어쩔 수 없이 사라집니다. 이렇게 되면 ph 수치가 증가하고 산도가 낮아져 직장에 서식하던 심술궂은 균들이 어떠한 장애물도 없이 질로 들어올 수 있게 됩니다. 바야흐로 주인 없는 잔치에 외부인들이 자리를 차지하고 앉아 마음껏 먹고 마시는 거죠. 해결책은 에스트리올입니다. 되더라인 박테리아에게 먹기 좋은 크기로 잘라놓은 음식처럼 제공되는 생체동등호르몬이죠. 연고나 질정의 형태로 구입할 수 있으며 질의 환경을 크게 개선해줍니다(한국에서는 에스트리올 연고를 구할 수 없고 에스트리올 질정만 있습니다. 의사의 처방이 필요하며, 처방이 있으면 의료보험 급여가 됩니다.-옮긴이).

가렵기도 하지만 따가움이 더 크다면, 특히 성교 중이나 직후에 그렇다면 **박테리아 불균형**이 그 원인일 수 있습니다. 질용

유산균제는 의사의 처방전 없이도 구입할 수 있으므로 우선처치용으로 활용할 수 있습니다. 그러나 작열감이 장기간 지속된다면 전문의의 판단하에 좌약형 항생제를 처방받아야 합니다. 병원에서 세포채취 검사를 하지 않아도 의심할 필요는 없습니다. 대부분 의학적 판단에 아무런 영향을 미치지 않으니까요. 산부인과 전문의는 박테리아의 이상번식을 판단할 때 2가지 요소를 참고합니다. 현미경적 관찰과 산도검사입니다. 그런데 세포를 채취해 검사기관으로 보내면 검사기관에서는 대부분 대장균과 기타 균들(즉 정상적인 서식균)이 배양액에서 검출되었다는 검사 소견만을 보내줍니다. 대장균과 기타 균들은 대부분의 환경에서 잘 자라며 마치 잡초처럼 생명력이 질기므로 세포채취 검사에서 이들이 나타나는 것은 당연합니다. 이러한 검사 소견에 의지해 경구용 항생제를 복용하면(환자의 상황이나 정보의 고려 없이 일반적으로 추천되는 방법은 A라는 균을 죽이려면 B라는 항생제를 사용하라는 것이죠) 질의 미생물 왕국이 돌이킬 수 없이 붕괴되어버립니다. 성병을 판별하기 위해 실시하는 특수한 세포채취 검사는 따로 있습니다. 더 많은 이야기는 5장에서 나눠보겠습니다.

더 알고 싶다면

작열감은 크지 않고 가려움만 더 심하다면 곰팡이균 때문일 확률이 높고 가려움보다는 작열감이 크다면 박테리아가 원인일 경우가 많습니다!

비교적 적기는 하지만 무시할 수 없는 빈도로 나타나는 원인으로는 자가면역질환이 있습니다. **경화유축성 태선**은 알 수 없는 원인으로 신체가 생식기의 피부와 점막 사이 경계면을 공격하는 병입니다. 피부 탄력층이 파괴되어 허옇게 변색되며 신발 밑창처럼 거칠고 딱딱하게 변하죠. 폐경 이후와 10세 이전에 자주 발생하는 것으로 보아 호르몬 결핍일 때 경화유축선 태선이 더 조장되는 것으로 보입니다. 그러나 이는 그런 경향이 있다는 것뿐, 절대적인 것은 아닙니다! 20대나 30대에 이 증상이 나타나는 사람도 많은데 정확한 원인은 밝혀지지 않았습니다. 정상적인 일상생활을 영위하지 못할 정도로 항상 가렵고 그 수준도 참을 수 없을 정도로 심합니다. 소음순이 위축되다 못해 대음순과 같이 붙어버리고 클리토리스는 살에 들러붙어 음핵포경 밑에 묻혀버립니다. 성교 시에는 매우 따갑고 아픕니다. 경화유축선 태선을 앓고 있는 환자의 불편함은 생활 전반을 지배합니다. 산부인과 전문의들조차 오랜 기간 이를 곰팡이성 질환으로 오진해온 경우가 많기 때문에 더욱 그렇습니다. 한 번 오진이 내려지면 귀중한 시간을 허비할 수밖에 없고 유착된 클리토리스와 소실된 소음순은 복구할 수 없습니다.

하지만 초기에 발견되면 적절한 치료로 대응할 수 있습니다. 우선적으로 코르티손 약제를 꾸준히 처방합니다. 연고 형태의 제제를 8주 이상 하루에 두 번 바르고 그 이후로는 용량을 조금 낮춥니다. 그러나 코르티손은 너무 장기간 쓸 수 없습니다. 피부를 매우 얇게 만들고 한 번 얇아진 피부는 되돌리기 힘들기 때문입니다. 면역기제를 중단시키는 또 다른 유효성분으로는 피메크로리무스pimecrolimus 또는 타크로리무스tacrolimus가 있으나 장기간 도포하면 위험성이 있습니다.

효과가 좋은 최신 치료법으로는 CO_2 레이저 요법을 들 수 있습니다. 이 레이저 기법은 산부인과 전용으로 개발되었으며 모나리자 터치 또는 펨 터치 등의 기기들이 잘 알려져 있죠. 새로운 피부의 합성을 돕고 균형을 잃은 면역체계가 다시 설 수 있도록 도움을 줍니다. 정확한 흐름은 아직 100퍼센트 밝혀지지 않았지만 레이저로 인해 피부재생의 첫 단계가 활성화되어 다음 단계로 발달하는 데 유리하게 작용하는 것으로 보입니다. 레이저 요법은 경화유축선 태선의 병적 진행을 방해하여 비활성 상태로 진입하는 데 도움을 준다고 추측합니다. 이는 환자에게 고통 없는 성생활과 가려움증에서 해방된 일상생활로의 복귀가 시작되었다는 것을 뜻하지요. 자신이 경화유축선 태선이 아닐까 의심된다면 산부인과에 가서 이를 말하고 조직검사를 요청해볼 만합니다. 그러나 이것 또한 100퍼센트 확실한 방법이라고 할 수 없는 것이, 경화유축성 태선의 초기에는 조직검사를 해도 나타나지 않는 경우가 많기 때문입니다. 가려움증이 계속되고 경화유축성 태선이 의심될 경우 저는 우선 레이저 요법을 고려하는 편입니다. 설사 경화유축성 태선이 아니라고 해도 레이저 요법은 도움이 되면 되었지 해가 될 것은 없기 때문입니다. 피부는 재생되기 시작하고 면역체계는 강화됩니다. 경화유축성 태선은 완치되는 병이 아니지만 레이저 요법으로 오랜 시간 잠들게 할 수 있습니다. 대략 1년에 한 번의 레이저 요법으로 잠에서 깨어나지 않게 만들 수 있지요.

뜻하지 않은 바다 냄새

　우선 분명히 밝혀두고 싶은 것이 있는데요, 그것은 모든 생식기에는 각자의 고유한 냄새가 있다는 것입니다. 백이면 백 사람이 다 다릅니다. 이 고유의 냄새는 정상적인 분비물과 외음부 및 소음순, 항문 주위의 분비샘과 피지선, 땀샘의 분비물이 뒤섞여 만들어냅니다. 냄새가 나지 않는 유일한 순간이 있다면 그것은 샤워를 마치고 난 직후일 텐데 그것도 사실 정말 아무런 냄새가 없다고 묘사하기는 힘듭니다. 여러분은 산부인과 전문의들이 환자들로부터 나는 이 냄새를 직업상 항상 맡으면서 산다고 생각할 수도 있지만 실상은 그렇지 않습니다(지독하기로 따지면 발 냄새를 따라갈 것이 없지만 이건 다른 문제로 하겠습니다). 건강한 여성의 생식기는 고유의 냄새가 있지만 냄새를 맡으려면 코를 정말 가까이 가져가야 하니까요. 일반적인 산부인과 진찰 시에는 이렇게 가깝게 얼굴을 가져가야 할 필요가 없습니다.

외음부와 질의 건강하고 정상적인 냄새는 월경주기 어디쯤에 있는지, 피임약을 복용하는지, 임신 중인지, 방금 운동을 했는지 등 많은 요소에 따라 달라집니다. 톡 쏘는 냄새가 날 수도 있고 땀 냄새가 섞일 수도 있습니다. 질 분비물 자체의 냄새는 대부분 시큼한 편입니다. 임신을 하거나 피임약을 중단해 몸이 원래 자신이 가졌던 호르몬들로 풍부해지기 시작하면 전체적으로 냄새가 강해질 수 있습니다. 성관계 횟수가 많을 때도 냄새가 변할 수 있습니다. 아시다시피 정액은 염소와 비슷한 고유의 냄새를 지니고 있기 때문이죠.

질 분비물의 냄새가 너무 심하다고 느껴질 경우, 즉 생선 비린내나 하수구와 비슷한 냄새가 난다면 박테리아 감염을 의심해볼 수 있습니다. 흔한 박테리아 감염병의 하나로 아민콜

더 알고 싶다면

지속적으로 땀 냄새가 나는 사람이라면 자신에게 맞는 데오도란트를 아침 샤워 후 사타구니에 발라도 괜찮습니다. 그러나 저라면 발한억제제(땀 생성 자체를 억제하는 성분)가 들어 있는 것을 택하겠습니다. 또 스프레이 형태의 제품은 피하는 것이 좋습니다. 스프레이는 조절이 힘들어 자칫하면 음순에 너무 많이 도포될 수 있기 때문입니다.

피티스_{aminkolpitis}, 다른 말로 세균성 질염_{bacterial vaginosis}을 들 수 있는데 이는 유명한 가드넬라 바기날리스_{gardnerella vaginalis}균이 포함된 다양한 잡균의 증가로 인한 감염을 말합니다. 이들 박테리아는 정상적 환경에서 과산화수소를 내뿜는 유익균인 되더라인 박테리아에 의해 과다번식하지 못하도록 항상 견제를 받고 있지만 이 되더라인 박테리아가 항생제 등으로 인해 쇠약해질 경우 ph 수치가 높아지면서 산도가 약해지면 비린내를 유발하는 박테리아들이 질내 미생물 생태계에서 지배적인 자리로 올라서게 됩니다. 오래된 생선에서 풍기는 냄새와 비슷한 비린내가 특징인데 정액이나 혈액을 만나면 더욱 심해집니다. 이를 치료하기 위해 메트로니다졸을 포함하고 있는 항생제를 처방합니다(메트로니다졸 성분은 이 유해 박테리아에만 선택적으로 작용하며 고마운 되더라인 박테리아는 건드리지 않습니다).

　세균성 질염은 특히 질 벽에 일종의 생체막을 형성한다는

잘못된 믿음 날리기

　세균성 질염에 걸리면 회색빛이 돌며 가벼운 거품이 이는 질 분비물이 흐른다는 정보가 광범위하게 퍼져 있습니다. 이는 완전히 잘못된 정보입니다. 자궁검경을 사용해 검사할 때 금속 표면에 반사되면서 회색을 띠며 거품이 일어 보이는 현상 때문에 생긴 오해죠. 그러나 실제 속옷에 묻어난 분비물은 대부분 노랗거나 녹색을 띱니다.

특징이 있습니다. 배수구에 끼는 물때처럼 말이죠. 박테리아가 위험한 수준까지 증식했을 때 그 현상이 두드러집니다. 이렇게 되면 몰려드는 좀비 떼처럼 세균 세력이 점점 커져 항생제를 강하게 써도 제압하기가 힘듭니다. 메트로니다졸을 적용한 고전적인 치료법을 써서 이들을 몰아내는 데 성공한다고 해도 질 벽의 박테리아층 때문에 두세 달 뒤 다시 증상이 찾아올 수 있습니다. 그러나 반가운 소식이 있다면 감염증상 중에는 저절로 사라지는 균들도 많으며, 그 과정이 힘들기는 해도 유산균이 다시 정착해서 활발하게 살아가게 만들기만 하면 장기적으로 이 생체막을 효과적으로 억제할 수 있다는 것입니다. 또한 세균성 질염에 뛰어난 예방 효과를 보이는 지나트렌Gynatren이라는 이름의 백신도 개발되어 있어 지금까지 많은 여성들이 혜택을 보았지요. 한 가지 더, 박테리아 층의 흔적이 상대방 파트너의 소변에서도 검출되기 때문에 전문가들 사이에서는 세균성 질염이 성병이냐 아니냐가 논쟁의 화두가 되곤 합니다.

악취가 나는 노란색 또는 녹색의 분비물과 따가움을 유발하는 또 다른 성병으로는 트리코모나스 감염증이 있습니다. 트리코모나스균은 움직이는 박테리아로, 현미경으로 보면 짚신벌레 또는 가자미 비슷한 모양을 하고 있습니다. 이것은 현재 독일에서는 감염사례가 현저히 줄어들었으며 남성에게서는 거의 아무 증상도 나타내지 않습니다. 트리코모나스균은 5.0 정도의 질내 산도를 가장 좋아하며 세균성 질염의 스페셜 게스트로 종종 출연하곤 합니다. 감염된 한쪽만 치료받을 경우 파트너에게 다시 옮길 수 있기 때문에 파트너도 반드시 함께 치료를 받아야 합니다.

자, 이 밖에 불쾌한 냄새를 유발하는 원인으로 또 무엇이 있을까요? 미처 빼내지 않은 탐폰은 제외합시다. 특히 갈색의 분비물이 나올 때는 탐폰을 의심해볼 만합니다. 만일 소변 냄새가 상당히 많이 난다면 기침이나 재채기를 할 때 소변이 찔끔 나오지 않는지 돌이켜볼 필요가 있습니다. 이렇게 스스로 소변 냄새를 느낄 수 있는 수준이 되면 지체하지 말고 요실금 치료에 들어가야 합니다.

평소에는 없던 나쁜 냄새가 느껴진다면 산부인과에 찾아가 검진을 받아보기 바랍니다. 하지만 질과 외음부에서 나는 정상적인 냄새까지 없애려 애쓸 필요는 전혀 없습니다. 상한 생선이나 쓰레기 같은 역한 냄새가 아니라 땀처럼 살짝 시큼한 냄새라면 정상에 속한다고 판단해도 좋습니다. 상담을 하다 보면 많은 여성들이 자신의 냄새를 부끄러워하고 혹시 잠자리를 가질 때 특히 구강성교 시 방해가 되지 않을까, 걱정하고 있다는 느낌을 받습니다. 그러나 우리의 이 냄새에는 페로몬이 가득해서 동굴 속에 웅크리고 있던 남자를 밖으로 끌어내는 역할을 합니다. 섹스 전에 한 번 더 샤워를 하는 여성이 많죠. 특히 하루 일과를 마치고 난 저녁에는 더욱 그렇습니다. 그러나 넘침은 모자람만 못합니다. 첫째, 너무 자주 씻는 것은 피부에 좋지 않고 둘째, 정상적인 냄새는 섹스의 일부이며 좋은 남자라면 그렇게 생각하는 것은 물론이고 자신의 여자가 풍기는 향기를 세상에서 가장 섹시하다고 느끼는 것이 당연하다는 것입니다. 그 어떤 축구경기와 액션영화보다도요. 이것이 저의 소신입니다. 이런 의미에서 나폴레옹은 코의 황제이기도 했습니다. 전쟁에서 돌아오는 길에 그는 황후 조세핀에게 이런 서신을 보냈죠. "씻지 마시오. 지금 돌아가는 길이니까!" 역시 대단하죠? 진실한 사랑과 황홀한 재회의 섹스에서 풍기는 냄새가 느껴지지 않나요?

질 건조증과 호르몬의 상관관계

질 건조증은 2가지 상황에서 일어납니다. 하나는 호르몬에 원인이 있을 때이고, 다른 하나는 성적 회의감, 즉 몸이 '안 돼!'를 외치고 머리 또는 가슴에서 확신이 느껴지지 않을 때입니다.

먼저 호르몬이 원인일 때를 살펴보겠습니다. 질의 표면세포, 특히 질 입구와 질 입구의 6시 방향 지점은 부드럽고 촉촉하고 유연하게 유지되기 위해 에스트로겐을 필요로 한다는 사실을 다시 한번 기억해야 합니다. 에스트로겐이 너무 적게 분비되면 질이 건조해지며 이 건조함은 단순히 건조함 이상의 더 심각한 문제를 불러일으킵니다. 질 점막이 점점 쇠퇴하며 얇아진다는 사실이 바로 그것입니다. 다시 말해 건조함의 원인은 질 점막의 위축과 이로 인해 원래 촉촉함을 유지해주던 세포와 피부의 탄력조직이 소실되는 것에 있지요. 이는 예를 들면 주사용 피임제나 호르몬 삽입장치 등 에스트로겐을 함유하지 않은 피임 방법에 수년간 의존해왔을 때 일어날 수 있습니다. 이런 이들에게는 피임 방법을 바꾸거나 콘돔이나 구리 루프 삽입장치처럼 호르몬과 관계없는 방법으로 피임을 해볼 것을 권합니다.

그러나 이보다 일반적으로 훨씬 흔한 원인은 폐경으로 인한 호르몬 결핍입니다. 질에 나타나는 문제들, 그리고 조금 더 나이가 들면 나타나는 방광의 문제들은 유감이지만 정말로 흔합니다. 폐경 이후 여성의 60~70퍼센트가 이 문제를 안고 있을 것으로 추산되고 있습니다! 그 결과 섹스가 점점 더 하기 싫어지고 질은 서서히 망가져 사랑의 도구로서의 역할을 잃어갑니다. 게다가 멀쩡하던 방광도 결국은 호르몬 결핍의 영향으로 요실금이라는 증상을 나타냅니다.

외음부와 질의 위축증은 그동안 산부인과 진료과정에서 마치 전래동화에 나오는 의붓자식과 같은 취급을 받아왔습니다. 우리 세대 이전의 어머니 세대에서는 아예 문젯거리로 취급조차 되지 않았죠. 여성의 수명이 2배 가까이 늘어난 것은 불과 100년 전부터이니까 그 전에는 질 건조증과 관련된 심각한 증상이 생겨날 만한 연령이 되기 전 대부분 다 사망했지요. 세계대전을 겪으면서 여성들은 먹고살기 위해 사회활동을 시작했

✳ 잘못된 믿음 날리기

폐경기 이후의 '건조한' 질이 주는 문제는 질에 촉촉함이 부족하다는 사실이 아니라 질 점막층이 두께를 잃고 소실되어간다는 점에 있습니다! 첫 증상이 나타났다는 것은 점막이 이미 위험할 정도로 얇아져버렸다는 것을 뜻합니다. 성관계 시 지속적인 통증과 요실금의 위험이 커집니다. 섹스를 포기하고 싶지 않고 성인용 기저귀에도 의존하고 싶지 않다면 조기에 예방해야 합니다. 우리는 이를 치과에서 부지런히 정기검진을 받는 것만큼이나 중요시해야 합니다. 질 건조의 문제는 단순히 수분크림이나 윤활크림을 바른다고 좋아지지 않기 때문입니다. 처방전 없이 살 수 있는 질 크림은 증상을 일시적으로 달랠 수는 있지만 치료의 효과는 없습니다!

지만 전쟁이 끝난 후에도 대부분의 여성들이 품은 소망은 여전히 부유한 집에 시집가서 남편이 바깥활동을 잘 하도록 내조를 하며 살아가는 것이었습니다. 단정하고 우아한 아내가 되고자 했으며 피곤에 지쳐 직장에서 돌아온 남편에게 안락하고 단란한 가정을 제공하려고 노력했습니다. 늙음의 징후나 질병 같은 것들을 알리기는커녕 최대한 입 밖에 내지 않으려 했습니다. 혹시라도 젊은 여성에게 밀려난다면 경제적으로도, 또한 사람으로서도 파산한다는 것을 뜻했으니까요. 여성들이 자기들끼리는 물론 딸에게조차 폐경 후 자신의 몸에 일어나는 증상들에 대해 감히 이야기하지 못하고 숨기기만 했던 시절은 그리 오래 전이 아닙니다. 섹슈얼리티의 상실 그리고 여성성의 소실이 한 인간의 패배로 여겨지던 터라 현재도 노년층에서는 이에 대해 이야기 나누는 일이 별로 없습니다. 그렇다면 이것이 온전히 여성만의 잘못일까요? 병원에 가서 질 건조와 관련된 불편함이 있다고 이야기하면 돌아오는 것은 '나이 들어가면서 나타나는 정상적 과정이니 그러려니 하고 받아들이라'는 대꾸뿐이었습니다(현재도 일부 이런 곳이 있습니다). 그러니 베이비붐세대 그리고 X세대(독일에서는 골프세대라고도 합니다)의 여성들은 아무런 준비 없이 갱년기를 맞이했고 지금도 그러합니다. 알고 보면 질 외음부 위축증과 같은 중대하고도 심각한 문제들의 예방과 치료는 전혀 어렵거나 힘든 일이 아닌데 말이죠!

질 점막에게 필요한 것은, 앞에서 배웠다시피 에스트로겐입니다. 에스트로겐 중 가장 비활성적이고 순한 형태의 것이 에스트리올이며 세포에 영양을 공급하는 요소로도 가장 좋습니다. 에스트리올의 영향하에 세포들은 다시 재생을 시작하며 수분을 저장합니다. 물기 없이 바싹 말랐던 화분에 다시 물을 주면 축 늘어졌던 잎사귀들이 싱싱하게 살아나며 줄기가 바로 서는 모습을 연상하면 됩니다. 에스트리올이 함유된 질 연고는 특히 피부가 잘 흡수할 수 있도록 제조됩니다. 저녁에 질 입구에 발라주기 시작하면 얼마 지나지 않아 예전의 탄력을 되찾을 수 있지요. 크림을 바르는 이 습관을 죽을 때까지, 또는 건강한 질과 요도를 유지하고 싶을 때까지 지속하면 됩니다. 그냥 평범한 저녁일과의 한 부분으로 만드는 거지요. 얼굴에 주름이 생기는 것이 싫어 자기 전에 안티에이징 크림이나 로션 같은 것을 얼굴에 바르지 않나요? 그런 것처럼 특별할 것 없이 매일매일 질 연고를 바르면 됩니다(앞서 덧붙인 바와 같이 한국에서는 에스트리올 연고를 구할 수 없고 에스트리올 질정만 있습니다. 의사의 처방이 필요하며, 처방이 있으면 의료보험 급여가 됩니다.—옮긴이).

호르몬에 대해 이야기할 것이 몇 가지 더 있습니다. 호르몬은 독도, 발암물질도 아닙니다. 생명활동에 기초적으로 필요한 전달물질일 뿐입니다. 조건이 잘못 설정된 연구 한 건(7장에서 자세히 들여다보겠습니다)으로 인해 오랫동안 여성호르몬은 부당하게 매도되었고, 그 탓으로 전 세계의 수많은 여성들이 굳이 겪지 않아도 되는 고통을 감내해야만 했습니다. 여성들의 장년 이후 건강관리는 그 영향으로 말미암아 100년을 후퇴했습니다. 동년배의 우리 어머니 세대보다 신체나이가 훨씬 젊어진, 그리고 오래 건강하게 사는 것에 삶의 중심점을 두는 여성이 많아진 현재 시점에서 말입니다. 갑상선 제거 수술을 받은 사람이 갑상선 호르몬을 투여받고 당뇨병 환자가 인슐린(인슐린도 호르몬이랍니다!) 주사를 맞듯이 우리 여성들도 여성호르몬에 결핍이 있을 때는 모자란 분량을 보충해야 합니다. 그리고 이 여성호르몬은 반드시 생체동등호르몬 성분이어야 합니다.

질 크림이나 연고도 마찬가지입니다. 호르몬 요법에 대해서는 7장에서 더 많이 알아보겠습니다.

바르기 귀찮거나 연고가 맞지 않는 사람이라면 질에 적용하는 CO_2 레이저 요법의 도움을 받아보는 것도 좋습니다. 경화위축선 태선을 치료하는 데에 쓰이는 바로 그 CO_2 레이저입니다. 산부인과 치료에 획기적인 신기술로 평가되는 이 치료법은 질위축증에도 매우 큰 효과를 발휘합니다. 아주 가는 레이저 광선으로 질 점막세포의 성장과 재생을 자극하는 것입니다. 치료 시간은 짧고 거의 아무런 통증도 없으며 질은 거의 다시 태어난 것처럼 좋아집니다. 질위축증이 본격적으로 나타지기 전에 미리 치료를 시작하는 것이 가장 좋지만 증상이 오래된 경우에도 효과를 볼 수 있습니다. 우리 병원에서는 2016년부터 이 치료법을 실시하고 있으며 모든 연령대의 여성(배우자까지도)이 매우 높은 평점을 주고 있습니다.

아직 갱년기에 들어서지 않았는데도 성관계 시 충분히 윤활액이 나오지 않는다면 왜 그럴까요? 이는 피임약과 그에 따른 에스트로겐 결핍이 원인일 수 있습니다. 피임약의 장기복용은 성욕을 크게 저하시킬 수 있다는 사실을 잊으면 안 됩니다. 이럴 경우 저는 피임약 복용을 중단시키고 비호르몬적 수단을 찾아봅니다. 수유 중인 사람에게도 종종 같은 문제가 나타나곤 합니다. 하지만 너무 걱정하지 않아도 됩니다. 수유를 마치면 다시 예전으로 돌아오니까요. 만일 그렇지 않다면 이는 2장에서 이야기했던 가속페달과 브레이크페달의 문제일 수 있습니다. 즉 내적 충돌이 존재하기 때문에 머리와 몸이 서로 따로 움직인다는 뜻입니다. 우리의 질은 때로 굉장히 솔직하고 직접적입니다. 다시 말해 상대방과의 관계에 뭔가 문제가 있다고 느껴지면 그곳에서 곧바로 드러난다는 말이지요. 진정으로 원하지 않는 사람 혹은 아직 깊은 관계가 되고 싶지 않은 사람을 내 안에 들일 때 질은 이렇게 말하곤 하죠. "저 자를 위해 촉촉해지라고? 아니, 아니야!"

출산 후 달라지는 많은 것들

엄마가 되는 복을 받은 사람은 정말 많은 기쁨과 경이로움의 순간을 경험하게 됩니다. 배 속에 있는 태아를 초음파 검사로 맨 처음 보았을 때, 심장박동 소리를 들었을 때, 움직임을 느꼈을 때 여자는 자신의 몸 안에서 태동하는 생명의 신비를 경험하며, 몸은 자연이 준비한 순리대로 진행되는 프로그램에 맞춰 무엇을 해야 하는지 스스로 압니다.

임신을 하면 본인이 원하든 원하지 않든 주위에서 온갖 충고가 쏟아지는데, 독일의 경우 너나 할 것 없이 모유수유와 자연분만이 산모와 아기를 위한 최고의 선택이라며 무조건적으로 치켜세우는 추세입니다. 그러나 아무도 굳이 말하려 하지 않는 주제가 있으니, 그것은 바로 출산과 모유수유가 여자의 몸에 끼치는 영향입니다. 제 생각에 이는 여성 혐오나 수치심 때문은 아니고 새 아기를 맞았다는 기쁨이 엄마가 전장에서 입은 모든 부상을 넘어설 정도로 크기 때문인 것 같습니다.

아기를 임신하면 여성의 질은 섹스 이외에도 또 다른 쓰임새가 있다는 것을 보여줍니다. 생각해보면 연약한 태아가 자신의 크기에 비해 훨씬 작은 구멍으로 빠져나오는데 태아도 산모도 대부분 다치지 않는다는 사실이 놀랍지 않나요? 참으로 대단한 일이죠! 분만 시에는 호르몬의 영향으로 태아가 지나가는 길인 산도가 확장됩니다. 질은 그만큼 충분히 넓어질 능력이 있습니다. 하지만 그렇다고 무한정으로 늘어나는 건 아니죠. 그래서 분만 시 골반기저근이 종종 지나치게 늘어나거나 때로는 손상되는 경우도 많습니다. 골반기저근은 우리의 골반 아래쪽을 감싸고 있는 해먹에 비유할 수 있습니다. 골반기저근에는 두 군데 빈 곳이 있는데 하나는 직장 주변, 다른 하나는 요도를 등에 업은 모양을 하고 있는, 질을 통과시키기 위해 나 있는 곳입니다.

아기를 낳기 위해 배에 힘을 주면 이 근육이 벌어집니다. 그러나 종종 너무 많이 늘어나 미세한 파열이 여러 군데 날 수 있습니다. 그 결과 질의 탄력이 저하되고 방광과 직장, 자궁이 늘어져 질 안으로 밀고 들어오게 되지요. 방광하수나 직장하수라고 부르는 이 현상은 그리 심하지만 않다면 우선은 크게 걱정하지 않아도 됩니다. 하지만 성관계를 하면서 비로소 느끼지요. 뭔가 예전보다 헐렁해졌달까, 상대방의 신체부위가 민감하게 느껴지지가 않습니다. 게다가 출산 후 변화된 방광의 위치로 인해 요도괄약근이 느슨해져 재치기나 웃음, 기침이 나올 때 소변이 흘러나오기도 합니다.

 그러므로 출산 후 담당 의사의 허락이 떨어지자마자 적절한

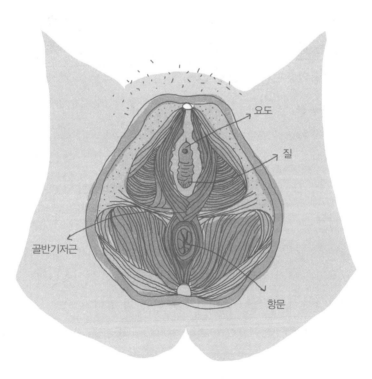

요도

질

골반기저근

항문

골반기저부

시기에 골반기저근 훈련에 돌입하는 것이 중요합니다. 산후 골
반 운동이라고 두루뭉술하게 부르는 이 훈련은 정확히는 주로
골반기저근을 강화하는 훈련입니다. 복근 운동에 초점을 맞추
기보다는 아랫배의 속근육과 복사근 운동이 주를 이루므로 윗
몸일으키기 같은 것은 포함되지 않습니다. 골반기저근 강화운
동을 영어로는 '펠빅 플로어 리에듀케이션pelvic floor re-education'
즉 골반기저부 재활운동이라고 부릅니다. 이 운동을 통해 근육
을 올바르게 사용하는 법을 배울 수 있습니다. 다리뼈 골절 후
재활치료의 일환으로 물리치료에 다니는 것처럼 출산 후 질을
원래대로 복구하려면 이 훈련이 꼭 필요합니다. 필라테스도 매
우 좋습니다. 필라테스를 해본 경험이 있다면 무슨 말인지 알
것입니다. 원칙적으로 말해서, 소변줄기를 쥐었다 폈다 할 수
있는 근육들로 질을 꽉 받쳐주도록 하는 훈련이면 됩니다. 하
루에 두 번, 각 20분씩 하면 이상적입니다.

골반기저부 강화운동의 맹점이 있다면 자신이 잘 하고 있
는지 아닌지 정확한 피드백을 얻기가 어렵다는 것입니다. 골
반기저근에 힘을 꽉 주고 10을 셉니다. 그런데 보통은 8에서
힘이 저절로 풀리고 말죠. 이러한 문제점을 해결하기 위해 무
게가 있는 추를 사용합니다. 약간의 무게가 있고 표면이 반질
반질한, 탐폰 비슷하게 생긴 추인데 질 안에 집어넣고 빠지지
않게 힘을 주면서 훈련합니다. 무게를 선택할 수 있어서 한 무

게에 익숙해지면 다음 무게로 넘어갈 수도 있습니다. 그런가 하면 최신 전자기술을 이용해 골반기저근을 자극하는 치료법도 있습니다. 전자적 자극을 주어 근육을 단련하는 이 원리는 요즘 많이 알려진 EMS트레이닝을 경험해본 사람이라면 대강 알고 있을 것입니다. 예를 들어 엠셀라Emsella라는 상품명으로 출시되어 있는 의자 모양의 기구는 30분에 1만 5,000번, 매우 빠르게 골반기저근 전체를 고루 자극해준다고 합니다. 다른 대다수의 의료기구들과 마찬가지로 엠셀라 역시 미국에서 처음 나왔습니다.

이렇게 골반기저근을 단련했는데도 여전히 소변이 새어나온다면 CO_2레이저나 전자파 기기를 이용해 간단하게 치료할 수 있는 방법이 열려 있습니다. 이 두 기기는 콜라겐 합성에 관여해 출산 후 저하된 질 민감도뿐 아니라 요실금에도 아주 좋은 효과를 보입니다. 특히 전자파 기기는 골반기저근 약화와 요실금 개선에 특화된 기기입니다.[16] CO_2레이저는 이 밖에도 회음부 절개로 인한 통증 및 기타 분만 후 불편 증상들을 개선하는 데 유용합니다. 회음부 절개는 보통의 경우 잘 아물어 성교나 기타 일상생활에 아무 지장을 주지 않지만 일부 여성들은 그렇지 않아 봉합된 자리가 아프거나 심하게 당길 수 있습니다. 그럴 때 CO_2레이저 치료를 3회만 받아도 작은 기적을 경험할 수 있습니다. 관심 있는 사람은 주위에 이 치료를 시행하

는 병원이 있는지 인터넷으로 찾아보세요.[17]

흉터가 너무 크고 딱딱하게 졌다든지 봉합된 곳이 다시 벌어져 고통받고 있다면 회음부 재건술로 도움을 받을 수 있습니다. 이는 봉합된 피부조직을 절개해내고 원상태에 가깝게 다시 수술하는 방법입니다. 수술 후 관리도 중요해서, 흉터나 봉합 부위에 연고 또는 젤을 열심히 발라주는 것이 좋습니다.

그런데 출산 이후 달라지는 것은 골반부의 구조뿐만이 아닙니다. 질과 외음부, 질 표면 역시 변화를 피할 수 없습니다. 모유수유 동안에는 월경이 중단되는데 이는 난소의 기능이 억제되기 때문입니다. 이로 인해 에스트로겐이 상대적으로 부족해져 앞에서 말한 것처럼 질 점막층이 얇아지게 되지요. 그러면 굉장히 민감해져 휴지로 닦을 때 아프고, 그렇지는 않더라도 많은 사람이 성교 시 불쾌하고 아프다는 호소를 합니다. 다행히 이는 일시적인 현상이라 모유수유가 줄어들고 월경이 다시 찾아오면 질 점막도 회복의 길로 들어서 예전의 상태로 돌아갑니다.

그렇다 하더라도 출산 후와 출산 전은 많은 것이 다릅니다. 아이를 가진 엄마라면 모두 공감하는 말일 것입니다. 아무리 골반운동을 열심히 해도, 꼬박꼬박 운동을 하고 건강한 먹을거리에 신경을 써도 몸은 변해버려 이제 옛날로 돌아가기는 그른 것 같습니다. 하지만 말이죠, 대신 우리에겐 아이가 생겼습니다. 아이가 없었을 때로 돌아가고 싶다고 때때로 외치곤 하지만 솔직히 세상에서 그 어떤 좋은 보물을 주어도 아이와 바꾸지는 않을 테니까요.

5장

성병에 의연하게
대처하는 방법

예전에 남편에게 물은 적이 있었습니다. 가장 흔한 성병이 무엇일 것 같냐고요. 그는 한참을 곰곰이 생각한 끝에 매독과 연성하감chancroid, 사람면역결핍 바이러스HIV이 아니겠냐고 대답했습니다. 그는 예전에 선원생활을 했으므로 전 세계의 항구를 돌아다니며 온갖 것들을 다 보았을 것입니다. 저는 이렇게 생각했죠. 그래, 그럼 여자한테 물어보자. 그래서 단골 미용실의 미용사에게 같은 질문을 했습니다. 그녀 또한 아주 오래 생각하더니 사람면역결핍 바이러스, 임질, 곰팡이균이라는 대답을 내놓았습니다. 질문의 의도를 알고 있는 독자는 이미 짐작하겠지만 역시 두 사람 다 틀린 답을 내놓았습니다. 이 장에서 우선 여성의 생식기에 자주 출몰하며 재범률이 높은 3가지 성병의 주범을 알려드리려고 합니다. 그들은 다음과 같습니다.

- HPV~Human Papilloma Virus~(인유두종 바이러스)

- 성기 헤르페스

- 임균

이 3가지 질병의 이름을 접하고도 언뜻 무엇인지 구체적으로 생각나지 않더라도 그건 당신의 잘못이 아닙니다. 일반 대중들은 사실 흔한 성병이든 흔하지 않은 성병이든 간에 잘 모릅니다. 그러나 성병에 걸렸다는 진단이 내려지고 나면 충격에 머리가 멍해진 나머지 의사가 하는 말이 하나도 들리지 않는 경험을 합니다. 서둘러 집에 와서 열심히 인터넷으로 검색합니다. 하지만 그럴수록 더욱 아무것도 모르게 되고 혼란 속에서

✳ 잘못된 믿음 날리기

미리 말하지만, 성병은 공중화장실이나 사우나에서 전염되지 않으며 수영장에서 옮는 경우도 거의 전무하다시피 합니다! 수질이 좋지 않은 소독약 물속에서 몇 시간 정도 살아남으려고 도전하는 유일한 병원균은 (짚신벌레처럼 생긴) 트리코모나스균입니다. 그나마 살아남을 확률은 매우 낮습니다. 그럼에도 불구하고 물속을 떠다니다 어떻게든 여자의 생식기 안으로 잠입하는 데 성공하려면 질 산도가 상당히 떨어진 상태여야 합니다. 산도가 적절하게 유지되는 곳에서 이 균은 잘 살아남지 못합니다. 그래도 수영장에 가는 것이 걱정된다면 방문 전에 되더라인 캡슐로 질을 한번 무장하고 가세요!

허우적대지요. 혹시 앞으로 이런 일이 당신에게 발생했을 때 애꿎은 포털 사이트에서 얼굴 없는 어느 댓글 작성자의 발병 후기 같은 것을 읽고 더욱 더 근심에 빠지는 사태를 방지하기 위해 이 책에서 가능한 한 모든 정보와 지식을 소개하려고 합니다.

인유두종 바이러스, 성가신 피부 사마귀

왠지 이탈리아어처럼 들리는 인간유두종 바이러스(인간파필로마 바이러스, 사람유두종 바이러스라고도 불립니다-옮긴이), 즉 HPV라는 포괄적인 종에 대해 먼저 알고 들어가야 하겠습니다.

HPV는 크기가 아주 작은 바이러스로서, 그 밑에는 150여 종의 하위 바이러스가 있습니다. 흔히 그렇듯이 이 집안사람 중에도 사람을 좀 짜증나게 하는 종자가 있습니다. 이들은 조금 성가시기만 할 뿐 실제로는 위험도가 낮은 편에 속하는데요, 이 세상의 모든 피부 사마귀들이 이 바이러스에 기인합니다. 그에 반해 이탈리아 시칠리아섬의 대가족에서 종종 보듯, 위험도가 높은 구성원도 있습니다. 이들은 자궁경부암이라든지 외음부암 같은 몇몇 암을 일으키기도 합니다.

HPV에 전염되는 것은 굉장히 쉬운 일입니다. 성교는 통해서 옮는 것은 당연하고 그 밖에도 손가락에 묻는다든지 단순히 피부가 서로 맞닿는 것만으로 옮을 수 있습니다. 이른바 접촉성 전염으로 퍼지는 바이러스이니까요. 불결한 섹스토이를 통해서도 전염될 수 있지만 옆방 친구의 귀여운 토끼 모양 바이브레이터를 몰래 사용하지 않는 이상 이럴 일은 거의 없겠죠.

대부분의 여성은 청소년기를 지나면서 이 HPV에 전염됩니다. 서른 살 미만의 여성 25퍼센트에게서 이 바이러스가 발견됩니다. 그리고 전체 여성의 70퍼센트 이상이 살면서 한 번은 걸리게 되지요. 이렇게 흔한데 대부분 무사한 이유는 무엇일까요? 그건 우리가 바이러스를 인식하고 파괴할 수 있는 능력을 가진 면역체계, 즉 인지-공격-궤멸 사이클의 소프트웨어를 가지고 있기 때문입니다. HPV 바이러스 자체는 아무런 불편 증상을 일으키지 않고 대부분 18개월 이후에는 면역체계에 잡아먹힙니다.

위험도가 낮은 저위험군 종류에 전염될 경우 3주에서 8개월 사이의 잠복기를 거친 후 생식기에 사마귀(포진)가 생깁니다. 포진은 납작하거나 속에 심이 있듯 약간 솟아 있거나 작은 콜리플라워처럼 도톨도톨하기도 합니다. 처음에는 아주 작고 위치는 대음순, 외음부 주위, 사타구니, 질 입구, 회음부, 항문, 질 안쪽, 자궁경부에 생길 수 있습니다. 포진은 아주 빠르게 번지기도 하지만 수와 크기가 일정하게 유지되기도 합니다. 아프지는 않으며 색은 피부색과 비슷하고 마른 빵 부스러기처럼 단단합니다. 저는 질 입구와 안쪽을 촉진으로 검진 시 이러한 특징들을 바탕으로 다른 덜 위험한 피부증상들과 구별합니다. 얼핏 보아 HPV 포진과 흡사하더라도 아프거나 부드러운 포진은 HPV로 인한 수포가 아닙니다. 이들은 섬유종fibroma(피부가 부드럽고 길쭉하게 늘어나 있습니다), 모근의 염증, 제모나 꽉 끼는 속옷으로 인한 피부 발진, 막혀서 곪은 땀샘(하얀 딱지가 특징입니다) 등 다른 것일 가능성이 큽니다. 질 입구에서는 처녀막의 일부분이라든지 바르톨린샘의 감염이 관찰되기도 합니다. 그러나 볼록 솟아오른 돌기가 딱딱하고 프링글스 감자칩의 밑뚜껑같이 단단하며 보통 피부와 점막피부에서 동시에 발견된다면 HPV로 인한 포진입니다.

자, 이럴 때 어떻게 해야 좋을까요? 당황하지 않아도 됩니다. 치료가 되는 병이니 안심하세요. 표면에 바르는 물약 형태의 약제를 적용하면 금방 없어집니다. 적어도 겉으로 나와 있는 포진은 그렇습니다. 피부 아래 숨어 있는 것에는 레이저가 효과적입니다. 하지만 일단 조금 기다려보세요! 저절로 없어지는 경우가 허다하기 때문입니다. 이는 면역체계가 약해졌다는 의미이기도 하니 흡연하지 않고 건강한 음식을 먹고 불건전한 생활에서 오는 과도한 스트레스를 피하는 등 면역체계의 부담을 덜어주고 튼튼하게 만들기 위해 노력하는 것이 상당히 중요합니다. 그 밖에 엽산과 아연을 보충해주면 전반적인 바이러스 방어에 좋습니다. 포진이 생겼을 때 성관계는 절대 피해야 합니다. 문지르기만 해도 포진이 매우 빠르게 번질 수 있기 때문입니다. 포진마다 각각 성장 속도가 다르기 때문에 포진이 전부 다 피부 표면으로 올라오기까지는 시간이 걸립니다. 그러므로 치료가 완료되려면 여러 주 걸릴 수 있습니다. 하지만 이를 잘 겪어내고 나면 포진을 일으키는 원인 바이러스에 대해 평생에 걸친 면역을 얻을 수 있습니다.

이에 반해 고위험군 HPV 바이러스는 최소 15종류가 넘는 것으로 알려졌으며 자궁경부암, 외음부암, 항문암, 후두암 등을 일으킵니다. 현재 독일에서 HPV검사는 산부인과 정기검진 항목에 포함되어 있지 않고 본인이 특별히 원하거나 감염 소견이 존재할 때 선별 실시합니다. 불안하다면 파트너가 바뀔 때마다 새로 검사를 받아보는 것이 좋습니다. 앞에서 살펴보았듯이 대부분의 바이러스는 18개월 이후에는 저절로 없어집니다. 하지만 100퍼센트 그런 것은 아닙니다. 일부 감염된 여성에게서, 정확히는 10퍼센트의 여성들에게서 바이러스가 남아 자궁경부 세포에 머무릅니다. 이렇게 한 번 보금자리를 틀면 언젠가 세포 변이를 유발합니다. 청소년기에 사귀었던 나쁜 남자친구가 처음에는 사소한 것을 훔치자고 당신을 부추겼다가 결국은 약물에까지 손대도록 만드는 것처럼 세포도 변이를 시작해 조직검사 시 망가진 모습으로 나오는 것입니다. 자궁경부 암 검진은 이른바 자궁경부세포도말검사Pap Test(팹 검사)를 통해 이루어지는데, 면봉으로 자궁경부의 세포를 채취해 검사기관으로 보내어 결과를 받습니다. 검사기관에서는 바이러스로 인한 세포변이가 이루어졌는지 아니면 정상조직인지 식별합니다.

자신이 HPV 고위험 바이러스 감염자인지는 이 자궁경부세포도말검사 결과로 알 수 있습니다. 세포의 모양에 변이나 변형이 발견되었다는 검사소견이 산부인과에 통보되면 산부인과는 다시 피검사자에게 연락을 취하지요. 혹시 연락을 받더라도 너무 놀랄 필요가 없습니다. 대부분의 세포변화는 악성이 아닐 때가 많으니까요. 하지만 장기간의 관찰을 위해 긴 간격을 두고 검진을 계속하는 것이 좋습니다. 자궁경부암은 평균적으로 10년 후 발병하는데, 정상적으로 관리되고 있다면 발병할 때까지 몇 번의 검사를 반복하게 되므로 그리 걱정할 것 없습니다.

자궁경부세포도말검사 결과는 시간이 지남에 따라 저절로 좋아지는 경우가 종종 있습니다. 그러나 혹여 결과가 점점 나쁘게 나오더라도 우리에게는 다른 좋은 검사수단이 있습니다. 이에 대해서는 다음 장에서 좀 더 상세히 알아봅시다.

그런데 잊고 지나갈 뻔한 것이 있네요. '남자는 어떡해야 하나요? 남자도 함께 검사받아야 하는 것 아닌가요?' 하는 점이 궁금할 수 있겠지만 이에 대한 답변은 그렇지 않다는 것입니다. 첫째, 남자의 생식기는 HPV가 아주 선호하는 서식지가 아닙니다. 음경의 피부는 자궁경부에 비해 바이러스에 의한 세포 변화가 용이한 곳이 아니거든요. 그래서 자궁경부암에 비해서 음경암이 희귀한 것입니다. 둘째, HPV는 아직까지는 의학연구의 범위 안에서만 남성에게서 발견됩니다. 병원에서 남성이 받을 수 있는 간단한 HPV검사는 경제적인 이유로 현재까지 전혀 개발되지 않고 있습니다. 남성 검사는 아무래도 통증이 많을 수밖에 없어서 참여도가 낮을 것으로 추측되기 때문입니다 (개인적인 생각으로도 아무런 증상이 없는데 자진해서 요도에 면봉을 집 어넣게 하는 사람이 과연 있을까 하는 의문입니다).

그렇다면 HPV를 예방하려면 어떻게 해야 할까요? 가장 이상적인 예방법은 꾸준히 안전한 성교를 지향하는 것입니다. 한편 예방주사로 9가지의 HPV를 예방할 수도 있습니다. 종류에 따라 다르긴 하지만 건강보험은 현재 18세 또는 24세까지 HPV예방백신 비용을 부담하고 있습니다(한국에서는 만 12세 여성 청소년에게 2회, 만 13~17세 여성 청소년과 기준중위소득 50퍼센트 이하인 만 18~26세 저소득층 여성에게 3회의 예방접종을 시행합니다.-옮긴이). 설사 본인이 비용 부담을 해야 하더라도 예방백신을 맞아두길 권고합니다. 같은 값이면 최신 스니커즈를 사거나 미용실에 가는 것보다 백신을 맞는 편이 낫습니다. 그러나 백신이 모든 종류의 HPV를 빠짐없이 예방하는 것은 아니기 때문에 희귀한 종류의 HPV에 옮을 수도 있는 가능성을 완전히 배제할 수는 없습니다.

독일 내에서 현재 HPV백신의 필요성에 대한 찬반논란이 끊임없이 이어지고 있는데 때로는 정확한 의학적 지식을 동반하지 않은 감정적인 싸움으로 번지기도 합니다. 이 영향인지 백신을 맞지 않는 청소년이 많습니다. 안타까운 일입니다. 호주에서는 학교에서 단체로 여학생과 남학생 모두 백신을 맞는 프로그램이 도입된 이후 성기 헤르페스와 자궁경부암 발병이 현저히 줄어들었습니다.

HPV검사에서 양성으로 나왔지만 자궁경부세포도말검사 결과는 완전히 정상으로 나오는 경우도 있는데, 이건 뭘까요? 이

※ 잘못된 믿음 날리기

이미 첫 성관계를 했기 때문에 예방백신을 맞아도 소용이 없을 거라고요? 전혀 틀린 말입니다. HPV예방백신은 언제든지 맞아도 효과적입니다. 그러므로 반드시 첫 성관계 이전에 접종을 완료해야 한다는 말은 옳지 않습니다. 백신으로 예방되는 9가지 타입에 몽땅 다 감염되지 않은 이상 자궁경부암 백신은 언제 맞아도 의미가 있습니다. 26세 이상의 여성이라도 백신은 맞아두는 것이 좋습니다. 45세 이하의 여성을 대상으로 한 연구에 따르면 백신은 언제나 효과를 발휘한다고 합니다.[18]

는 전체 여성의 90퍼센트가 해당하는, HPV가 저절로 사라진 경우입니다. HPV가 세포를 변이시켜 정상적이었던 자궁경부 세포도말검사 결과에 어느 순간 이상소견이 생기는 사태를 막기 위해서는 자신의 면역체계를 튼튼하게 만들 필요가 있습니다. 여기서 무엇보다 중요한 것은 단연코 흡연을 하지 않는 것입니다. HPV는 니코틴을 좋아해서 세포의 악성변이에 영향을 줍니다.

세포검사 결과가 좋지 않게 나왔다든가 HPV 양성이라서 당분간 변화의 추이를 면밀히 살펴봐야 한다는 산부인과 의사의 말을 들은 젊은 여성들은 당연히 놀랄 수밖에 없으며 때로는 어쩔 줄 모를 정도로 충격을 받습니다. 대체 언제 무엇을 잘못했기에 이런 결과가 나왔는지 지난 과거를 떠올리며 자신을 책망합니다. 부디 자책하지 마세요. HPV는 순식간에 전염되는 바이러스입니다. 아무리 조심해도 물샐틈없이 완벽하게 방어한다는 것은 쉽지 않으므로 걸렸다고 해도 어떤 엄청난 잘못을 했기 때문은 아닙니다.

이런 일이 본인에게 일어났을 경우 자책하거나 원인을 찾기보다는 '그럴 수도 있지' 하며 너무 부담을 갖지 않는 자세가 중요합니다. 물론 정기적으로 병원을 찾아야 하고 의사의 지시를 따르는 등 다소 귀찮아질 수는 있습니다. 하지만 활발하고 적극적인 생활을 영위하고 있는 젊은 여성이라면 보통 최소

두 종류의 HPV를 지니고 있습니다. 암도 아니고 다만 세포검사에서 약간의 이상소견이 발견되었을 뿐입니다. 결코 이것이 암의 전 단계를 뜻하지 않습니다. 시간이 지나면서 저절로 사

라질 가능성도 있습니다. 당신은 아직 안전합니다. 치료에 필요한 과정이 있다면 그대로 따르면 됩니다.

헤르페스,
영원히 해지되지 않는 정기구독

다음 질병은 성기 헤르페스입니다. 헤르페스는 성적 접촉으로 전파되며 외음부와 질 입구에서 통증을 동반하는 수포를 일으킵니다. 수포는 그 밖에도 요도, 자궁경부, 항문, 엉덩이, 치골에도 생길 수 있습니다. 처음으로 성기 헤르페스 바이러스에 감염되면 2일에서 20일 정도의 잠복기를 거친 후 최초의 증상이 나타나는데 열, 근육통, 림프샘의 부어오름과 함께 가렵고 아픈 수포들이 올라옵니다. 수포는 대음순 전체를 뒤덮기도 해 잊지 못할 고통스러운 경험을 선사합니다.

최초의 증상은 기간이 오래 갑니다. 3주가 지나야 겨우 진정될 정도입니다. 헤르페스 바이러스는 피부나 점막이 아주 미세하게 손상된 곳으로 침투해 들어온 후 생식기에 입성해 수포의 꽃을 피웁니다. 수포가 그들의 파티하우스인 셈이죠. 수포가 치유된 후에는 면역체계의 간섭을 받지 않고 신경체계를 따라 움직이다가 결국 종착역인 척추에 도달합니다. 이곳에서 일생 동안 머무르며 내적 또는 외적 스트레스 요인이 발동하면 다시 활성화됩니다. 다시금 신경체계를 타고 내려가 신체 표면에 도달해 또 한번 파티하우스를 건설하는 것이죠. 두 번째부터는 최초로 발병했을 때처럼 증상이 심하지는 않지만 아프고 가려운 수포가 형성되는 현상은 동일합니다. 그래서 헤르페스가 발병했다 하면 얼마 동안은 고통과 불편함을 피할 길이 없지요. 발병을 촉진하는 스트레스 요인으로는 수술이나 독감과 같은 신체적인 요인과 심리적인 요인이 있습니다. 심지어 월경이 스트레스 요인으로 작용할 수도 있습니다. 매달 헤르페스가 발병하는 데다가 심한 월경통까지 겹치니 그날이 닥치면 이런 여성들은 고생이 이만저만이 아닙니다.

단순 헤르페스 바이러스에는 2가지 종류가 있습니다. 이들은 이란성 쌍둥이 같아서 닮은 점이 상당히 많지만 아주 똑같지는 않습니다. HSV-1, 즉 1형은 구강 헤르페스의 원인이 되는 바이러스이며 HSV-2, 즉 2형은 성기 헤르페스를 유발합니다. HSV-2는 HSV-1보다 공격성이 강해 최초 감염 시 증상이 좀 더 심하게 나타납니다. 구강 헤르페스는 성기를 감염시키지 못한다고 오랫동안 알려져 왔으나 현재는 HSV-1도 구강성교 등을 통해 성기에 감염될 수 있다고 밝혀졌습니다. 반대로 HSV-2도

구강에서 발병할 수 있습니다. 과거에는 대부분의 HSV-2가 성기에서 발병했지만 이제는 HSV-1도 성기에서 흔하게 발견됩니다. 젊은 여성에게서 나타나는 성기 헤르페스의 최대 약 80퍼센트가 HSV-1에 의한 것으로 추산되고 있는 형편입니다. HSV-2보다는 덜 공격적이어서 그나마 다행인지는 모르겠습니다.

헤르페스 수포가 발병하면 다른 사람을 감염시킬 위험이 매우 큽니다. 그러나 수포가 퍼진 병변 부위는 매우 아프기 때문에 사실 성관계는 거의 생각도 할 수 없습니다. 과거에 헤르페스 수포가 나타났다가 사라진 자리에서도 지속적으로 바이러스가 검출된다는 사실도 밝혀졌습니다.

성기 헤르페스는 임신 중 특히 위험하기에 더욱 조심해야 합니다. 임신 전반부에 유산을 유발할 수 있고 태아가 출생 전에 이미 헤르페스 바이러스에 노출되면 굉장히 위험할 수 있습니다. 한 번 헤르페스에 감염되었던 사람은 재발 시 증상이 최초 증상보다는 대부분 가벼운데 이는 면역체계가 이 바이러스에 대한 경험을 축적했기 때문입니다. 그럼에도 불구하고 바이러스가 아기의 신경 안에 숨어 있다가 뇌막염을 발병시킬 수 있습니다. 헤르페스는 분만 시 태아가 산도를 통과할 때 태아에게 옮아가기 때문에 만약에 경우에 대비해 제왕절개 수술이 권유될 때도 있습니다.

헤르페스의 치료에는 구강약인 아시클로버Aciclovir가 많이 쓰입니다. 증상이 활발할 때 저희 병원에서는 아시클로버 800밀리그램을 4시간마다 한 번씩 복용(구강과 성기 모두 동일)하는 처방을 내립니다.

아시클로버는 항생제가 아니라 대사길항물질이기 때문에 감염된 세포에만 선택적으로 작용하여 대사 작용을 저해합니다. 그러므로 아시클로버에는 부작용이 거의 따르지 않아 임신부에게도 처방이 가능하며 재발 방지를 위한 예방약으로도 쓰입니다. 헤르페스와 질 곰팡이 감염증이 동시에 있을 때(이런 불운한 여성들이 알게 모르게 많습니다)에도 별 우려 없이 항진균제제를 동시 복용하는 것이 가능합니다. 이때는 질에 삽입하는 질정제는 너무 아프기 때문에 경구용 약제의 형태로 복용합니다.

더 알고 싶다면

헤르페스 재발을 피하는 방법은 고농도의 아연, 즉 하루 30밀리그램의 아연을 매일 섭취하는 것입니다. 또 예방적 조치로 아시클로버를 복용해도 좋습니다. 피임약을 복용하는 여성이 피임약 휴지기를 가질 때마다 헤르페스가 자꾸 재발한다면(호르몬적 원인) 휴지기를 가지지 말고 꾸준히 피임약을 복용해 월경이 나오지 않도록 한다면 재발 방지에 도움이 됩니다. 이러면 적어도 일시적으로는 재발하지 않아 일상생활의 중요한 행사들을 처리할 수 있습니다.

성기 클라미디아 감염증, 웅크린 척 숨은 복병

다수의 범죄 경력을 자랑하는 골치 아픈 이 녀석의 이름은 클라미디아균입니다. 클라미디아균은 특이한 점이 많은, 아주 크기가 작은 박테리아인데요, 세포막이 없고 건강한 인간의 세포에 기생합니다. 트로이 목마처럼 면역체계의 눈을 피해 숨어 사는 것이죠. 전자오락에 등장하는 팩맨처럼, 우리의 면역세포는 자신과 비슷한 크기와 식별성을 지닌 박테리아를 공격하는 능력을 가지고 있습니다. 그러나 클라미디아균은 잠자는 숲속의 공주처럼 건강한 남녀의 생식기관 세포 안에 조용히 들어앉아 웅크리고 있으므로 면역세포나 항생제로 발견하거나 파괴하기가 어렵습니다. 이것이 클라미디아 감염증을 갖고 있다고 해도 종종 아무런 증상이 없는 이유입니다.

이들은 건강한 세포 내에서 수를 늘려가며 대기 상태로 기다리다가 2~3일 후 세포가 못 견디고 결국 궤멸할 때 밖으로 뛰쳐나와 더 많은 세포들을 감염시키며 해를 입힙니다. 클라미디아균이 위험한 진짜 이유는 발견하지 못하고 지나치기가 굉장히 쉬우며 거의 전무하다 싶을 정도로 아무런 증상을 나타내지 않기 때문입니다. 클라미디아균은 발견되지 못한 상태에서 세력 확장을 거듭하다가 나팔관을 서로 들러붙게 만드는 감염을 일으킵니다. 유착된 나팔관은 자연적 경로로 임신이 되는 길을 완전히 차단하고 혹 용감한 정자가 있어서 유착된 곳을 뚫고 진입에 성공했다 하더라도 수정란이 나팔관을 타고 내려오는 것을 막아 나팔관 임신을 유발합니다. 클라미디아 감염증이 최초로 증세를 나타나는 곳으로 흔히 자궁경부를 들 수 있습니다. T존이라고도 불리는 이곳은 자궁 점막과 질 점막이 만나는 민감한 곳이며 여러 병원균의 증식에 비옥한 바탕이 되는 지점입니다. 클라미디아균도 여기에 거점을 확보하여 번식하며 성교 후 노란색 또는 고름 비슷한 분비물이나 출혈을 일으킵니다.

그 밖에 클라미디아균이 요도에 퍼졌을 경우에는 소변 시 작열감, 아랫배의 둔탁한 통증, 성교통을 야기하며 자궁점막에 침투했다면 갑작스러운 부정출혈의 원인으로 작용합니다. 또 바르톨린샘 및 나팔관 농양, 기타 다양한 나팔관 유착의 원인을 클라미디아 감염증에서 찾을 수 있습니다. 이뿐만이 아닙니다.

임신 중 클라미디아 감염은 조산을 유발할 수 있으며 분만 시 태아도 감염시킵니다. 이렇게 태어난 아기에게서는 중증의 안과 감염 또는 폐렴이 나타날 위험이 있습니다. 염소를 함유한 수영장 물에서도 살아남는 클라미디아균은 수영장 결막염이라는 별명으로도 알려진 클라미디아 결막염을 일으킵니다.

남성이 이 균에 감염되면 요도 염증 외에도 부고환 염증이 나타날 수 있는데 여성에게서와 마찬가지로 클라미디아균은 남성의 몸 안에서도 오랫동안 아무런 소리 없이 조용히 지내면서 몰래 머릿수를 늘려가는 작전을 계속합니다. 몸이 아무렇지 않으니 병원에 갈 리가 없고, 그러는 동안 자기도 모르게 여성 배우자를 감염시키는 결과를 낳는 것입니다.

현재 독일에서는 25세 이하 여성의 10퍼센트가 자기도 모르게 이 균에 감염되어 있으며 10만 명의 여성이 본인 모르게 진행된 클라미디아 감염으로 인해 나팔관이 폐색된 것으로 추산하고 있는 실정입니다. 베를린의 어느 학교에서 실시한 설문조사는 무서운 현실을 그대로 보여줍니다. 여학생의 90퍼센트가 클라미디아균이 무엇인지 모르고 있으며 이 균이 심각한 영구 손상을 불러일으킬 수도 있다는 사실을 전혀 들어본 적이 없다고 합니다. 월경이나 피임약 같은 호르몬적 요소들로 인해 클라미디아균이 선호하는 서식지가 자궁경부의 T존에서 좀 더 아래쪽인 질로 이동하는 경향이 있기 때문에 젊은 여성이 폐경 후의 여성보다 피해를 더 쉽게 입을 수 있습니다. 이렇게 되면 균은 음경에서 T존으로 직접 옮아가 그곳에서 조용히 번식을 위한 작업에 들어가게 됩니다. 최초의 서식지에서 나팔관이나 바르톨린샘을 비롯해 서식 가능한 온갖 장소로 퍼져나가는 것이죠.

그러니 클라미디아균은 침묵의 방해꾼이자 시스템을 교란하는 트로이 목마, 은밀한 곳의 악당이라고 할 만합니다. 그렇다면 이 언더커버 빌런을 색출해낼 방법은 없는 걸까요? 클라미디아균은 대부분의 항생제가 효력을 미치지 못하는 곳에 납작 숨어 지내며 매의 눈과 같은 우리 몸의 면역체계도 피해가거나 일반적 세포채취 검사에서도 눈에 띄지 않기 십상입니다. 그러므로 PCR이라는 이름의 특수한 세포검사가 필요합니다. PCR검사는 자궁경부와 요도의 세포를 채취해 검사기관에서 판독합니다. 이를 대체할 만한 저렴한 검사로 독일의 의무 건강보험에서 경비를 부담해주는 검사로는 소변검사가 있지만 이는 클라미디아균이 이미 요도를 침범해 소변에 섞여 나온다는 것을 전제로 할 경우에만 판독이 가능합니다. 아침 기상 후 첫 소변이 가장 확실하고 그 이후의 소변에서는 검출되지 않을 때도 많습니다. 어쨌든 현재 독일에서 25세 이하 여성의 클라미디아균 감염 여부를 검사하는 소변검사 비용은 건강보험에서 부담하고 있습니다(한국에서는 성 매개성 질환을 진단하는 검사인 STD검사를 통해 클라미디아 감염 여부를 검사할 수 있으며, 월 1회 건강보험이 적용돼 적게는 3만원대, 많게는 10만원 정도 비용이 듭니다.-옮긴이). 저는 최초로 성관계를 가진 후 3개월에서 6개월 사이에는 클라미디아 검사를 받아보라고 말하고 싶습니다. 새로운 성관계 파트너가 생겼을 때, 본인이나 파트너에게 불명확한 증상이 나타날 때도 마찬가지입니다. 임신 중 그리고 인공수정 시술 전 준비 단계에서도 클라미디아 검사가 필수로 이루어지고 있습니다.

환자에게 증상이 있다면 검사 결과가 음성으로 나와도 좀 더 파고들어야 한다고 생각합니다. 그렇게 생각하는 데에는 2가지 이유가 있습니다. 첫째로, PCR검사에서 이상소견이 나오지 않았다고 해도 이 결과가 절대적인 것은 아닙니다. 잠복의 귀재인 클라미디아균은 자궁경부가 아닌 나팔관에 잠복해 있으면서 작업을 계속해 나팔관에 심각한 손상을 입힐 수 있기 때문입니다. 둘째로, 저는 검사 결과를 기다리느라 환자의 소중한 시간을 허비하고 싶지 않습니다. 클라미디아균이 급속도로 번져나갈 수도 있는 상태에서 그냥 기다리기만 한다면 시간이 너무 아깝습니다. 특히 하복부에 통증이 있고 의사가 손으로 만지기만 해도 심한 통증을 느낀다면 나팔관이 감염되었을 가능성이 높습니다. 이곳은 클라미디아균이 매우 왕성하게 활동하는 최전선이기도 하지요. 또한 클라미디아에게는 자주 어울리는 아주 친한 친구가 있으니, 그 이름은 임균 gonococcus입니다. 이 둘이 브로맨스를 뽐내며 함께 출몰하면 환자는 심한 증상을 호소하며 전형적 염증 증상을 나타냅니다. 이럴 경우 저는 두 균을 한꺼번에 몰아내기 위해 항생제를 복합 처방합니다. 이왕 치료하려면 일석이조를 꾀하는 편이 현명하죠.

일반적으로 클라미디아균 치료는 열흘간의 항생제 처방을 통해 이루어집니다. 증상이 없을지라도 혹시 모를 재감염을 막기 위해 파트너도 함께 치료해야 한다는 사실을 잊지 마세요! 치료기간 중에는 질이 다른 활동을 중단하고 쉬게 놔둬야 합니다.

임질,
클라미디아 가는 곳에 내가 있다

클라미디아의 절친, 임질gonorrhea이란 병은 임균에 의해서 발병합니다. 이 병은 흔히 클라미디아 감염증과 더불어 나타나기도 하지만 단독으로 나타날 때도 있습니다. 임질은 예외 없이 성관계를 통해 전파되는데 직접성교와 구강성교, 항문성교를 가리지 않습니다. 따라서 증상도 다양합니다. 질 분비물이 늘어나기도 하고 배변활동을 할 때 통증이 수반되기도 하며 목이 아픈 현상도 있습니다. 생식기만 감염되었는데도 증상은 매우 고통스러울 수 있으며 특히 나팔관에 감염이 발생했을 때 통증이 더욱 큽니다. 자궁경부에 화농성 감염이 생기면 흰색 고름이 섞인 분비물이 흐르고 요도가 감염되면 소변을 볼 때 굉장히 따갑습니다. 바르톨린샘이 감염되었을 때에도 클라미디아균의 든든한 전우로서 어시스트를 담당합니다. 증상은 감염된 지 이틀에서 나흘 사이에 처음 나타나는데 이때 최대한 서둘러 치료를 시작해야 합니다.

증상이 심하지 않아 본인이 거의 자각하지 못할 정도로 경미하게 진행되는 경우도 있는데 이럴 때 특히 더 위험합니다. 왜냐하면 병원균은 계속 번식하는 반면 자각증상이 없어 적절한 치료시기를 놓치기 쉽기 때문입니다. 그러는 동안에도 임균은 수면 아래에 숨어 연약한 나팔관을 지속적으로 망가뜨려 나갑니다. 그러므로 미루지 말고 산부인과를 방문하는 것이 몹시 중요합니다! 산부인과에서는 겉으로는 별 이상이 없어 보여도(대부분 그렇습니다) 하복부의 내진과 세포채취 검사, 초음파 검사를 시행합니다. 병든 하복부는 다른 검사장비 없이도 전문의의 예리한 눈길을 피해가지 못하며 약간의 의심 소견만 있어도 본인과 파트너에게 항생제 처방이 내려질 것입니다. 모든 위험한 가능성을 사전에 차단하기 위함입니다.

남성이 임질에 걸리면 요도에서 고름 섞인 분비물이 흘러나오기 때문에 아침에 일어나 소변을 볼 때 바로 알아챌 수 있습니다. 민간에서 이 고름을 '봉주르 방울'이라고 부르는 건 이때문입니다. 크루아상을 곁들인 로맨틱한 아침식사가 연상되는 이 명칭은 '로맨틱함'과는 하늘과 땅 만큼이나 큰 차이가 있죠. 봉주르 방울을 흘리는 남성과 그의 파트너는 서둘러 병원에서 항생제를 처방받아야 합니다. 여담이지만 독일어에서 임질을 뜻하는 또 다른 말인 '트리퍼Tripper'는 열대지방을 뜻하는 네덜란드어 '드루이퍼druiper'에서 유래했다고 합니다.

임균은 분만 시 더욱 위험한데, 태어나는 아기의 눈에 실명까지 유발할 수 있는, 매우 위중한 감염을 초래할 수 있기 때문입니다. 이러한 이유로 건강한 산모에게서 태어나는 아기를 비롯해 모든 아기에게 예방 차원에서 출산 직후 안약을 넣어줍니다. 다른 나라보다 약에 대한 불신과 기피 성향이 강한 독일에서는 신생아의 눈에 안약을 넣는 이 처방에 대해 부모가 항의나 거부하는 것을 종종 목격합니다. 꼭 임균이 아니더라도 다른 해로운 균이 아기의 눈을 감염시킬 수 있으므로 저도 웬만하면 신생아에게 안약을 처방하는 편입니다. 확실하게 해두는 것이 좋으니까요.

더 알고 싶다면

상대방에게 전혀 증상이 없다고 해도 반드시 같이 치료를 받아야 함을 잊으면 안 됩니다! 치료 기간 중에는 관계를 가지는 것도 금지입니다!

트리코모나스와 마이코플라스마, 현미경 속 모방범죄

큰 테러 사건이나 그 밖의 비극적인 범죄사고 뉴스 뒤에 따르는 것이 있습니다. 세간의 주목을 받고 싶거나 기타 병적인 이유로 큰 범죄를 따라하는 유사범죄, 모방범죄가 바로 그것입니다. 현미경으로 보이는 세계에서도 이런 일이 일어나고 있다는 것을 아시나요? 마치 고생대의 투구새우를 연상시키는 트리코모나스는 앞에서 이미 소개했죠. 트리코모나스는 산성이 강하지 않은 환경, 즉 염기성 환경을 좋아하는데 질 내 미생물환경이 좋지 못할 때 산도가 높아진다는 것을 우리는 알고 있습니다. 편모충류에 속하는 트리코모나스는 성적 접촉을 통해 옮겨지며 (앞서 언급한 바와 같이) 목욕탕 물을 통해서도 전파될 수 있습니다. 그러나 이들이 성공적으로 목표물에 안착하려면 질 내 산도가 상당히 떨어져 있어야 합니다. 트리코모나스는 일반적으로 습기를 좋아하므로 타인이 사용한 젖은 수건을 통해 감염될 가능성이 있습니다(사우나에 항상 자기 수건을 가지고 다녀야 하는 이유입니다). 질이 박테리아에 감염되었다고 할 때 트리코모나스 감염을 뜻할 때가 많습니다. 질 트리코모나스는 굉장히 냄새가 심한 찐득한 황록색 분비물, 가려움증, 작열감 등을 동반합니다. 반드시 파트너와 함께 치료받아야 하는 병입니다!

모방범죄를 저지르는 자가 가진 특징은 자아가 빈약하고 바탕이 빈곤하다는 것입니다. 이는 이제 소개할 두 번째 균, 마이코플라스마mycoplasma에도 적용됩니다. 마이코플라스마는 미생물 중에서도 크기가 매우 작고 형태가 다양하며 세포벽이 없습니다. 대부분의 항생제가 세포벽을 파괴하여 목표를 궤멸시키기 때문에 세포벽이 없는 마이코플라스마는 항생제의 공격을 피할 수 있습니다. 비뇨생식기의 마이코플라스마는 성병으로 분류되며 성교통과 부정출혈 및 비정상적인 분비물을 일으킵니다. 그중 유레아플라스마ureaplasma도 마이코플라스마 과에 속하는 세균이지만 그 수가 과다하지만 않다면 사람의 정상적 미생물 생태계의 일부입니다. 즉 인간의 몸 속과 몸 표면에 살아가는 여러 미생물 중 하나로 큰 해를 끼치지 않는다는 뜻입니다. 이들은 질 내 산도가 낮아졌을 때를 틈타 급속도로 번식하여 세포채취 검사에서 발견되곤 하는데, 질 내 산도를 낮아지게 하는 원인이 아니라 산도의 저하 또는 그에 따른 질 관련 염증으로 나타나는 동반증상으로 이해하는 것이 옳습니다. 이 박테리아가 번성하게 된 근본적인 원인은 되더라인 박테리아의 결핍에서 찾아야 합니다. 병리적 증상을 없애기 위해서는 박테리아의 완전한 박멸보다는 되더라인 박테리아가 편안하게 살 수 있도록 좋은 환경을 마련해줌으로써 질의 산도를 정상적으로 되돌리는 치료가 더 효과적일 때가 많습니다.

그러나 마이코플라스마와 유레아플라스마가 요도감염 또는 기타 화농성 감염에서 발견되었다면 이에 특화된 치료를 받아야 합니다.

마이코플라스마 감염은 남성에게 정자의 질적 저하를 야기할 수 있으므로 여성과는 달리 되더라인 박테리아가 주는 도움을 기대할 수 없는 남성들은 반드시 전문적인 치료를 받아야 하겠습니다.

위험한 병원균의 끝판왕들

자, 이제 최고로 위험한 성병에 대해 알아볼 차례가 되었네요. 이들은 다행히도 독일에서는 이제 희귀한 병이 되었지만 그들이 가진 파괴적인 힘과 사망에까지 이르게 하는 위험성은 변함이 없습니다. 그들은 바로 매독, 간염, 그리고 사람면역결핍 바이러스HIV입니다.

발생빈도가 현저히 낮아진데다가 우리 대부분은 이들에 대해 구체적이고 생생한 지식을 가지고 있지는 않습니다. 그럼에도 불구하고 이들을 모르는 사람은 없을 것입니다. 이 장에서는 주위에서 보기 힘들어졌다고 하는 이들 질병의 위험성과 정체에 관한 중요한 사실들을 똑바로 알리고자 합니다. '디셉티콘'(마블 코믹스의《트랜스포머》에 등장하는 악당 로봇-옮긴이)에 비견할 만한 매독부터 시작해볼까요?

매독은 오랫동안 '프랑스병' 또는 '폴란드병'으로 일컬어져 왔습니다. 어디서 살다가 그 병을 가져오게 되었는지에 따라서 나라의 이름을 딴 이러한 병명이 붙게 되었을 테지요. 매독은 트레포네마 팔리듐균Treponema pallidum이라는 원인균에 의해 유발되는데, 아주 심각하게 생각해야 하는 질병이긴 하지만 조기에만 발견하면 페니실린으로 치료가 가능합니다. 그러나 매독을 둘러싼 현실은 그리 간단하지 않습니다. 갖가지 다른 질병들의 증상을 모방하는 매독의 특성으로 인해 진단이 쉽지 않다는 맹점이 있기 때문입니다. 영화 〈트랜스포머〉에 나오는 '디셉티콘'처럼 속임수와 변신에 능하며 본래의 악당 본성을 숨기고 순진한 자들에게 접근하여 그들을 희생양으로 삼곤 하죠.

매독은 삽입성교, 구강성교 및 항문성교를 통해 전파됩니다. 증상은 주기적으로 나타나는데 증상들 사이의 기간이 비교적 길어서 대개는 이들이 서로 연관이 있다는 사실을 눈치채지 못하고 지나가기 쉽습니다. 초창기(1기)에는 붉은색을 띠면서 통증은 없는 피부궤양이 생식기 안이나 표면에(또는 구강, 항문, 직장에도 생길 수 있는데 직장에 발생하면 자각증상이 거의 없지요) 나타납니다. 저절로 생긴 것은 저절로 없어진다고 생각해 이를 그냥 방치하면 대부분은 정말로 아무 조치 없이도 약 4주 후에 사라집니다.

이로부터 약 8주 후에 2기에 돌입하면 발열, 림프샘 종대, 피부 발진이 나타나 수 주 지속됩니다. 이 시기에 매독은 다양한 증상을 유발합니다. 탈모, 궤양성 반점, 전신 가려움증, 관절통 등이 발생하므로 얼핏 독감이나 과다한 스트레스에 따른 반응, 알레르기로 오해하기 쉽습니다. 2기 증상도 대부분 치료 없이 저절로 사라집니다. 그러다가 수년에 걸쳐 매독균이 전신의 장기로 퍼지나갑니다. 이렇게 진행이 심화되어 말기에 이르면 매독균이 위장하지 않는 증상이 거의 없을 정도로 다양한 징후를 보이게 됩니다. 뇌막염, 시력저하, 간염, 뇌졸중, 동맥류, 신장질환, 청각장애, 사지마비, 치매 등 실로 전방위적 증상들이 두루 나타날 수 있습니다.

임신 중 매독 감염은 아기에게 치명적이며 사망에 이를 수도 있습니다. 이 때문에 임신 중 기본적으로 시행되는 검사에 매독 검사가 포함되는 것입니다.

혹시라도 매독 감염이 의심된다면 미루지 말고 산부인과에서 검사받기를 바랍니다. 처음 몇 주 안에 페니실린 치료를 받는다면 걱정할 것이 없으니까요.

리들리 스콧 감독의 초창기 영화 〈에일리언〉 시리즈를 기억하나요? 에일리언이 기생생물이라는 교묘한 형태로 인간의 몸에 숨어들어 우주선 잠입에 성공하는 모습을 볼 수 있습니다. 이렇게 침투하고 나서는 배 속에서 튀어나와 우주선 구석에 몸을 숨기지요. 에일리언은 우주선 안의 사람들을 해치고서는 교묘하게 몸을 숨기는 동안 점점 파괴력을 키워갑니다. 결국 모선은 완전히 궤멸되지요. 이렇게 위험한 에일리언에 비견할 수 있는 것이 바로 간염입니다. 간염 바이러스는 A형부터 E형까지 있는데 그중 특히 주목해야 하는 것이 B형과 C형 간염입니다. 이 둘은 혈액을 통해 전파되므로 항문성교처럼 출혈이 동반될 수 있는 격렬한 성적 접촉을 통해 옮겨집니다. 간염 바이러스는 간에 침투해 간세포를 영양분 삼아 번식합니다. 간세포가 사멸하면서 새로운 바이러스 집단이 방출되고 이는 더 많은 세포들의 파괴로 이어집니다. 결과적으로 간의 장기적·지속적 손상을 동반하는 간염, 황달, 간암이 나타납니다.

B형 간염은 예방백신을 접종하지 않은 상태에서 감염되더라도 약물치료를 받으면 만성간염으로 진행되는 것을 막을 수 있습니다. 이에 반해 C형 간염에는 백신이 없지만 감염 후 최초 6개월 안에 발견하여 치료를 받으면 꽤 좋은 치료 효과를 볼 수 있습니다.

끝으로, 터미네이터와 같은 성병은 무엇일지 짐작할 수 있나요? 그것은 사람면역결핍 바이러스입니다. 이는 면역세포를 이용하여 그 안에 잠복하는 아주 영리한 바이러스입니다. 이 바이러스는 뛰어난 학습능력을 갖추고 있어 끊임없이 배워나갑니다. 영화 〈터미네이터 2〉에 등장하는 T-1000이 모든 인간이나 사물을 모방해 똑같이 변신할 수 있는 것처럼 말이죠. 〈터미네이터〉 2, 3, 4편에서 아놀드 슈워제네거가 연기한 사랑스러운 휴머노이드인 T-800와는 완전히 대조되지요. HIV는 쉬지 않고 겉모습을 바꿔가며 인간의 면역체계를 따돌립니다. 또 면역세포 안에서 증식하며 병원균으로부터의 감염을 전반적으로 방어하는 다수의 세포들을 파괴합니다. 단계가 계속 진행된 후에는 결국 다양한 감염병들의 칵테일이자 끝내 사망에 이르게 하는 후천성면역결핍증AIDS을 일으킵니다.

HIV는 정액, 쿠퍼액pre-ejaculate, 질 분비물, 혈액을 통해 전파되는데 특히 혈액은 가장 흔한 감염경로로서 마약중독자들이 주사기를 공유하면서 퍼질 수 있습니다. 삽입성교, 구강성교, 항문성교로도 전파됩니다. 두 사람 다 잇몸에서 피가 나지 않는 이상 키스 같은 스킨십은 위험하지 않습니다. 임신 중 감염, 분만이나 모유수유를 통해 아기에게도 감염이 가능합니다.

1980년대 초반에 에이즈가 처음 세상에 알려졌을 때 온 나라가 그야말로 야단법석을 떨었습니다. 반드시 안전한 섹스를 할 것과, HIV 보균자를 향해 너무 과도한 경계심을 갖지 않아도 일상생활에서는 지장이 없다는 사실을 널리 알리려는 다각적인 캠페인이 벌어졌습니다. 프레디 머큐리나 키스 헤링 같은 유명인사들이 이 병으로 죽었고 보통 사람들은 그렇게 죽어간 사람들의 이야기에 마음 아파했습니다. 사랑하는 가족이나 친구를 후천성면역결핍증으로 잃은 사람도 있었고요. 이 병을 향한 대중의 공포심은 감염된 사람들의 스토리를 담은 영화나 연극, 자선 이벤트가 주는 깊은 감동과 공감을 이길 수 없었습니다. 학계에서도 한시라도 속히 치료법을 찾기 위해 치열한 연구를 쉬지 않았습니다. 비록 현재까지도 이 바이러스를 박멸시킬 방법은 나타나지 않았지만 제약업계는 체내 바이러스의 증식을 방해하여 사망에까지는 이르지 않게 하는 약의 개발에 성공하여 환자들에게 제공하고 있습니다. 이는 기쁘고 희망적인 소식이지만, 젊은 게이 커뮤니티에서는 다시 안전하지 않은 섹스가 유행하는 뜻하지 않은 결과를 낳게 되었습니다. 현재 독일 내 HIV 감염자의 약 3분의 2가 남성입니다. 이렇게 아무런 보호기구 없이 성관계를 하다보면 HIV뿐만 아니라 다른 성병의 감염률도 다시 높아집니다. 2001년을 기점으로 매독, C형 간염, 임질 등 성적 접촉을 통해 발병하는 질병의 발병건수가 다시 올라갔으며 매년 상승하는 추세입니다. 가장 취약한 사람들은 게이 남성들이지만 양성애 남성과 파트너가 자주 바뀌는 사람들도 이에 못지않게 불필요한 위험에 자신을 노출시키는 경향이 있습니다.

그렇다면 성병 검사는 어떻게 해야 할까요? 상대방이 검사를 받았는데 괜찮더라고 말하면 그 말을 믿고 안심해도 될까요? 100퍼센트 안심해서는 안 됩니다! 첫째, 인유두종 바이러스HPV, 사마귀와 자궁경부암을 일으키는 바이러스처럼 남성에게 실시할 만한 마땅한 검사방법이 없는 바이러스가 다수 존재하며 둘째, HIV의 경우는 감염일로부터 6주가 지난 다음에야 검사로 확인할 수 있으므로 그 사이에는 검사결과가 음성으로 나올 수 있어 자신도 모르는 사이 바이러스를 다른 사람에게 퍼뜨릴 수 있기 때문입니다. 그러므로 양성애자 남성 또는 동시에 여러 여자들에게 다리를 걸치는 사람과 성관계를 가지면서 콘돔 사용을 확인하지 않는 것은 여성으로서 너무나 위험한 행동입니다. 영화 〈포레스트 검프〉에 나오는 대사처럼, 초콜릿 상자를 열기 전에는 무슨 초콜릿이 나올지 전혀 모르니까요.

새로 좋은 사람을 사귀게 되었다거나 누군가에게 완전히 깊이 빠졌을 때(이건 나이와는 관계가 없습니다), 결정적인 순간에 그 사람 앞에서 '안전한 섹스'를 말하는 까탈스러운 모습을 보이기가 싫은 건 인지상정이며 누구든지 그런 마음을 가질 수 있습니다. 하지만 가장 중요한 건 당신의 몸입니다. 이 순간만 살고 말 것이 아니라 앞으로 이어질 성생활과 여성으로서의 건강이 걸린 문제이며 더 나아가 생명이 왔다 갔다 할 수도 있는 일입니다. 그러니 앞으로 당신이 구가할 모든 연애에서 무슨 일이 있어도 지켜야 할 것은 '콘돔 없이는 하지 않는다!'입니다. 마인드가 올바른 남자라면 같은 생각을 가지고 당신을 만날 때 적절한 사이즈의 콘돔을 꼭 챙겨 올 것입니다. 하지만 혹시라도 '자기야, 왜 깐깐하게 굴어? 내가 검사 다 했다는데!'같은 감언이설로 어물쩍 넘어가려고 하는 남자를 만났다면 절대 물러서지 말아야 합니다. 끝까지 '콘돔 없으면 안 돼'를 고수해야 합니다.

더 알고 싶다면

HIV 검사를 받기 위해 병원을 찾는 여성들이 많습니다. 보호도구 없이 성관계를 했다거나 파트너가 다른 사람과 관계를 가져 불안하다고 이야기합니다. 이 경우 HIV 외에 다른 검사도 병행하면 좋습니다! 검사 목록은 다음과 같습니다.

- HIV 검사
- B형 간염과 C형 간염 검사
- 헤르페스 세포채취 검사, 임질, 클라미디아, 마이코플라스마, 유레아플라스마 검사(PCR검사)
- 인유두종 바이러스 세포채취 검사
- 의심증상이 있을 때 매독 검사

이들 검사를 하기 전 건강보험 해당 여부를 확인해보세요. 비용을 자가 부담해야 한다고 해도 돌이킬 수 없는 후회를 하느니 적은 돈을 쓰는 것이 현명한 선택입니다. 돈을 아끼면 당장 지갑은 괜찮겠지만 나중에 찝찝한 기분이 들테니까요.

6장

신비로운 여자의 몸,
그 깊숙한 곳으로의 탐험

이 장에 대해 남편과 이야기를 나누면서 저는 제가 이 책을 쓰는 목표 중 하나가 모든 사람이 생식기의 깊은 곳 구석구석에 관한 것을 잘 알 수 있도록 만드는 것이라고 이야기했습니다. 그런데 남편은 다른 말을 하더군요. 이 신체기관들은 성스러운 것으로 남아 있어야 하며 남김없이 까발려지거나 단순화되어서는 안 될 것 같다고요. 저는 자신의 신체에 대해 매우 잘 알고 이해하면서도 동시에 신비로운 느낌을 잃지 않고 경탄하는 것이 가능하다고 생각합니다. 당신의 몸은 라라 크로프트(영화 〈툼 레이더〉 시리즈의 주인공-옮긴이)의 눈앞에서 큰 입을 쩌억 벌린 채 웅크리고 있는 미지의 동굴처럼 두렵고 낯선 존재여서는 안 됩니다. 어떠한 강박이나 선입견 없이 여유로운 마음으로 자신의 몸에 대해 알아가고 때로는 신비함에 고개를 끄덕거릴 줄도 알아야 합니다. 이층버스를 타고 시티투어를 한다고 한번 상상해봅시다. 저는 당신의 가이드입니다. 운전기사 옆에서 마이크를 잡고 있죠. 버스에 어서 올라타세요! 원더랜드로의 여행이 시작됩니다.

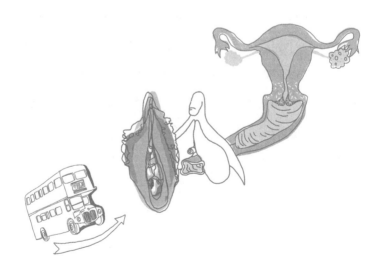

질

입구에서부터 안내를 시작하겠습니다. 처녀막에서 시작해 정문을 지나 질 안으로 들어가보겠습니다. 아기가 나오는 길인 동시에 음경을 맞이하는 영접장소이기도 한 질은 평상시에는 길이가 대략 8~10센티미터입니다. 평소에는 납작하게 있다가 필요하면 양옆이 늘어나며 세워져 통통한 모양이 됩니다. 접었다 세웠다 하는 접이식 플라스틱 박스 같은 원리죠. 그 밖에 지붕과 바닥에 가로로 주름이 져 있어 아코디언처럼 위아래로 늘어날 수 있지요. 그랬다가 늘어날 필요가 없어지면 다시 수축할 수 있습니다. 질은 굉장히 신축성이 좋아서 탐폰을 빠지지 않게 붙잡을 수 있고 때로는 남자의 큰 신체기관이 들어와 놀 자리를 마련해줍니다. 아기가 태어날 때도 한껏 크기를 늘려 부드럽게 빠져나갈 수 있도록 해주지요.

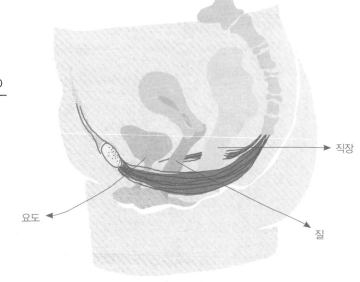

요도

직장

질

골반기저근: 골반 바닥에 위치한 기관들을 감싸고 있는 해먹과 같은 근육

질 점막은 특별합니다. 지속적으로 벗겨져 떨어져 나가는 표면의 상피세포는 유익한 유산균들의 먹이가 되는 당분을 풍부히 머금고 있어 이들에게 좋은 서식처를 제공하지요. 앞에서 배웠듯 이들 유익균은 질을 건강하게 유지하고 자궁과 난소 같은 좀 더 안쪽의 기관들이 유해균으로부터 공격당하지 않도록 보호막을 형성합니다.

질이 성적 활동을 할 준비가 되면 혈행이 왕성해지며 활짝 펴질 태세를 취합니다. 질벽으로부터 수분이 흘러나와 충분한 습기와 윤활액이 공급됩니다. 흥분상태에서는 원래의 길이의 2배까지 길어져 20센티미터에 이르기도 합니다! 전반부 3분의 1까지는 말 잔등에 올라앉았을 때 벌어진 두 넓적다리 모양의 음핵다리에 올라탄 모양이며 해면체에 둘러싸여 있는데 이 해면체는 성적 흥분 시 팽창합니다. 질 입구 바로 뒤에는 클리토리스의 아랫부분이 위치해 있는데 이 부분은 요도와 더불어 G스폿 복합기관을 이룹니다. 질은 전체적으로 골반기저근에 의해 지탱되며 바로 옆에 평행한 또 다른 기관으로는 후면의 직장, 전면의 치골, 요도, 방광의 하면부가 있습니다.

자궁경부와 세포채취 검사

질이 끝나는 곳에는 자궁경부가 와인 병을 막고 있는 코르크처럼 질 안으로 들어와 있습니다. 목을 뜻하는 라틴어이자 전문용어로 서빅스cervix라고 하며 길이는 4~5센티미터입니다. 질 안쪽으로 들어와 있는, 목이 좁아지는 부분은 자궁구라고 불리는 열린 부분과 연결되어 있는데 월경이나 배란을 전후하여 좀 더 열리게 됩니다.

자궁경부는 질의 정중앙에 위치할 때도 있으나 왼쪽이나 오른쪽, 전방이나 후방으로 기울어져 있는 경우도 있습니다. 이는 자궁의 위치에 따라, 또 몸이 전반적으로 좌우 중 어느 쪽으로 기울어져 있는가, 자궁이 앞으로 굽어 있는 편인가 뒤로 휜 편인가에 따라 달라집니다.

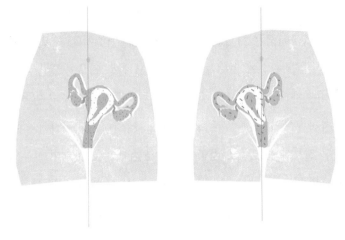

피사의 사탑처럼 살짝 굽은 자궁 역시 정상입니다.

　자궁경부의 위치에 따라 세포채취 검사 등의 산부인과적 검사가 어려워질 수 있습니다. 그러므로 자궁구가 찾아질 때까지 내진기구로 이리저리 방향을 바꿔가며 탐색해야 할 때가 있습니다. 미국 환자들을 진료했을 때의 경험을 이야기하자면, 그들은 놀랍게도 검사 전에 자신의 자궁경부가 어디 위치해 있는지 이야기하며 검사 도중 거기다, 거기가 아니다 하며 방향을 알려주었습니다. 믿기 힘든 이야기지만 사실입니다. 그들이 자궁경부의 위치를 알려준 덕분에 쉽게 검진을 시행할 수 있었고 세포채취 검사도 환자와 의사 모두가 고생하지 않고 끝낼 수 있었습니다. 검사기구를 질 안에 넣고 헤매는 데 걸리는 시간과 수고를 절약할 수 있었죠. 병원 방문 및 검사나 치료가 비싼 미국에서는 사람들이 언제 병원에 가야 하는지, 반면 언제 굳이 갈 필요가 없는지 잘 인지하고 있는 경우가 많습니다. 그리고 자신의 몸과 구조에 대한 뛰어난 지식을 갖추고 있죠!

자궁경부의 표면은 두 부분으로 나뉩니다. 이는 질벽과 비슷한 하부표면 그리고 자궁경부 통로를 감싸고 있으며 상부의 자궁벽으로 이어지는 상부표면입니다. 이 두 표면이 만나는 부분을 T존 또는 변형대transformation zone라고 합니다. 해변의 백사장을 보면 마른 모래사장에서 젖은 모래사장으로 넘어가다가 결국 바닷물이 있는 지점에 다다르듯이 자궁에서는 마른 모래가 젖은 모래로 넘어가는 부분을 T존으로 볼 수 있죠.

많은 사람들이 T존에 대해 잘 모르지만 T존은 아래 2가지 특별한 성질을 가지고 있습니다.

1. T존에서는 출혈이 일어날 수 있습니다. 표면을 덮는 점막이 없는 얇은 세포층이므로 무엇이 닿거나 하면 쉽게 출혈이 생깁니다. 이 출혈을 접촉출혈이라고도 부르는데 자궁경부암 세포검사 또는 섹스 후 아주 쉽게 일어날 수 있습니다. 대부분 경미한 출혈에 그치고 곧 멈추기 때문에 걱정할 것은 아니지만 잠자리 후 매번 피 묻은 침대 시트를 갈아야 한다면 웃을 일만은 아닙니다. T존 표면에 화학적 처리를 해서 출혈을 예방하는

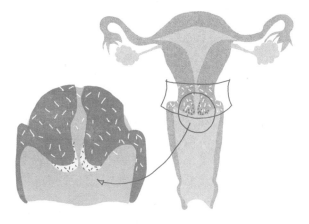

자궁경부의 T존

방법이 있습니다. 산부인과적으로 비교적 간단한 시술입니다.
피임약이나 임신 같은 호르몬적 변화로 인해 T존이 바깥쪽으
로 더욱 노출되어 나올 경우에도 출혈이 잦아질 수 있습니다.

2. T존은 자궁경부암이 발생하는 부위입니다. T존은 클라미디아
균이나 HPV 등 성병을 유발하는 다양한 균(바이러스)들이 안착
하는 곳입니다. 특히 고위험 HPV는 이 부위를 번식의 터로 적
극 활용해 자궁경부암을 발생시킬 수 있죠. 그러므로 산부인과
전문의들은 암 검사나 HPV 세포채취 검사를 할 때 이 바이러
스를 놓치지 않으려고 노력합니다. T존이 좁은 통로 안에 있는
부위이기 때문에 세포채취를 할 때 될 수 있는 한 깊숙한 곳에

서 채취하려다 보니 검사를 받을 때 조금 아프거나 불편할 수 있습니다.

자궁경부암은 거의 예외 없이 HPV, 특히 고위험군 HPV에 의해 발생합니다. 이 바이러스는 우리로 하여금 엉뚱한 짓을 하게 만드는, 못된 전 남자친구와도 같습니다. 앞에서 설명한 것처럼 HPV 감염의 90퍼센트는 저절로 낫지만 나머지 10퍼센트는 몸의 면역체계에 의해 발견되지 않아 계속 생존합니다.

자궁경부암 진단을 위한 세포채취 검사는 1928년 이를 최초로 실시한 그리스의 의사 게오르게 파파니콜라우_{George Papanicolaou}의 이름을 따 PAP검사라고도 불리며, 채취된 검체의 염색 정도에 따라 결과가 다음과 같이 총 6단계로 분류됩니다.

- PAP1: 매우 양호
- PAP2: 양호
- PAP3: 불분명
- PAP3D: 세포에 약간의 변형이 생김, 이형성_{dysplasia}이라고도 하며 장차 소멸할 가능성이 있음
- PAP4: 세포에 중등도에서 고도의 변형이 생김. 암의 전단계 병변
- PAP5: 암조직

상세설명은 다음과 같습니다.

1. PAP1과 PAP2: 1년 후 다시 검사받습니다.

2. PAP3과 PAP3D: PAP3과 PAP3D에서의 경미하게 변화된 세포는 소멸할 가능성이 있습니다. 그렇지만 느긋하게 있을 수는 없습니다. 3개월에서 6개월 후 다시 병원을 방문해야 합니다. 세포채취 검사를 한 번 더 하고 HPV 검사도 병행하기 위해서입니다. 그 전에 HPV감염이 확인된 경우 3개월 후 p16/Ki-67 이라는 검사를 합니다. 이는 바이러스의 공격성이 얼마나 강한지 확인하는 검사로, 어떤 조치를 취해야 할지 결정하는 데 참고할 수 있습니다. 이처럼 3개월 후에 다시 검사를 했는데 또 PAP3로 나왔다면 어떻게 할까요? 다시 3개월을 기다려 재검사를 합니다. 즉시 무슨 조치를 취하지는 않지만 추가적으로 콜포스코피colposcopy라는 특수한 현미경을 이용해 자궁경부를 검사하는 방법도 있습니다. 이때 자궁경부, 자궁구 그리고 T존의 이상 징후 여부를 함께 관찰할 수 있습니다. 그래도 확실한 결과가 나오지 않을 때는 더 정밀한 콜포스코피 검사를 위해 큰 병원으로 갑니다.

3. PAP4: 이 경우 조직검사가 뒤따릅니다. 콜포스코피를 통

해 다시 한 번 관찰하거나 자궁원추절제술conization이라는 본격적인 조직검사를 실시합니다. 콜포스코피를 통한 조직검사는 전신마취 없이 바로 시행될 수 있으며 또 조직검사 자체로 인해 활성화된 면역체계가 작동함으로써 세포병변이 소멸될 수 있는 가능성을 열어준다는 큰 장점이 있습니다.

콜포스코피의 단점은 병변 부위가 아주 깊은 곳에 있을 경우 발견하기 힘들다는 것입니다. 이때는 자궁원추절제술을 시행할 수 있습니다. 자궁원추절제술이란 자궁경부의 변형된 조직을 제거하기 위해 마취 상태에서 자궁경부를 원추(원뿔) 모양으로 절제하는 것을 말합니다. 구석 깊숙이 자리한 병변도 발견할 수 있다는 장점이 있으나 아기를 가질 계획이 있는 사람이라면 신중하게 결정해야 합니다.

4. PAP5: 암 병변이 발견된 것이므로 즉시 전문병원에 가야 합니다.

세포는 변형을 시작하고 난 후 그 진행이 매우 느립니다. 아주 긴 시간에 걸쳐 조금씩 변화하죠. 약간의 변형, 즉 PAP3에서 암으로 발전할 때까지 평균 10년이 걸립니다! 우리는 이 점을 이용해 세포채취 검사로 암 전 단계, 또 전 단계의 전 단계까지 밝혀냄으로서 병변 가능성을 상당히 일찍 감지해낼 수 있는 것입니다.

현재 독일의 건강보험조합 중 약 30퍼센트는 1년에 한 번씩 하는 관련 검사 비용을 부담하지 않고 있습니다. 이는 반드시 개선되어야 할 것으로 보입니다.

건강보험에 상관없이 자신의 건강은 자신이 돌보겠다고 결심한 사람이라면 100년 전부터 시행되고 있는 오래된 방법인 세포채취 검사에 너무 의존하지 말아야 할 것입니다. 기존의 세포채취 검사는 오류에 취약하며 이형성 병변의 약 50퍼센트를 발견하지 못합니다! 그리하여 이를 보완한 검사법으로 개발된 것이 씬프랩세포진 검사ThinPrep입니다. 다른 유럽 국가들과 미국에서는 이미 일반적인 검사법으로 자리 잡았습니다. 이는 컴퓨터의 도움을 받은 단층도말 검사로, 60유로를 본인이 부담해야 하지만 조금만 생각해보면 네일숍에 가거나 속눈썹 연장시술을 한 번 할 돈으로 자신의 건강에 투자하는, 의미 있는 비용이라는 것을 알 수 있습니다.

현재 산부인과 정기검진 비용은 매년 1회에 한해 건강보험이 비용을 부담하고 있으나 곧 5년에 1회로 혜택이 줄어들 예정이라고 합니다(한국의 국민건강보험공단에서는 만 20세 이상의 여성에게 2년마다 자궁경부암 검진을, 만 40세 이상의 여성에게 2년마다 유방암 검진과 유방촬영술 검사를 제공하고 있습니다.-옮긴이). 다른 나라에서도 이에 질세라 HPV 검사의 결과가 양성으로 나올 경우에만 세포채취 검사를 무료로 시행하는 것으로 혜택을 변경하는 방안을 검토 중이라고 합니다. 기존의 세포채취 검사가 정확도 면에서 상당히 떨어지는 반면 HPV검사는 바이러스 감염 여부를 매우 정확히 알려주므로 앞으로 정기검진 시 시행되는 검사방법의 변화와 개선을 모색해야 할 것입니다.

자궁

이제 자궁경부를 뒤로 하고 다음 장소로 이동하면 성스러운 정원, 자궁이 나옵니다. 자궁은 근육조직으로 이루어진 속이 빈 공간이며 전구를 닮은 모양입니다. 사람에 따라 앞이나 뒤, 좌나 우로 약간 기울어져 있을 수 있습니다. 아기를 가지지 않았을 때 길이는 7~8센티미터이고 너비는 3~4센티미터입니다. 출산을 한 번 또는 여러 번 한 후에는 여성의 주먹 정도로 커지며 사람에 따라 남성의 주먹만큼 커지기도 합니다. 임신을 하게 되면 길이와 너비가 모두 늘어나 지름 30센티미터의 공에 육박할 만큼 확장됩니다(자궁이 늘어나는 느낌은 생리통과 비슷할 때가 많습니다). 분만이 다가오면 자궁은 아기를 밖으로 밀어내기 위해 굉장히 많이 수축합니다. 이 물리적 수축력은 출산에서 가장 중요한 역할을 합니다.

자궁의 내벽을 덮은 점막, 즉 자궁내막endometrium은 매우 특별합니다. 호르몬 분비의 영향으로 탈락과 증식을 반복하는 세포로 이루어져 있기 때문이지요. 월경주기 초기에는 비교적 얇던 세포층이 월경 중기로 진행되면서 에스트로겐의 영향을 받아 점점 두터워집니다. 그러다가 배란기 즈음이 되면 상당히 두텁게 증식합니다. 혹시 모를 수정란의 출현을 영접할 준비를 하는 것이죠.

수정란이 착상되면 그야말로 기적 같은 일이 벌어집니다. 자궁내막은 착상된 수정란에게 영양을 공급하기 위해 즉시 임신 모드로 들어가 태반과 탯줄이 형성되도록 준비하는 것이죠.

수정란의 착상이 이루어지지 않았을 경우 배란 후 정확히 14일 만에 다음 월경이 시작되고 두텁게 증식되었던 점막층은 탈락되어 혈액과 함께 밖으로 배출됩니다.

더 알고 싶다면

여성의 약 1퍼센트는 중복자궁을 갖고 있습니다. 이는 배아 분화 시 발생하며 종류도 자궁 몸통과 자궁경부가 2개인 경우부터 경부는 하나이나 몸통은 2개인 경우, 2개의 자궁이 하나로 합쳐진 경우 등 다양합니다. 이런 자궁을 가진 여성들은 종종 처음부터 월경혈이 과다하거나 월경통이 심합니다. 자궁이 2개이니 어쩌면 당연하다고 할 수 있습니다. 본인이 이런 자궁을 가졌더라도 너무 우려할 것은 없으나 임신 시에는 이상태위(머리가 위쪽을 향해 있는 등)나 자궁경관무력증 같은 문제가 발생할 수도 있습니다.

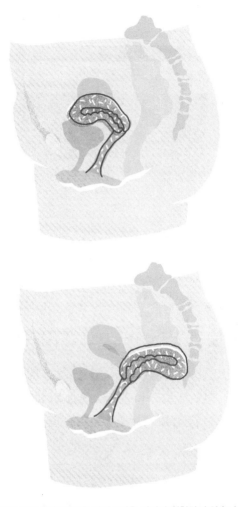

앞이나 뒤로 굽은 자궁은 자연스러운 것이며 위험하지 않습니다!

나팔관

자궁에서 위쪽으로 조금 더 올라가면 좌우 양쪽으로 통로가 나 있는데 이것을 나팔관이라고 부릅니다. 직경은 스파게티 정도로 가늘고 속은 빨대처럼 비어 있습니다. 이 길은 난자와 정자가 만나는 장소이며 이 둘이 만나 만들어진 수정란을 자궁 쪽으로 이동시킵니다. 많은 섬모가 자궁 방향으로 운동을 하고, 식도가 음식을 아래로 밀어내는 것처럼 나팔관도 한 방향으로 꿈틀운동을 계속하기 때문에 수정란이 이동할 수 있는 것입니다. 이 기능은 과거에 나팔관 염증이 있었거나 현재 자궁내막염이 있을 경우 잘 작동되지 않을 수 있습니다. 또한 흡연이라는 요소 하나만으로도 이 미세한 운동이 방해를 받을 수 있습니다!

나팔관의 길이는 약 10~15센티미터이며 자궁관깔때기에서 끝납니다. 자궁관깔때기는 일종의 벌어진 집게처럼 난소에서 배출된 난자를 받아내는 역할을 합니다.

※ 잘못된 믿음 날리기

나팔관은 2개가 있지만 난소는 하나밖에 없는 사람이 있습니다. 이때 임신 가능성은 절반으로 낮아지는 것이 아니라 정상에 가까울 확률이 큽니다. 나팔관은 좌우를 막론하고 어느 쪽에서 나오는 난소의 난자든지 받아낼 수 있습니다. 다시 말해 오른쪽 난소에서 배란되는 난자를 왼쪽 나팔관에서 받을 수 있다는 것이죠.[19] 여자의 몸이 얼마나 효율적으로 작동하는지 보여주는 일례입니다.

난소

　나팔관을 지나서 쭈욱 가면 자궁관깔때기에 달린 술 모양의 자궁관술에 다다르고 결국에는 모든 난자들의 고향인 난소에 도달하게 됩니다. 난소는 의학용어로 오버리ovary라고 부르며 나팔관과 난소를 합쳐 자궁부속기adnexa라고 합니다. 우리가 버스에 앉아 바깥에 펼쳐지는 풍경을 감상하는 관람객이라고 할 때 난소는 달걀 모양의 보름달 같은 느낌입니다. 크기는 자두 정도이고 색은 희끄무레한 회색이며 표면은 닐 암스트롱이 인류 최초로 발자국을 남겼던 달처럼 울퉁불퉁합니다. 배란이 한 번 일어날 때마다 난소의 표면에는 조그맣게 떨어져 나간 자국이 생기고 이것이 모여 올록볼록 파인 크레이터와 둔덕을 만드는 것이죠.

　난소에서는 태어날 때부터 그 숫자가 정해져 있는 난자들이

미성숙한 상태로 대기하고 있다가 자기 차례가 되면 밖으로 튀어나옵니다. 사춘기 2차 성징이 나타나면 난자가 출동하기 시작하는데 난소는 최고 보스 찰리 역할인 시상하부의 명령을 받드는 뇌하수체 존 보슬리의 지시에 따라 움직입니다. 뇌하수체의 지시에 따라 약 한 달에 한 번 난자를 배출하며 이때 여성의 월경주기는 에스트로겐, 프로게스테론, 테스토스테론이라는 호르몬들에 의해 작동됩니다.

초음파로 난소를 관찰하면 크기가 서로 다른 원 모양의 무늬 또는 검은 점들을 무수히 볼 수 있습니다. 이들은 다양한 성숙단계에 있는 난자들입니다. 피임약을 복용한다든가 기타 호르몬적 피임법을 이용하지 않는 사람이라면 매달 1개의 난자가 선발되어 배란될 준비를 합니다.

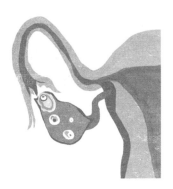

배란을 준비하는 난자

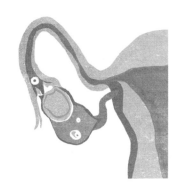

배란

원시난포는 성숙단계를 거쳐 주머니 모양의 낭포단계까지 성장하는데, 큰 것은 3센티미터에 달하는 것도 있습니다! 이 시점이 되면 자궁경부점막이 묽어지면서 입구가 살짝 열립니다. 초음파로 관찰하면 커진 난포와 상당히 두터워진 점막층을 볼 수 있습니다. 곧 배란이 이루어진다는 것을 알리는 신호죠.

배란이 일어난 후의 초음파를 보면 종종 쪼그라든 난포 껍데기와 누운 자세에서 가장 낮은 지점인 자궁 안쪽 공간에 고여 있는 약간의 액체를 볼 수 있습니다. 이 가장 낮은 공간을 '더글러스와'라고도 부릅니다. 산부인과 전문의들에게 더글러스 액체는 반드시 위험을 의미하는 개념이 아니지만 일반인이 들을 때는 왠지 모르게 심각한 병명이 연상될 수도 있습니다. 일반인은 이 명칭 하나만으로는 위험도를 판단할 수 없습니다. 이 액체는 대부분 몸에서 저절로 배출됩니다.

배란된 난자는 방금 우리가 이층버스에 앉아 지나왔던 바로 그 길을 따라 나아갑니다. 자궁관깔때기를 유유히 통과해 나팔관을 따라 전진하며 정자와 마주치기를 기다립니다. 그러나 아무도 나타나지 않고 수정이 가능한 시간이 지나면 자궁으로

☀ 잘못된 믿음 날리기

한 달에 한 번 낭포가 관찰되는 것은 지극히 정상입니다. 난포낭종이라고도 부르는 이것은 월경을 거치며 대부분 사라집니다.

밀려난 후 나중에 월경혈과 함께 체외로 배출됩니다.

　자, 이로써 우리의 원더랜드 시티투어는 종점에 도착했습니다. 원한다면 내리지 않고 자리에 그대로 앉은 채 원더랜드에서 일어나는 여러 현상을 계속 감상할 수 있습니다. 그 첫 번째 정류장은 슈퍼마켓입니다. 궁금하다고요? 그럼 함께 다시 출발해봅시다!

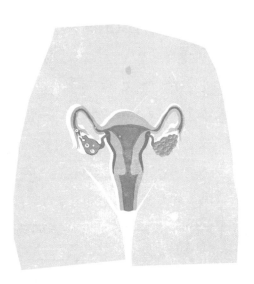

선발된 난자의 이동경로

자궁의 안팎과 주변부에 생긴 이상

　우리가 지금까지 알아본 주된 기관들 이외에도 초음파 촬영을 통해 여타 병변이 관찰되는 경우가 많은데, 병변이라고 해도 대부분은 해롭지 않은 것들입니다. 치료를 요한다고 해도 즉시 무언가를 해야 하는 경우는 더더욱 드물죠. 하지만 환자 입장에서 변화의 경중을 제대로 판단하기란 쉽지 않습니다. 하복부 초음파 검사에서 무언가가 발견되었다는 말을 듣고도 괜찮겠지 하며 느긋한 마음을 먹을 수 있는 사람은 많지 않을 것입니다. 게다가 발견되었다는 것들의 이름은 죄다 용종, 낭종, 양성종양 등 뭔가 기분 나쁜 것들입니다. 우리는 이 장에서 우리의 자궁과 그 주변에 생길 수 있는 흔한 변화들을 자세히 살펴보겠습니다.

　글을 쓰다가 문득, 산부인과 의사들은 병명을 식재료에 비

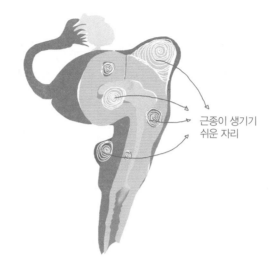

근종이 생기기
쉬운 자리

유하기를 좋아한다는 사실이 떠올랐습니다. 글이 길어질수록
언급되는 식재료들도 많아질 테니 엉뚱한 비유에 놀라지 말고
그저 마트에 왔다고 생각하고 이 글을 읽어주세요.

그럼 무해한 아이들 중 첫 번째인 **근종**으로 시작해볼까요?
앞에서도 살펴보았지만 근종은 자궁의 근육조직 일부가 약간
제멋대로 자라나 뭉친 양성종양입니다. 정상이던 자궁 근육
세포가 어째서 변이를 시작하여 성장하는지, 또 자연이 왜 그
런 불필요한 근 성장에 소중한 에너지를 소비하는지에 대해서
는 아직 정확히 알려진 바가 없습니다. 어쨌든 자궁의 근육세
포 일부가 비정상적으로 자라난 뭉친 것이 자궁근종인데 1개
만 개별적으로 나타날 수도 있고 여러 개가 모여 자라날 수도

있습니다. 이들의 평균 지름은 약 2~3센티미터이지만 좁쌀만큼 아주 작은 것들도 있습니다. 반대로 큰 것은 자두만한 것에서부터 시작해 심할 경우 그레이프프루트, 심지어 단호박 크기로 자라나는 것도 있습니다.

근종은 크기와 형태, 그리고 위치가 정말로 다양합니다. 식빵에 박혀 있는 건포도처럼 자궁벽에서 잘 자라기도 하고 자궁의 위쪽에 마치 조그만 모자를 쓴 것처럼 위치해 있기도 합니다. 또 자궁강에 종유석 같은 모양으로 자라기도 하죠. 가는 줄기위에 토마토가 열린 것처럼 대롱대롱 뭉쳐 있는 모양부터 갓이 넓은 버섯처럼 넓적한 모양까지 형태가 다양합니다. 심지어 자궁 옆에서 자궁조직과는 아무 연결고리 없이 혼자 자라나는 것도 있을 정도입니다. 근종은 굉장히 흔하게 볼 수 있습니다. 30세 이상 여성의 약 50퍼센트에게서 일생에 최소 한 번 발생한다고 합니다. 피부색이 짙은 인종의 경우 그 확률은 좀 더 높아집니다. 연구에 따르면 이들 여성에게서 근종이 나타나는 빈도는 피부색이 밝은 인종의 여성보다 높으며 20대에 근종을 가지게 되는 경우도 흔하다고 합니다.[20]

근종이 악성종양으로 발전하는 경우는 전무합니다. 언제나 상냥한 얼굴을 하고 있는 제니퍼 애니스톤처럼 말이죠. 대부분의 근종은 초음파 검사를 통해서 말고는 평상시에 거의 발견되지 않다시피 합니다. 그러나 때로는 경미한 냄새나 상당히 심한 악취를 유발하기도 합니다. 또 월경의 양이 많아졌다면 근종을 의심해볼 수 있고 불규칙하거나 통증을 동반한 월경도 근종이 원인일 수 있습니다. 크기가 큰 근종은 방광이나 직장 등 주변 장기를 눌러 문제를 일으킬 수 있습니다. 또 자궁강에서 자라나는 근종의 경우 임신을 방해할 수 있습니다. 극단적인 예를 들자면 자궁이 온통 근종으로 뒤덮인 사례도 볼 수 있습니다. 이런 자궁을 감자포대자궁이라는 별명으로 부르기도 하죠. 감자포대자궁을 가진 여성은 대부분 부정출혈과 과다월경을 겪게 됩니다. 또 다른 예로 근종이 단호박처럼 커지게 되면 바지 지퍼가 잠기지 않을 정도로 아랫배가 불룩하게 나올 수도 있습니다.

그러나 근종은 대부분 큰 해를 끼치지 않으며 잘 커지지 않습니다. 커진다고 해도 그 성장 속도가 무척 더딥니다. 근종의 성장을 돕는 요소는 에스트로겐이며 특히 임신 초기 3개월 동안 좀 더 빨리 성장할 수 있으므로[21] 병원에서는 이 첫 세 달 동안 근종 여부를 유심히 살피게 됩니다. 대부분의 임부들은 근종이 있어도 별 영향을 받지 않은 채 임신을 지속하지만 근종의 성장이 아주 빠른 일부 특수한 경우에 상당한 통증이 유발될 수도 있습니다. 근종의 형성에 영향을 주는 또 다른 요소로는 경구피임약의 복용이 있고 비만도 한몫하는 것으로 알려져 있습니다. 지방세포에서 분비되는 에스트로겐이 근종의 형성에 자양분 역할을 하기 때문입니다.

✳ 잘못된 믿음 날리기

자궁근종은 악성으로 발전하지 않으며 그저 근종이 있다는 이유 하나만으로 제거수술을 시행하지는 않습니다. 산부인과 정기검진 시 매번 근종의 유무를 반드시 관찰하는 것도 아닙니다! 지름 2~3센티미터 크기의 근종은 통상 아무 문제가 되지 않습니다. 이들은 자궁 안에서 평화롭게 살아가기 때문에 질병이라고 부를 정도가 되지 못합니다. 현재는 그렇지 않지만 과거에는 근종이 발견되면 무조건 제거하는 수술을 시행했습니다. 자궁근종 제거수술은 굉장히 빈번히 실시되는 산부인과 수술의 하나였으며 45세 이상 여성의 경우 '이제는 더 이상 필요하지 않다'는 이유로 난소까지 함께 제거했습니다. 이런 수술을 받은 여성은 갱년기의 정중앙으로 가차 없이 던져진 셈이었죠. 오늘날의 상식으로는 절대 이해할 수 없는 일입니다! 이제는 이러한 '다기관 제거수술'을 거의 시행하지 않습니다. 월경통이 상상을 초월할 정도로 극심하다든지 극단적인 과다월경이 반복되는 가운데 다른 치료방법을 찾을 수 없을 경우, 출산을 완료한 30세 이상의 여성에 한해 본인이 원할 경우 자궁만 제거하는 수술이 행해질 수 있습니다.

그런데 임신을 방해할 정도로 근종이 문제를 일으키는 경우에는 어떻게 해야 할까요? 크기와 위치에 따라 다르겠지만 수술적 방법으로 제거하거나 약물로 치료합니다. 또한 색전술이라는 치료법을 이용해 근종을 괴사시키는 방법도 있습니다. 이것은 근종에 혈액을 공급하는 혈관을 차단해 영양공급을 끊는 방법입니다. 최근에 개발된 약물요법은 근종이 유발하는 과다출혈이나 지속적 출혈 등의 현상을 완화하는 효능을 가지고 있지만 이 방법은 크기와 숫자가 제한적일 때 효과가 있습니다. 이 중 어느 치료법을 적용할 것인지는 담당 의사와 상담 후에 정하면 됩니다.

혹시 근종이 저절로 사라지지 않을까 기대한다면 장기전을 고려해야 할 것입니다. 폐경 이후 근종을 키우는 에스트로겐 생성이 중단되는 것은 맞지만 한 번 생긴 근종의 크기가 줄어드는 속도는 그야말로 달팽이가 기어가듯 느리기 때문입니다. 딱딱하게 굳고 쪼그라들어 노년의 주인처럼 조용한 나날을 보내고 있는, 아무 문제도 되지 않는 오래된 근종이 종종 고령 여성의 자궁에서 발견되곤 합니다.

초음파 검진에서 근종으로 보이는 덩어리가 발견된 후에 성장 속도가 매우 빠른 것으로 관찰된다면 이는 악성종양인 평활근육종일 가능성이 있습니다. 그렇다면 내 몸 속에 있는 근종이 악성인 줄 모른 채 자라나고 있을 확률은 그렇다면 어느 정도일까 궁금해질 것입니다. 이는 크리스마스이브에 미국의 팝스타 로비 윌리엄스를 독일 시골의 작은 마트에서 마주칠 확률과 엇비슷하다고 생각하면 됩니다. 평활근육종은 성장 속도가 아주 빠르기 때문에 오래 방치되기 전에 이미 악성 진단을 받을 것입니다. 그러므로 의사로서 자궁근종에 대한 일반적인 견해를 말하자면, 자궁근종이 발견되었다는 말을 들어도 안심하라는 것입니다. 근종이 발견되었다는 진단을 듣고 괴로워하며 별별 상상을 다 하는 여성들이 정말 많습니다. 그러지 말라는 말을 하고 싶습니다. 자궁 속 근종은 대부분 조용하고 무해한 삶을 살며 주인과 평생 공존하는 존재이기 때문입니다.

근종 외에 초음파 검진 때 자주 관찰되는 것으로는 난소의 **낭종cyst(낭포)**이 있습니다. 낭종이란 물을 채운 풍선처럼 수액으로 가득 차 있는 주머니라고 생각하면 됩니다. 본인이 자각하기는 어렵고 일반적으로는 초음파 검사 시 검은 내용물이 든 혹 모양의 조직이 발견되면서 알게 됩니다. 초음파 영상에서 액체는 항상 검게 나온답니다. 일단 낭종이 발견되면 결정을 내려야 합니다. 제거할 것이냐 말 것이냐? 즉 수술할 것인지 아니면 기다려볼 것인지 판단이 필요합니다.

그 여부는 상황에 따라 달라집니다. 이제 가장 흔하게 발견되는 4가지 낭종의 유형 그리고 각각 어떻게 대처할 것인지를 알아보겠습니다.

- 난포낭종
- 내출혈성 낭종
- 유피낭종
- 자궁내막증낭종

│ 더 알고 싶다면

자궁에 생겨날 수 있는 것은 근종 또는 용종뿐입니다. 물론 2가지 다 가질 수도 있어요. 하지만 자궁에는 낭종이 생길 수 없습니다. 낭종이 생길 수 있는 곳은 오직 난소뿐입니다!

초음파 검사 중 환자에게서 낭종이 보일 때 저는 낭종을 어떻게 해야 할지 결정하기 위해 아래와 같이 나름의 체크 리스트를 만들어 평가합니다.

- 환자의 나이
- 마지막 월경이 언제였는가? 다음 월경이 임박했는가? 임신하고 있을 가능성은 있는가?
- 통증이 있는가? 있다면 어느 정도인가?
- 지름 5센티를 넘는가?
- 더글러스와(자궁 뒷부분의 공간)에 액체가 고여 있는가? 고여 있다면 양은 얼마인가?
- 낭종 내부에 특정한 구조가 보이는가? 또는 회색의 어두운 패턴이 보이는가?

한 달에 한 번, 배란을 앞두고 있을 때 항상 난포라는 주머니가 형성된다는 사실은 여러분도 이미 알고 있을 겁니다. 이 난포낭종 안에는 난자가 들어 있어, 배란일이 되면 난자를 자궁으로 내보냅니다. 이 난포는 그 크기가 1.5~2센티미터까지 커졌다가 난자를 배출시키면서 찢어집니다. 그러나 스트레스가 심하면 우리 몸은 배란을 건너뛸 때가 있습니다. 이때 난포 안에 난자가 그대로 남아 있죠. 난포는 이대로 커져 불편감을 유발하기도 합니다. 하지만 증상의 대부분은 월경이 예정보다 늦어지는 것에 그칠 때가 많습니다.

그러나 스트레스 말고도 이러한 난포성 낭종을 유발하는 요인은 또 있습니다. 통증이 없고 크기가 5센티미터 이하이며 내부에 조직감을 보이지 않고 복강 내에 고인 액체 없이 그냥 작은 물풍선처럼 보인다면 우선 다음 월경이 시작될 때까지 기다렸다가 월경이 끝나고 나서 이 물풍선이 없어졌는지를 초음파로 살피게 됩니다. 환자가 하복부에 불편감을 호소할 경우에는 진통제가 처방될 수 있습니다. 낭종이 터질 때 아플 수 있으며 아랫배가 팽창된 느낌과 더불어 조이고 짓눌리는 듯한 느낌이 드는 경우도 있습니다. 그러나 이러한 증상들은 며칠 뒤 사라집니다. 다시 말해 작은 낭종이 찢어진 것은 대부분 아무 해가 되지 않으며 저절로 괜찮아진다는 뜻입니다. 찢어진 낭종에서 흘러나온 액체는 조금씩 몸에 흡수되어 없어집니다. 다만 드물게 낭종이 찢어지면서 근처에 있는 난소 혈관을 건드려 응급상황이 올 때가 있습니다. 이때는 상당한 통증이 수반되어

잘못된 믿음 날리기

다낭성난소증후군PCOS은 난소에 생기는 낭종과는 직접적 연관이 없고 지나치게 저하된 난소의 기능이 주된 원인으로 꼽히고 있습니다. 이에 대해서는 3장에 나와 있습니다.

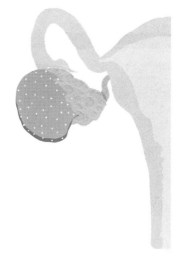

**난소낭종은 성가셔 보일 수 있지만
대부분의 경우 저절로 생겼다가 저절로 없어집니다.**

당일 바로 수술해야 합니다.

통증이 너무 심하다거나 직경이 5센티미터가 넘는 낭종의
경우 수술로 제거해야 합니다. 거대해진 낭종은 젊은 여성의
난소를 공간적으로 점령할 수가 있기 때문입니다. 이를 두고
산부인과에서는 난소가 낭종에 의해 '소진되었다'고 표현하기
도 합니다. 이럴 때 난소 또는 아직 침입을 받지 않은 난소의
나머지 부분을 보전하기 위한 치료를 행하지만 이마저도 불가
능할 때는 난소 전체를 제거하는 수술을 시행해야 할 때도 있
습니다. 사실 난소 1개와 나팔관 2개만으로도 임신에는 큰 지

장이 없을 수 있지만 불필요한 제거수술을 피할 수 있다면 피하는 것이 아무래도 좋겠지요.

낭종 중에는 거의 사과 크기까지 자라는 것도 있습니다. 나뭇가지 끝에 매달려 제자리 돌기를 하며 스스로 꼭지를 꼬는 사과를 연상시키죠. 이럴 경우 매우 큰 통증이 수반되기 때문에 지체 없이 수술합니다. 그러므로 크기가 큰 낭종은 응급실에 실려 오기 전 미리 제거하는 경우가 많죠!

한편, 초음파 검진 시 액체가 고인 주머니의 내벽에 어떤 조직감이 보일 때는 좀 더 긴장합니다. 특히 몇 주가 지나도 소멸되지 않은 낭종의 경우에는 좀 더 자세하게 들여다봅니다. 복강 내에 액체가 많이 고여 있다면 더더욱 그렇습니다. 이는 좋지 않은 경우일 가능성이 높다는 징후이기 때문에 상위병원으로 가서 정밀검사를 받아야 합니다.

못 보고 흔히 지나치기 쉬운 낭종으로는 **유피낭종**이 있습니다. 앞서 초음파 관찰 시 액체는 항상 검은색으로 보인다고 했던 말을 기억하시나요? 그런데 카멜레온처럼 주위의 색에 자신의 색을 맞추는 회색 내용물로 차 있는 낭종이 있는데, 이를 유피낭종이라고 합니다. 난소의 줄기세포를 통해 생성되는데 이 줄기세포가 온갖 종류의 조직세포로 발달하면서 탄생합니다. 이러한 낭종 속에는 발달을 마친 모발, 치아, 뼈, 심지어 호르몬분비샘들의 조직이 포함되어 있을 수 있으며 대부분 끈적한 지방으로 채워져 있습니다.

유피낭종이 악성으로 발전될 확률은 1~2퍼센트입니다.[22] 그렇지만 악성이 되지 않았다고 해도 해가 전혀 없는 것은 아닙니다. 이 낭종이 터지면 안에 들어 있던 내용물이 복강 이곳저곳에 흩어지면서 염증이나 유착과 같은 만성적 질환을 유발합니다. 한 번 생긴 유피낭종은 절대 저절로 없어지지 않으므로 반드시 수술로 제거해야 합니다. 난소를 통째로 침범하는 일이 흔하므로 수술 시 난소를 완전히 제거해야 할 수 있습니다. 또 유피낭종을 품고 있는 부푼 난소가 스스로 회전하다가 결국 혈관이 막혀버리는 일도 있습니다. 이러면 어마어마한 통증이 유발되기 때문에 즉시 수술이 필요합니다.

검거나 회색인 내용물이 섞여 있는 낭종도 있습니다. 이는 출혈이 일어나 혈액이 그 안에 차 있는 경우로 볼 수 있습니다. 월경 후 사라졌다면 크게 걱정할 필요가 없습니다. 그러나 이러한 낭종이 지속적으로 관찰된다면 이른바 초콜릿낭종이라는 별명이 붙은 낭종일 수 있습니다. 수술 시에 낭종 안에서 흘러나와 말라붙은 혈액이 초콜릿색으로 뭉쳐 있는 내용물이 발견되기 때문에 이런 별칭이 붙었습니다. 대부분 이러한 낭종은 **자궁내막증난소낭종**입니다.

그럼 앞서 이야기한 것처럼 이제 자궁내막증에 관한 주요한 사실들을 알아볼 차례입니다. 가임기 여성의 5~15퍼센트가 자궁내막증을 겪습니다. 자궁내막증은 악성종양은 아니지만 굉장한 불편함을 초래합니다. 종종 사춘기 때 발병하지만 좀 더 높은 연령대에서도 나타나며 갱년기까지 지속될 수 있습니다. 앞서도 살펴봤지만, 자궁내막증은 자궁의 내벽을 덮고 있는 점막, 즉 자궁내막이 밝혀지지 않은 원인들로 인해 다른 곳까지 뒤덮는 현상을 말합니다. 원래는 자궁 내벽만 덮고 있어야 할 점막이 자궁 외벽, 상단부, 방광, 대장외벽, 대장내벽, 나팔관 등에서 자라납니다. 이들이 퍼질 수 있는 곳은 그야말로 상상 이상입니다. 아주 드물기는 하지만 배꼽, 폐, 심지어 뇌까지 번지는 경우도 있습니다. 옛날부터 전해 내려오는 가톨릭 성녀들의 일화 중에 눈에서 피눈물을 흘렸다는 이야기가 있는데, 오늘날 이들은 이마도 눈물샘에 자궁내막증이 퍼져 있었던 것이 아닐까 추측하고 있습니다.

자궁내막증이 야기하는 커다란 문제는 이렇게 다른 곳에 흩어진 점막의 작은 입자들이 아직도 자기가 자궁 내벽에 있는 것으로 착각하여 그곳에서도 여전히 호르몬의 명령을 듣는다는 것입니다. 자궁 안에서 '월경 시작이다! 혈액을 내보내라!'는 명령이 내려지면 엉뚱한 곳으로 가서 퍼져 있는 자궁점막들도 덩달아 그 명령에 일사불란하게 움직이는 것이죠. 다른 나라로 이민을 가서도 매해 자기네들끼리라도 옥토버페스트를 열어야 직성이 풀리는 독일 사람들처럼 말이죠. 복강 또는

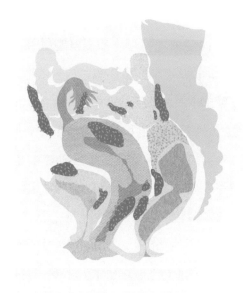

자궁내막증은 범위와 부위를 가리지 않으며 어디든 생길 수 있습니다.

나팔관에 침범한 혈액은 만성적 자극을 가하는 원인이 되어 조직끼리의 협착 또는 폐색을 일으키고 이는 다시금 통증이나 나팔관이 망가지는 현상을 유발합니다. 자궁내막증이 장에서 일어나면 혈변이나 장협착증을 유발할 수 있습니다. 자궁내막증이 배꼽, 질, 외음부, 그 밖의 장기에 병변이 생길 경우 크나큰 통증이 나타날 수 있습니다. 어쨌든 자궁내막증은 정말로 괴로운 질병임에는 틀림없습니다.

자궁내막이 나팔관에 증식할 경우 앞서 말한 초콜릿낭종이 형성되며 이는 초음파로 확인할 수 있는 자궁내막증의 유일한 징후일 때가 많습니다. 이것 말고는 초음파로 자궁내막증을 발견할 가능성은 0에 가깝습니다. 다시 말하면 자궁내막증의 증상을 보인다고 해도 초음파 검사 결과는 완전히 정상으로 나올 수가 있다는 뜻입니다. 또 해당 부위가 어디이며 병변의 정도가 어느 정도로 심한가에 따라 증상은 천차만별입니다. 이러한 이유로 자궁내막증이 실제로 진단되기까지 몇 년 넘게 소요되는 일도 생깁니다. 복강경을 통하지 않고서는 진단이 되지 않기 때문입니다.

초콜릿낭종이 관찰되지 않아도 극심한 월경통이 있다면 자궁내막증의 가장 확실한 징조일 때가 많습니다. 그러나 월경기간 외의 복통, 과다월경, 부정출혈, 성교 시 통증, 원인불명의 피로감(자궁내막증 환자의 30퍼센트에서 나타납니다) 등도 자궁내막증의 증상으로 꼽힙니다. 자궁내막증은 성기 클라미디아 감염증과 함께 임신을 방해하는 주요 요인이며 난임으로 고생하는 여성들의 약 50퍼센트에게서 나팔관에 문제를 일으키는 주범입니다.

혹시 이런 증상들이 있다면 지체하지 말고 복강경 검진을 받아봐야 합니다. 앞서 말했듯 복강경 검진이 자궁내막증을 확진하고 치료하는 유일한 방법이니까요. 수술을 통해 눈에 보이는 복강 내 모든 자궁내막증 병변부위를 제거할 수 있습니다. 반면 눈에 보이지 않고 숨어 있는 부위, 즉 나팔관이나 장, 자궁 구석 같은 곳에 있는 병변을 제거하기 위해서는 피임약 또는 난소를 완전히 셧다운시키는 GnRh모듈레이터 등의 호르몬적 약물요법으로 해당 부위를 고사시키는 치료법이 종종 시행됩니다. GnRh모듈레이터 요법은 환자를 인공적으로 갱년기와 같은 환경에 놓이도록 하는 것이므로 신중히 시행되고 있습니다. 이 또한 자궁내막증을 완전히 정복하려는 시도와 노력 중 하나지요. 피임약을 중단하거나 GnRh모듈레이터 치료를 끝내고 얼마 지나지 않아 금방 임신에 성공한다면 행운입니다. 자궁내막증은 아기를 낳고 나서 개선되는 경우가 상당히 많이 관찰되니까 말이죠.

초음파 검진 시 흔하게 발견되는 또 하나의 질환으로는 **자궁용종**이 있습니다.

자궁용종은 자궁점막층에서 발생합니다. 대부분은 무해한 양성이지만 부정출혈과 과다월경의 증상으로 나타날 수 있습니다. 그러나 통증은 일으키지 않더라 하더라도 자궁용종이 발견되면 제거합니다. 자궁암은 언제나 그 초기 단계에 자궁내막에서 발생하며 자궁에 생기는 용종은 초음파로 보았을 때 초기 자궁암과 굉장히 흡사하기 때문에 용종이 발견되면 일단 제거하는 것이 안전하기 때문입니다. 또 양성 용종이라고 하더라도 나중에 어떻게 그 성질이 변화할지 미리 알 수 없습니다. 그러므로 자궁용종은 발견 시 제거가 원칙입니다!

☀ 잘못된 믿음 날리기

건강검진 때 실시하는 자궁 내 초음파 검사의 효용성에 대해 의심하는 말들이 인터넷이나 언론에서 심심치 않게 돌고 있는데요, 자궁 또는 난소에서 생기는 자칫하면 위험한 변화들은 아무 증상 없이 묵묵히 단계를 밟아 올라가다가 자궁벽이나 장 점막처럼 어느 곳에서 방아쇠가 당겨지고 나서야 알려지곤 합니다. 그러므로 이러한 변화들은 그것이 무엇이든 일찍 발견될수록 좋습니다! 경험이 풍부한 산부인과 전문의는 우연히 발견한 자궁근종, 자궁용종, 자궁낭종 같은 것들을 정확히 진단하며 치료 시기나 치료할 필요성을 훌륭히 판단함으로써 환자의 불필요한 불안감을 조장하지 않습니다.

임신 초기, 불확실성의 연속

마트의 식료품 진열대 앞으로 왔으니 여기서 좀 더 머물러 보도록 하죠. 쌀알이나 젤리베어처럼 아주 조그마한 것의 심장이 두둥두둥 뛰고 있는 장면을 상상해 봅시다. 이게 바로 태아 embryo입니다! 임신을 계획하지 않은 여성이 초음파 검진을 받고 나서야 본인의 임신사실을 알게 되는 경우도 심심치 않게 있습니다. 처음에는 얼떨떨하고 실감이 나지 않지만 곧 생명을 잉태했다는 기쁨이 밀려옵니다. 이 벅차오름은 시간이 지날수록 점점 더 커집니다.

임신이라는 테마에 관해서는 정말로 이야기할 것도 많고 알아야 할 것도 많습니다. 상세한 정보에 대해서는 임신 전문 서적을 참고하면 될 것 같습니다. 요즘에는 좋은 책들이 아주 많이 나와 있습니다. 이 책에서는 아기가 뱃속에 찾아온 후 처음

몇 주 동안의 가장 핵심적인 것들을 알아보겠습니다.

임신 초기란 정자와 난자가 수정란이 된 순간부터 12주가 지난 시점까지의 약 3개월간을 일컫습니다. 태아의 장기와 몸이 생겨나고 발달되는 시기가 이 시기죠. 이제 처음부터 차근차근 살펴봅시다.

난자와 정자가 나팔관에서 만나 결합하면 마법과 같은 일이 일어납니다. 양측의 DNA가 서로 융합하면서 세포분열이 시작되죠. 나팔관은 수정란을 밀어서 자궁 쪽으로 내려 보내는 본연의 임무를 하고 이렇게 내려온 수정란은 수정된 지 약 닷새에서 엿새 후에 자궁벽에 착상합니다. 자궁벽에 안착한 수정란은 비로소 엄마의 몸과 연결되고 자궁내벽으로부터 혈액과 영양분을 공급받습니다. 탯줄은 나중에 생깁니다. 배아조직은 임신호르몬인 베타hCG를 만들어냅니다. 이 호르몬에 대해서는 뒤에서 한 번 더 다루도록 하겠습니다.

임신이 된 경우 아무리 늦어도 예정월경일 이후부터는 임신 테스트기에서 양성 결과를 확인할 수 있습니다. 이렇게 양성이 나오면 당연히 병원으로 달려가 초음파 검사를 하는 게 다음 순서이겠지만 사실 이 시기에 초음파로 확인할 수 있는 것은 거의 없습니다. 마지막 월경으로부터 4주 반 정도가 지나야 마치 달 표면에 성공적으로 착륙한 우주선 아폴로호처럼 자궁 안에 들어앉은 아주 작디작은 점 하나를 발견할 수 있을 뿐이죠. 그렇기 때문에 이 시기가 올 때까지 느긋한 마음으로 좀 기다리는 것도 좋습니다. 이때가 되면 대부분의 태아의 심장이 뛰는 모습을 볼 수 있습니다.

초음파 영상에 등장하는 6주가 된 태아는 아직 기다란 쌀알 크기지만 이제 왕성한 성장을 시작합니다. 엄마의 몸에서는 임신호르몬의 분비가 증가해 구토감을 동반하는 입덧을 유발하기도 합니다. 사람에 따라서는 입덧을 아주 심하게 겪는 이도 있죠. 영국의 케이트 왕세자비도 임신 때마다 심각한 입덧으로 굉장히 고생한 것으로 전해집니다. 임신 초기 증상으로 또 꼽을 수 있는 것은 심한 피로감이 있습니다. 그 원인이야 간단합니다.

※ 잘못된 믿음 날리기

임신기간은 의학적으로 40주입니다. 정확히 말하면 9달이 아니라 10달인 것이죠! 계산법이 어떻게 되냐고요? 마지막 월경이 시작되었던 날을 기준으로 잡고 그날부터 날짜를 세어봅니다. 맨 처음 14일은 임신이 되지 않은 기간이겠죠. 특히 그중 첫째 날에서 다섯째 날까지는 생리대를 부여잡고 끙끙대던 날들이었구요. 임신은 배란이 이루어지고 나서야 되는 거니까, 다시 말해 월경 시작일 플러스 2주(하루나 이틀 앞뒤로 유동적일 수는 있어요)가 배란일이라는 것이죠. 그다음 수정란이 자궁에 착상하기까지는 5~6일 정도가 더 걸리니까 정확히 말하면 임신기간은 9.3달 플러스 또는 마이너스 14일이며 여기서 실제 출산일에 따라 또 달라질 수 있습니다.

엄마의 몸은 앞으로 남은 임신기간 동안 아기를 튼튼히 받쳐주고 영양을 공급해줄 태반을 만들어내기 위해 온 에너지를 한 곳에 쏟아 넣으며 풀가동 상태에 들어갑니다. 이 작업은 실로 굉장한 힘이 소요되는 일입니다. 6주차에 4~5밀리미터에 불과하던 태아는 불과 2주 뒤에 그 세 배의 크기로 자라납니다. 즉 8주에서 9주차에 접어들면 15밀리미터가 되고 젤리베어 비슷한 외형을 갖추게 되는 것이죠. 이 시기에 종종 느껴지는 아랫배의 뻐근한 통증은 자궁이 확장되면서 생기는 것이므로 걱정하지 말고 자연스럽게 받아들이면 됩니다.

4주가 지나 12주차가 되면 태아는 머리에서 엉덩이까지의 길이가 5센티미터로 자라납니다. 이제는 제법 아기처럼 보이기도 하지요. 모든 장기와 해부학적 기관은 이제 다 갖추었습니다. 13주차에 들어서면서 '임신 초기'라고 불리는 시기는 끝

더 알고 싶다면

태아는 특정한 시기에 모두 일정한 크기를 가지고 있기 때문에 초음파 검진 시 태아의 크기로 임신 기간을 유추할 수도, 출산예정일을 설정할 수도 있습니다. 출산예정일이라는 말이 다소 오해를 불러일으킬 수 있는데, 딱 그날에 출산을 한다는 뜻이라기보다는 그날을 기준으로 2주 전이나 2주 후에 아기가 나올 수 있다는 의미로 이해해야 합니다. 그러므로 출산예정일에 너무 얽매일 필요는 없습니다!

나고 중기와 후기로 넘어갑니다. 그런데 이렇게 단계별로 아무 이상 없이 착착 넘어간다면 가장 바람직하겠지만 모든 임신이 그런 건 아닙니다.

임신 초기의 변수들

임신테스트에서 두 줄이 나왔고 임신도우미 앱도 설치한 후 들뜬 마음으로 산부인과로 향해 검사를 받았는데 웬걸, 예상치 못한 말을 듣게 된다면? 그렇다 하더라도 반드시 나쁜 소식이 라는 법은 없습니다. 모든 임신은 각기 조금씩 다 다르니까요. 그러나 정말 비보를 듣게 된다면 어떻게 할까요? 그 상황으로 들어가 봅시다.

임신테스트를 했을 때는 임신으로 나왔는데 초음파를 해보 니 아무것도 보이지 않는다면 다음 3가지 중 하나일 수 있습 니다.

1. 생각했던 것보다 늦게 배란을 했음: 이는 비교적 흔하게 나타 납니다. 배란이 월경시작일 14일 후에 이루어지지 않고 예를 들어 20일 째 이루어졌다면 초음파상으로 아직 아무것도 보이 지 않는 것이 당연합니다. 일단 마음을 진정시키고 차근차근 필요한 단계를 밟으면 됩니다. 우선 임신호르몬인 베타hCG의

수치를 측정합니다. 원칙적으로 이 호르몬은 정상적인 임신 상태에서 이틀마다 2배로 뛰어야 합니다. 만일 그렇지 않을 경우 이상이 있다는 신호일 수 있습니다. 다시 말해 나팔관 임신의 가능성도 있고 배아가 성장을 멈추었을 수도 있습니다.

2. 임신이 지속되지 않았음: 배아에 이상이 있으면 우리의 몸은 그것을 빨리 인지하여 더 이상 임신을 지속하지 않습니다. 이는 대부분 심장기관이 형성되기 전인 6주 이전에 이루어집니다. 이를 산부인과에서는 조기유산이라고 합니다. 크게 상심할 만한 일임에는 틀림없지만 자연의 섭리라는 관점에서 보자면 반드시 나쁜 것만은 아닐 수도 있습니다. 어쨌든 이렇게 조기유산이 확인되고 나서 어느 정도 심리적 안정을 되찾으면 그다음 어떤 처치를 받아야 하는지를 조심스레 의사와 상담할 수 있습니다. 우리 병원의 경우 임신과 관련된 조직을 자궁에서 제거해내는 소파술을 시행합니다. 이 수술은 통상 입원할 필요가 없으며 전신마취하에서 이루어집니다. 때로는 바로 수술에 들어가지 않고 일단 몸에서 관련 조직이 자연스럽게 배출되기를 기다리는 경우도 있습니다. 어떤 방법을 쓸지는 의사와 환자가 상의하여 결정하게 됩니다.

3. 나팔관 임신: 흔하지는 않지만 결코 가볍게 여길 수 없는

나팔관 임신은 초음파로 명확히 관찰할 수 있는 경우에만 확진할 수 있습니다. 나팔관 임신은 수정란이 나팔관에서 자궁으로 더 진전하지 못하고 나팔관에 착상한 경우를 말합니다. 그러면 수정란은 성장할 수 없고 대신 나팔관이 파열되어 출혈이 많이 일어나 심할 경우 목숨을 잃을 수도 있습니다. 나팔관 임신 여부는 초음파로 확인할 수 있지만 100퍼센트 보인다는 보장이 있는 것은 아닙니다! 그러므로 하복부가 한쪽만 아프고 초음파 검사 시 자궁강에 아무것도 없는 것이 확인되면 지체하지 말고 적절한 처치를 받아야 함을 명심하세요!

임신 초기에 나타나는 출혈

임신 초기에 나타나는 출혈에 덜컥 불안한 마음이 드는 것은 당연합니다. 속옷에 묻은 피를 보는 순간 아무리 침착하려 해도 잘 되지 않습니다. 일단 시뻘건 색깔부터 그렇습니다. 피의 빨간색은 원시시대 이래로 위험한 신호로 여겨져왔으니까요. 그러나 임신 초기의 때 아닌 출혈은 상당히 흔하며 어딘가 이상이 있다는 징후는 전혀 아닙니다.

임신 초기 최초로 일어날 수 있는 부정출혈은 착상혈입니다. 이것은 배아가 자궁내막에 안착해 쏘옥 파고드는 과정에서 일어납니다. 착상혈은 수정이 이루어진 지 7일에서 10일 사이에 나타나며 종종 양이 적은 월경혈과 혼동되곤 합니다.

이 시기가 지나고 나서도 자궁이 늘어나면서 미세혈관들이 터져 출혈이 일어날 수 있습니다. 몇 방울이라고 할지라도 피라는 것은 언제나 사람을 놀라게 합니다. 때로는 임신 중 자궁전위(자궁의 위치가 정상에서 벗어난 것-옮긴이)가 일어나는 경우도 있습니다. 자궁경부에 있는 민감한 세포층인 T존에는 경미한 접촉에도 출혈이 일어날 수 있는데, 이 부위가 새로운 호르몬 환경에 의해 자궁경부의 표면을 향해 바깥으로 이동할 수 있습니다.

임신이 좀 더 진행되면 태반의 주변부에서 떨어져 나온 혈액이 배출되는 일도 있습니다. 이를 태반출혈이라고 하는데 이 출혈은 상당히 오래 지속되며 출혈을 멈추기 위한 특별한 치료법이 없기 때문에 상당히 신경쓰일 수밖에 없지만, 임신을 잘 유지하고 무리하지 않는 것이 임신부가 할 수 있는 최선의 방법입니다.

어쨌든 임신 기간 중 출혈이 있거나 기존의 출혈이 심해지면 산부인과를 방문해 혹시 조기유산의 가능성은 없는지 검진을 받아봐야 합니다.

자연적인 조기유산, 대자연은 다 계획이 있다

조기유산은 정말 겪고 싶지 않은 힘든 사건입니다. 대부분은 출혈이 동반되지만 태아가 사망해도 아무런 외적 징후가 나타나지 않을 수 있습니다. 아무것도 모른 채로 임신 정기검진에 갔다가 초음파에서 아기의 심장이 뛰지 않는다는 이야기를 듣게 되는 것이죠. 이 순간, 당사자는 하늘이 무너지는 것처럼 눈앞이 캄캄해집니다. 대체 원인이 무엇이었을까 하며 책임을 찾으려 하죠. 내가 무엇을 잘못했기에? 저번에 조금 덜 익은 스테이크를 먹은 것과 관련이 있나? 직장에서 너무 스트레스를 받았나? 저도 같은 경험이 있기에 이 감정이 뭔지 잘 압니다. 그런데 임신 초기 3개월 이내에 일어난 유산은 태아가 완전히 건강하지 않았기 때문인 경우가 절대다수입니다. 임신부가 하지 말아야 할 것을 했거나 해야 할 것을 하지 않았기 때문이 아니라는 뜻입니다! 이상이 있는 배아 또는 태아는 자연적으로 초기에 걸러집니다.[23] 임신부가 아무리 유기농 채소만 먹고 스트레스를 멀리해도 이 원리는 작동합니다. 건강한 초기 태아는 생각보다 강해서 니코틴과 에너지드링크, 맥도날드 햄버거와 기름진 고기의 공격에도 끄떡없이 잘 자라나기 마련입니다. 심한 입덧도 태아의 성장에는 큰 영향을 주지 못합니다.

임신 초기에는 유산될 확률이 높다가 임신 기간이 경과할수록 낮아집니다. 수정란이 형성된 직후에는 전체 수정란의 약

30퍼센트가 자궁에 도달하지 못합니다. 자궁에 도달한 나머지 수정란 중에서도 30퍼센트는 착상 후 성장하지 못하고 소멸합니다. 이럴 경우 여성은 다음 달 월경을 정상적으로 할 수도 있고 하루나 이틀 늦게 할 수도 있습니다. 많은 여성들이 본인이 다만 며칠 동안이나마 새로운 생명의 씨앗을 품었었다는 사실을 모른 채 지나가곤 하는 이 현상을 일컬어 임신 초기의 '블랙박스'라고 부르기도 한답니다.[24] 그러나 배아가 자궁벽에 잘 둥지를 틀고 버티면서 6주를 넘기면 심장박동이 생기고 생존할 가능성은 70퍼센트로 상승합니다. 10주에는 90퍼센트가 되어 무사히 임신 중기로 접어들게 되지요. 유산율은 임신부의 나이와 전반적인 관계가 있다고 볼 수 있습니다. 20세에는 10퍼센트였던 유산율이 40세가 넘으면 50퍼센트로 올라갑니다.[25]

태아가 배 속에서 생명을 유지하지 못했을 때 소파술 시행을 고려합니다. 임신과 관련된 조직이 남아 있으면 격심한 과다출혈이 발생하거나 자궁에서 염증을 일으키고 심한 경우 부패할 수도 있기 때문입니다. 소파술은 시간이 짧게 걸리고 수술 후 통증도 비교적 적어서 휴식 후 일상생활 복귀가 가능합니다.

이미 유산을 경험했다면 수술하기 전 미리 담당의에게 특수 조직검사를 부탁하는 것이 좋습니다. 본인이나 배우자에게 유산을 촉발하는 유전자적 결함이 있는지 그리고 태아에게 염색체 이상이 있었는지 여부는 일반 병리학적 검사로는 알 수가 없기 때문입니다. 그 밖에도 갑상선 수치 검사와 혈액응고 검사도 필요합니다. 이 2가지 또한 습관성 유산에 영향을 끼치는 요인들이기 때문입니다.

초기 12주 이내에 유산이 일어나는 일은 드물지 않습니다. 그러나 드물지 않다고 해서 슬프지 않은 것은 아닙니다. 유산 소식을 접했던 순간의 충격과 실망감은 형용할 수 없을 정도로 크겠지만 오히려 다행인 면도 있습니다. 대자연은 엄마가 건강한 아기를 잉태하길 원합니다. 훗날 배 속에서 사망하거나 열 달 동안 배 아파서 낳은 아기가 태어난 지 이틀 만에 엄마의 품에서 숨을 거둘 정도로 아프다면 부모는 얼마나 힘들까요. 소파술 후 자궁의 회복 속도는 상당히 빠릅니다. 약 6주가 지나면 새로 시작 명령을 받은 컴퓨터처럼 정상적 월경을 할 수 있는 상태가 됩니다. 몸의 시스템은 리부트되고 이제 별일 없으면 다시 임신을 시도하면 됩니다. 겁이 나고 불안하더라도 용기를 내기 바랍니다. 도전해야 성공도 있으니까요!

임신이 되지 않는다면 생각해볼 문제

인생이란 참 불공평합니다. 주위를 보면 아이들이 바글바글한 것 같은데 그렇게 남의 배에는 잘 들어서는 아기가 내게는 생기지 않습니다. 이번 달에는 되려나 하고 한 달 한 달 넘겨봐도 월경은 쓸데없이 정확한 날짜에 반갑지 않은 얼굴을 내밉니다. 언제까지 이렇게 마냥 기다려야 할까요? 전문기관을 찾아서 도움을 받아야 할까요?

첫째로 알아야 할 것은 규칙적인 월경과 규칙적인 성관계를 유지함에도 불구하고 금방 임신이 되지 않는 것은 아주 당연하고 정상적인 일이라는 것입니다. 배란테스트기로 배란일을 체크하고 정확한 날짜에 잠자리를 했는데도 안 되는 것 또한 정상입니다. 임신이 안 된다고 걱정하기 전에 12개월만 자신의 몸에게 시간을 줘보세요. 다만 30세 미만이면서 시도한 지

8개월이 넘도록 임신이 되지 않는다면 약간의 이상이 있을 가능성은 있습니다. 30대 후반이나 40대 초반에 임신 결정을 굳혔을 경우에도 1년 이상 기다리기보다는 차라리 빨리 난임클리닉을 찾아가 상담을 받는 편이 좋습니다.

난임은 남자와 여자에게서 각각 원인을 찾을 수 있습니다. 남자에게서 나타나는 흔한 원인으로는 정자의 질에 문제가 있는 경우입니다. 활동성이 저조하거나 아예 무활동성인 정자도 있습니다. 이는 비뇨기과에서 간단한 검사로 쉽게 확인할 수 있습니다. 여자에게서 빈번하게 찾을 수 있는 원인은 배란이 잘 되지 않거나 난자의 질이 떨어지는 것, 나팔관이 막힌 경우입니다. 이러한 '책임 규명'(이 말은 건강보험에서 둘 중 누구에게 고액의 불임치료 비용을 청구할 것인가에 대한 보험용어로 불가피하게 쓰이고 있지만 사실 여기서 책임이라는 말은 쓰고 싶지 않네요)에 관해서는 통계적으로 30퍼센트가 각각 남성과 여성에게, 30퍼센트는 양측에, 그리고 나머지 10퍼센트가 원인불명으로 나오고 있습니다. 즉 10퍼센트는 남녀 모두 아무 이상이 없는데도 임신이 되지 않는다는 것이죠.

그런데 병원에서 내원자들과 이야기를 나누다 보면 항상 드는 생각이, 너무 일찍 초조해하며 자신을 못살게 구는 여성들이 참 많다는 것입니다. 인터넷 검색에 매달려 세상의 온갖 정보를 다 찾아보면서 끊임없이 자신에게 점수를 매기고 평가하는 데 몰두한 나머지 자신의 몸과 대자연의 섭리가 어우러져 만개할 시간과 여유를 주지 않습니다. 이러한 조급함 속에서 자신을 계속 옥죄는 것이 임신에 무슨 도움이 될까 싶습니다. 도움이 되기는커녕 그 반대겠지요. 저는 세상에는 불변의 법칙이 존재한다고 생각합니다. 임신 성공률은 인터넷 검색 횟수와 정확히 반비례한다는 법칙 말이죠. 자신을 못살게 굴수록 임신에 성공할 날은 뒤로 밀릴 것이고 신경을 덜 쓰고 머리를 비울수록 자연스럽게 임신이 될 확률은 높아질 겁니다.

우리는 이러한 사례를 오후 시간대에 방송되는 텔레비전 토크쇼에서 많이 볼 수 있죠. 이런 토크쇼에는 일반인 여성들이 많이 나오는데 이들은 피임이나 아이를 가지기 적절한 시기 따위에 대해서는 거의 생각하지 않고 아이 아빠가 될 사람을 고르는 까다로운 눈 같은 건 아예 없죠. 그런데 이런 여성들이 쉽게 임신해 다둥이 엄마가 되는 모습을 흔히 봅니다. 이들 중에는 그리 건강하지 않은 라이프스타일을 가진 사람도 많습니다. 그런데도 아이를 가지는 데는 어려움이 없습니다. 우리는 여기서 임신을 진정 방해하는 요소가 무엇인지 알게 됩니다. 그것은 정크푸드나 야식이 아닙니다. 바로 심리죠. 머리가 빅맥을 이긴다는 뜻입니다.

사람이 한번 악순환의 쳇바퀴에 빠져들고 나면 거기서 빠져나오기가 정말 힘듭니다. 특히 지금이 임신의 최적기라는 생각이 들면 그 최적의 타이밍을 못 맞출까 봐 조바심이 나고 집착하게 됩니다. 그러나 임신이라는 것은 100퍼센트 계획대로 이루어지지도 않고 통제할 수도 없습니다. 그저 때가 되어야 일어나는 자연현상일 뿐입니다. 그러니까 긴장을 풉시다. 배란이나 그 밖의 임신과 관련된 부담스러운 생각을 머릿속에서 비워냅시다. 그러고 나서 12개월 후에 다시 생각해보는 겁니다. 하지만 그때까지는 좋아하는 음악을 플레이리스트에 채워 넣고 흥이 나면 나는 대로 즐겁게 생활하기로 합니다. 월경주기 중 어느 시점에 있든지 말입니다!

7장   여성호르몬 할리우드

정상적인 월경주기와 세 여주인공

여성에게는 성적·감정적·신체적 건강상태를 책임지는 3가지 호르몬이 있습니다. 이들은 우리 여성의 기분뿐만이 아니라 사고와 결정에까지 영향을 줍니다. 우리가 자신을 섹시하게 표현하고 싶은 날, 왠지 모르게 울고 싶은 날, 무지막지하게 화가 나는 날에 슬쩍 한몫을 하는 것이 바로 이들입니다. 하늘을 날 것같이 기분이 좋아 온 세상 사람들을 다 안아주고 싶은 날, 반면 스스로조차 이해할 수 없고 내가 원래 이런 사람이었는지 자문하게 되는 우울한 날을 맞이하는 것은 우리 모두가 겪는 감정의 롤러코스터입니다.

이러한 심리와 감정의 고조와 저하 그리고 인생의 특정 시기에 강해지는 다양한 욕망과 요구를 이해하기 위해서는 이를 관장하는 세 여주인공에 대해 잘 알아야 합니다. 이들을 이해하고 나면 그동안 납득하지 못했던 것들이 훨씬 더 명확해질 것입니다. 호르몬이라니, 왠지 복잡하고 어려울 것 같다고요? 아닙니다. 따라만 오세요.

여성의 호르몬 이야기가 펼쳐지는 영화에는 3명의 여주인공이 있습니다. 그들은 에스트로겐, 프로게스테론, 테스토스테론입니다.

이 세 여주인공들은 공동주연을 맡고 있으며 시기에 따라 분량이 많거나 단독샷을 받을 때도 있지만 돌아가며 다른 주인공을 보조하는 역할을 하기도 합니다. 이 셋의 호흡이 조화롭게 어우러질 때는 촬영장 분위기는 화기애애하며 촬영도 부드럽게 진행됩니다. 그렇지만 삶이 언제나 평탄하지만은 않듯, 이들의 조화가 삐걱거리기 시작하면 생활의 나머지 다른 면들도 그 부조화의 영향을 받습니다. 호르몬은 우리 여성에게 있어 가장 친한 친구, 즉 '절친'입니다. 절친은 삶의 힘든 고비마다 곁에 머물며 격려해줍니다. 그러기 위해서는 적절한 거리와 농도를 유지해야겠죠. 이들 호르몬이 불안정하면 우리는 상당히 힘들어집니다. 진짜로 필요할 때 그녀들이 없는 경우도 있습니다. 그럴 때는 거의 나락에 떨어진 것처럼 힘겨운 나날들을 보내야 할 수도 있습니다. 이 세 친구들에 대해 좀 더 잘 알고 싶다면 이들에게 익숙한 얼굴을 부여하는 것도 나쁘지 않을 듯합니다. 3장에서 예고한 바와 같이 영화 〈미녀 삼총사〉에

등장했던 드류 베리모어, 캐머런 디아즈, 루시 리우라는 할리
우드 배우 3인방을 소환해보죠. 영화에서 이 세 사람은 유머와
냉철한 이성(그리고 현란한 변장술)으로 범죄자들과 맞섭니다. 지
령을 내리는 사람은 베일에 싸인 최고 보스 찰리인데, 어느 누
구도 찰리의 모습을 본 사람은 없습니다. 중간 보스인 존 보슬
리가 세 요원들에게 찰리의 명령을 하달하죠.

 3장에서 우리는 뇌의 시상하부 역할을 하는 찰리가 뇌하수
체라는 곳을 특정한 리듬으로 자극한다는 것을 알게 되었습니
다. 존 보슬리가 맡고 있는 뇌하수체는 난소에서의 에스트로
겐, 프로게스테론, 테스토스테론 생성을 관장합니다. 이 생성
에는 혈관을 타고 난소에 도착하는 황체형성호르몬과 여포자
극호르몬이라는 자극호르몬들이 관여합니다.

스트레스는 월경을 건너뛰게 한다

찰리는 존 보슬리에게 일정한 간격을 두고 "보슬리, 여포자극호르몬을
혈중에 내보내게", "보슬리, 황체형성호르몬을 출동시키게" 등의 명령을
내립니다. 보슬리는 이렇게 배란기 이전에는 한 시간에 한 번씩, 배란기
후에는 두 시간에서 네 시간마다 한 번씩 명령을 하달받습니다. 그런데
극단적으로 힘든 운동이나 굶주림, 압박감 같은 정신적·육체적 스트레
스 수치가 높아질 때는 이 리듬이 깨어지거나 아예 작동하지 않을 수 있
습니다. 이는 곧 월경을 건너뛰거나 월경이 불규칙해지는 결과를 낳게
되죠.

에스트로겐 역을 맡은 배우는 드류 베리모어입니다. 여성성과 감정, 여성 고유의 곡선적 몸매를 담당하죠. 세 사람 중에서 성격이나 몸이 가장 여성적입니다. 번번이 나쁜 남자에게 반하며 된통 당하기도 합니다. 그럴 때 보면 철이 없어도 너무 없는 게 아닌가, 연애세포에 대책없이 지배당하고 있는 건 아닌가 하는 생각이 들죠.

에스트로겐은 여성의 특징적 신체부위들에 지방을 축적시키고 몸에 수분을 저장하는 기능과 살결을 탄력 있게 유지하는 역할을 합니다. 그 밖에도 피부의 주름과 처짐을 막아주는 콜라겐의 생성에 관여합니다. 자궁점막을 튼튼하게 하고 사춘기에는 유방, 음부, 엉덩이 등 2차 성징 기관의 성장을 촉진합니다. 에스트로겐의 특수기능으로는 질을 촉촉하고 탄력 있게 유지하는 것, 되더라인 박테리아의 서식을 지원하는 것, 뼈를 강화하고 심혈관 질환을 예방하는 것 등이 있습니다.[26] 또한 뇌를 알츠하이머병이나 기타 퇴행성 병변들로부터 보호하는 것으로 알려져 있습니다.[27]

감정, 특히 애정과 연관된 모든 감정(첫 만남에서부터 가정을 이루기까지)이 에스트로겐의 소관이라고 할 수 있겠습니다. 에스트로겐의 영향 때문에 우리는 이성에게 섹시하고 매력적으로 보이려고 하는 것입니다. 또한 주변 사람들을 의식하고 그들을 이해하려고 애쓰며 그들의 말에 신경을 씁니다. 남편과 시어머

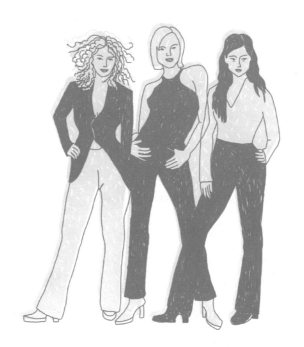

니에게 좋은 사람이 되고 싶은 마음, 자녀들에게 살뜰히 밥을
지어 먹이고 돌보는 수고, 겨울이 되면 식구들에게 옷 좀 든든
히 입고 다니라며 굳이 목도리를 둘러주는 행동, 자진해서 자
신의 욕구를 타인의 욕구보다 하위에 두는 심리 등 돌봄과 배
려에 관련된 심리들이 모두 에스트로겐과 관련이 있습니다. 에
스트로겐은 내면의 성욕과 번식하려는 소망을 일깨우는 육체
적 욕정에 기름을 붓는 호르몬입니다. 에스트로겐의 한 종류
인 에스트라디올은 성적 흥분기에 평소보다 많은 양이 만들어

져 성욕을 부채질합니다. 그뿐만이 아닙니다. 에스트로겐은 연인에게 장문의 휴대폰 메시지를 쓰게 하는 원동력이며 세상의 수많은 사랑 노래를 탄생하게 만든 장본인이기도 합니다. 사랑이라는 감정, 감동의 로맨스물이 모두 에스트로겐의 입김 아래 만들어지죠.

에스트로겐은 주로 월경 전반기에 생성되는데 뇌하수체 호르몬인 여포자극호르몬, 줄여서 FSH가 에스트로겐 생성에 관여합니다. 여포자극호르몬은 이름이 말해주듯 난소 안에서 난자를 둘러싸고 있는 껍데기인 난포를 성숙시키는 역할을 하며 에스트로겐 합성에 직접적인 영향을 줍니다.

혈중에 존재하는 호르몬들은 서로 상호작용을 하는데 이는 장기 안에서도 마찬가지입니다. 에스트로겐과 프로게스테론이 충분히 공급되면 찰리와 존 보슬리는 여포자극호르몬과 황

✳ 잘못된 믿음 날리기

에스트로겐은 강도가 다른 세 종류의 하위호르몬을 총칭하는 상위개념입니다. 이 3가지는 에스트라디올, 에스트론 그리고 에스트리올입니다. 이 중 에스트라디올은 생체학적으로 가장 강력하게 활성화된 호르몬입니다. 편의상 이 3가지를 하나로 묶어 에스트로겐이라고 부릅니다. 그래니 스미스, 후지 등 사과에도 여러 종류가 있으나 이들을 모두 사과라는 상위개념으로 묶어 부르는 것과 마찬가지입니다.

체형성호르몬이 더 이상 합성되지 않아도 된다는 피드백을 받습니다. 에어컨에 적정온도가 설정되면 그 온도를 기준으로 냉방이 켜졌다 꺼졌다 하는 원리와 같습니다.

에스트로겐은 여포자극호르몬이 과잉합성되지 않도록 신호를 보내 언제나 일정한 양이 만들어지도록 조절합니다. 에스트로겐은 신기하게도 자신이 일정 수준에 도달할 때까지는 뇌하수체에서 만들어지는 다른 호르몬, 즉 황체형성호르몬을 저지하는 역할도 합니다. 그러다가 에스트로겐이 일정 수준에 도달한 후에는 그동안 생성이 억제되어왔던 황체형성호르몬이 갑자기 스위치가 딸깍 바뀌듯 한순간 폭발적으로 생성됩니다. 황체형성호르몬 수치는 밤하늘에 쏘아올린 폭죽처럼 수직상승하는데 이를 LH피크현상이라고 하며 곧 배란이 개시됨을 의미합니다. 체온은 0.5도가 상승하지요.

난자는 난포라는 껍질이 터짐과 동시에 발사되듯 배출됩니다. 터지고 남은 껍질에서는 이른바 황체가 만들어지지요. 이 황체는 이름에서 예상할 수 있듯 황체호르몬을 생산합니다. 그러면 이제 프로게스테론이 등장할 단계가 된 것입니다.

월경주기 후반기 무대를 주름잡는 주인공 호르몬은 바로 **프로게스테론**입니다. 황체호르몬이라고도 불리는 이 호르몬은 에스트로겐과 함께 여배우계의 쌍두마차를 이룹니다 영화 〈미녀삼총사〉에 나오는 3명의 배우 중에서는 캐머런 디아즈가 프로

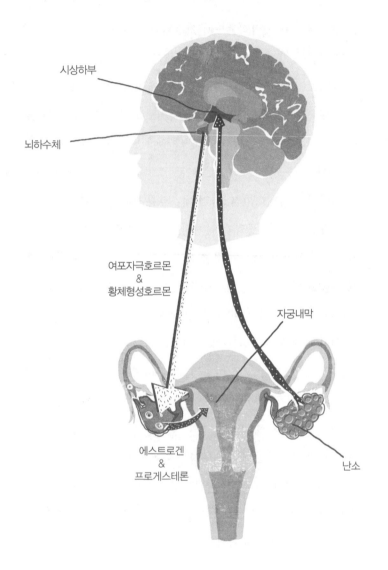

시상하부

뇌하수체

여포자극호르몬
&
황체형성호르몬

자궁내막

에스트로겐
&
프로게스테론

난소

게스테론 역을 맡습니다. 캐머런 디아즈도 운명의 남자를 기다리긴 하지만 바닷가에서 설렁설렁 서핑을 즐기며 쿨한 여유로움을 즐깁니다. 스파이더맨이 그려진 팬티를 입고 혼자 흥이 나서 막춤을 추기도 하며 클럽에 가서도 굳이 남자를 찾지 않습니다. 실제로 프로게스테론은 여유로움을 담당하는 호르몬입니다. 에스트로겐이 연출하는 로맨스 드라마의 눈물신을 중화하고 몸속 수분을 배출해 편안한 잠을 마련해줍니다. 프로게스테론 덕분에 남자친구가 약속에 번번이 늦게 와도 화내지 않고 담담한 마음으로 페디큐어를 하며 TV를 보면서 기다릴 수 있는 것입니다. 반대로 프로게스테론 과다는 무기력과 피로감을 유발할 수 있습니다. 성욕과 사회생활에 대한 의욕도 감퇴되지요.

프로게스테론이 자궁에서 하는 역할은 자궁점막이 당분의 지원을 받아 혈액을 충분히 공급받고 튼튼해지게 하는 것, 그리고 자궁경부가 쫀득한 점액질로 두터워지게 하는 것입니다. 나팔관에서 내려온 귀하신 몸인 수정란이 밟을 폭신한 레드카펫을 준비하는 것이지요. 수정란에게 필요한 것은 지나가는 수많은 행인에 비견할 수 있는 정자들이 아니라 편안히 쉴 수 있는 소파와 맛있는 음식뿐입니다.

프로게스테론은 계속 황체형성호르몬의 생성을 억제합니다. 그러면 황체는 언젠가 완전히 해체되고 프로게스테론의 생산도 줄어들게 됩니다. 프로게스테론 수치가 에스트로겐 수치보다 낮아지면 월경이 시작됩니다.

우리가 알아야 할 세 번째 호르몬은 **테스토스테론**입니다. 네? 그거 남성호르몬 아니었나요? 맞습니다! 테스토스테론은 프로게스테론이나 에스트로겐 못지않게 우리 몸에 중요한 호르몬이며 성욕과 활력을 담당합니다. 영화에서는 쿵푸의 달인 루시 리우이지요. 그녀는 수학 천재에다 폭발물 처리 전문가, 또 하버드를 나온 재원입니다. 언제나 냉정한 이성을 장착한 그녀는 필요할 때 강력하고 정확한 공격을 날립니다. 테스토스테론은 부신과 난소 두 곳에서 만들어집니다. 성욕을 높이고 냉철한 사고를 하게 만드는데, 생화학적 측면에서 보면 에스트로겐의 전 단계이기도 합니다. 이는 테스토스테론에서 실제로 에스트로겐이 합성되기 때문에 테스토스테론 수치는 월경 주기 안에서 에스트로겐 수치의 증감과 함께 다소 높아지거나 낮아지는 경향을 보입니다.

    이제 세 배우의 면면을 알아보았으니 정상월경의 예와 함께 더욱 자세히 알아보겠습니다.

1~7일

본능적으로 우리 여성들은 월경 시작일을 월경주기의 맨 마지막 날로 인식하는 경향이 있지만 의학적으로는 월경 첫째 날을 월경주기의 시작일로 계산합니다.

월경은 보통 5일에서 7일 가량 지속되며 때에 따라 이보다 짧게 끝날 수도, 조금 더 오래 할 수도 있습니다. 월경주기 초기에는 에스트로겐 수치와 테스토스테론 수치가 상대적으로 낮습니다. 에스트로겐 수치가 낮아 몸이 피곤하고 쉽게 피로를 느끼며 여유로움 호르몬인 프로게스테론이 거의 없는 것이나 마찬가지인지라 매우 예민한 상태가 됩니다. 프로게스테론의 부재와 낮은 에스트로겐 수치 때문에 두통에 시달리는 사람도 많습니다. 최고 보스 찰리 역의 시상하부는 몸이 월경주기의 어디쯤 위치해 있는지 체크하고 존 보슬리에게 필요한 명령을 내리며 닦달을 시작합니다. 이에 존 보슬리는 명령을 받들어 여포자극호르몬을 보냄으로써 난포가 난소 안에서 서서히 성숙해지도록 조치합니다. 여러 난포 안의 난자들 중 가장 빨리 자라난 1개만이 선발됩니다. 1등으로 선발된 단 하나의 난자만이 성숙하고 나머지는 사멸합니다. 1등 난자를 품은 난포는 이제 에스트로겐과 테스토스테론을 생산하기 시작하고 두 호르몬의 수치는 다음 단계를 밟는 동안 상승합니다. 월경이 끝나가면서 우리의 몸도 조금씩 원기와 활력을 되찾습니다.

8~14일: 난포기

이제 에스트로겐 수치가 상승곡선을 그리기 시작합니다. 드류 베리모어가 자궁점막을 두껍게 만들다가 생산량이 충분하다고 생각되면 찰리와 존 보슬리에게 이제 충분하니 그만 생산해도 된다는 보고를 보냅니다. 또한 월경주기 12일째 되는 날을 전후해 그동안 에스트로겐에 의해 생성이 억제되던 황체형성호르몬의 수치가 위를 향해 쏜 화살처럼 가파르게 상승하고 이로부터 약 48시간이 지나면 배란이 일어납니다.

상승된 에스트로겐 수치, 그리고 이에 따라 덩달아 올라간 테스토스테론 수치로 인해 여성은 이 시기(8~14일)에 컨디션이 좋아지고 기분도 밝아집니다. 사교적이 되고 피부도 트러블에서 벗어나 맑아지죠. 월경전증후군을 앓고 있는 여성이라면 이때가 몸과 마음이 가장 가뿐할 때입니다. 월경주기 14일째 되는 날에 배란이 일어납니다. 많은 연구에서 이 시기에 여성이 자신을 가장 섹시하다고 느끼며 남성에게도 관심이 많아진다고 발표된 바 있습니다. 확실히 이때 미팅앱이나 이성의 SNS를 다른 때보다 월등히 많이 들여다보는 것으로 나와 있습니다.[28]

☼ 잘못된 믿음 날리기

월경 첫째 날을 과연 언제로 생각해야 할지 잘 모를 수 있습니다. 많은 여성이 첫째 날에는 제대로 된 혈액이 아닌 진갈색 얼룩만이 보이다가 다음 날이나 다다음 날이 되어서야 피가 제대로 흐르기 시작하기 때문입니다. 혹은 저녁 늦게 마른 피 몇 방울이 비치다가 다음 날이 되어야 붉은 피가 보이기도 합니다. 그렇다면 언제가 월경 1일째일까요?

만일 하루 동안 피가 약간만 비치다가 다음 사흘 동안 거의 아무것도 나오지 않는다면 이것은 그저 짧은 돌발출혈일 가능성이 높습니다. 육상 경기에서 간혹 볼 수 있는 실수로 인한 부정출발 같은 거죠. 그러나 어느 날 팬티라이너로도 감당이 가능할 정도의 갈색의 혈액 몇 방울이 조금 흘렀다가 다음 날 생리대가 필요할 정도의 정상적 양이 나왔다면 갈색 혈액 몇 방울이 나온 날을 월경 1일차로 생각하면 됩니다!

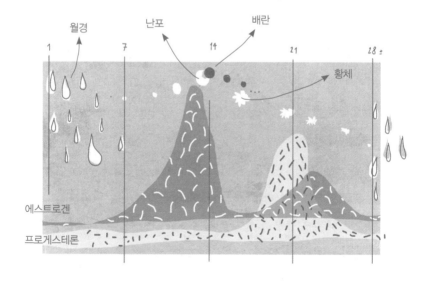

더 알고 싶다면

배란을 느끼는 사람은 분명 있습니다. 하지만 그들도 매번 느끼는 것은 아닙니다. 반면 아예 느끼지 못하는 사람도 많습니다. 월경주기 중간에 아랫배 한쪽에 원인 모를 둔탁한 아픔이 느껴진다면 이전에 한 번도 그런 적이 없었더라도 배란을 나타내는 신호일 수 있습니다. 이를 배란통이라고도 부르는데 가임기 여성이라면 나이에 상관없이 언젠가 한 번은 갑작스럽게 경험할 수 있습니다. 이 밖에도 흔한 증상으로는 배가 빵빵해지는 느낌과 함께 방귀가 잦아지는 것입니다. 이러한 증상은 이틀이나 사흘 정도 지속되지만 일상생활을 방해할 정도는 아니어야 합니다. 혹시 못 견디게 아프다면 병원을 찾는 것이 좋습니다.

15~28일: 황체기 1부

배란이 이루어지고 나면 에스트로겐 수치는 비교적 빠르게 떨어진 후 다시 완만한 상승곡선을 그리며 서서히 회복됩니다. 난자가 빠져나가고 나서 찢어진 난포의 또 다른 이름은 황체인데 이 황체에서 프로게스테론이 생성되기 시작합니다. 월경 후반부에 접어든 이 시기에 우리의 캐머런 디아즈가 중심역할을 맡아 자궁점막에 영양분과 혈액을 풍부히 공급합니다. 나팔관을 통해 자궁으로 내려와 자궁벽에 둥지를 트는 수정란에 모자람 없이 영양이 조달되도록 당분을 준비합니다. 0.5도 상승한 체온은 월경이 시작될 때까지 그대로 유지됩니다. 에스트로겐 수치는 하강하고 프로게스테론 수치는 서서히 상승하는 이 시기에 많은 여성이 배란 직후의 부정출혈이나 불안정한 기분을 경험하곤 합니다. 황체는 집중적으로 프로게스테론을 생산하는데 약간의 에스트로겐도 생산하며 3주째가 끝나갈 무렵에는 에스트로겐 수치가 다시 약간 올라갑니다.

상승하는 프로게스테론 수치가 다소 회복된 에스트로겐 수치와 서로 균형을 이루는 상태가 이상적인 상태입니다. 프로게스테론 수치가 상대적으로 너무 높아 불균형이 왔을 경우 피로감과 무기력감을 느낄 수 있습니다. 높아지는 프로게스테론 수치는 또한 성욕에 부정적인 영향을 줄 수 있습니다. 배란기 전후로 이성이나 스킨십에 부적 관심이 많아졌던 열기가 다시 식으면서 휴대폰을 무음으로 해놓고 요가 교실로 향하는 날이 많아집니다.[29][30]

22~28일: 황체기 2부

수정란이 만들어져 자궁벽에 안전하게 착상하면 프로게스테론 수치는 낮아지지 않고 오히려 계속 상승합니다. 다음 월경은 시작되지 않고 임신테스트기에는 두 줄이 나타나죠. 그러나 임신이 이루어지지 않으면 프로게스테론이 찰리와 존 보슬리의 명령하에 황체형성호르몬의 생성을 저지합니다. 그럼 황체가 더 이상 자극되지 못해 소멸되어 버리지요. 이로써 황체는 소임을 다 하고 혈중 프로게스테론 수치와 에스트로겐 수치는 빠르게 내려갑니다.

둘 중 어느 호르몬이 더 빠르게 하강하는가에 따라서 피곤함이 더 클 수도, 예민함이 더 두드러지게 나타날 수도 있습니다. 복부 팽만감과 두통이 빈번히 나타나며 손발이나 얼굴에 부기가 빠지지 않는 예도 흔합니다. 유방도 부풀어 오르며 당김이 느껴질 수 있습니다. 호르몬 불균형은 또 급작스러운 허기를 유발하며 섹스보다는 먹을 것에 자기도 모르게 몰두하게 됩니다.[31]

이뿐만이 아닙니다. 평소에 질염이 자주 생기던 사람은 원인 모를 외음부 가려움증에 시달릴 수 있습니다. 원칙적으로 모든 만성적 질환이나 평상시 자주 재발하는 몸의 모든 질병들이 이 시기가 되면 재등장하거나 악화되는 경향을 띱니다. 관절통, 천식, 편두통, 우울증 같은 것들이 좋은 예입니다. 기분이 좋지 않고 어디론가 혼자만의 공간을 찾아 숨고 싶기도 하며 배우자나 남자친구에게 공격적으로 변하기도 하죠. 배란기 전후에는 배우자의 웃는 얼굴을 긍정적으로 평가한 반면 이 시기에는 웃는 얼굴도 꼴 보기 싫다거나 평소보다 부정적으로 평가한다는 연구가 발표된 바 있습니다.[32]

이쯤 되면 모두가 두려워하는 월경전증후군으로 자연스럽게 연결된다는 것을 알 수 있습니다.

프로게스테론 수치가 밑바닥일 때에는 배란일 후 정확히 14일 만에 월경이 시작됩니다. 뇌하수체와 시상하부(찰리와 존 보슬리)는 혈중 호르몬 수치가 매우 떨어져 있음을 알아채고 여포자극호르몬과 약간의 황체형성호르몬으로 새로운 난포를 생성해내는 작업에 다시금 돌입합니다. 새로운 난자를 품은 난포는 성숙을 시작하면서 다시 에스트로겐을 생성합니다. 말 그대로 '끝이 곧 새로운 시작'인 것이죠. 이렇게 우리의 월경주기는 처음부터 다시 시작됩니다.

더 알고 싶다면

배란부터 월경 시작일까지의 기간은 지구상 모든 여성이 14일로 동일합니다. 그러나 월경 시작일에서부터 배란일까지의 기간에 차이가 있기 때문에 월경주기가 조금씩 다른 것이지요. 즉 짧은 월경주기를 가진 여성은 상대적으로 일찍 배란하고 긴 월경주기를 가진 여성은 배란까지 며칠이 더 걸리는 것인데 모두 다 정상입니다.

'임신가능기간'은 배란 5일 전부터 배란 2일 후까지입니다. 정자가 자궁 경부의 굴곡진 지점에 숨어 있다가 나중에서야 난자를 만나는 일도 흔하니까요!

월경전증후군, 내 안의 베어울프

다들 이런 경험 한 번쯤은 있겠죠? 월경을 며칠 앞두고 자신이 괴물로 변신하는 경험 말이에요. 이 괴물은 초예민해져서 먼지만큼 작은 일에도 폭발하죠. 배우자나 남자친구한테 소리 지르고 직장동료, 엄마, 자녀 할 것 없이 눈앞에 보이는 사람들이 조금만 뭐라고 해도 가시 돋친 짜증으로 대응합니다. 이러느니 차라리 그냥 사라지고 싶어요. 내가 내가 아닌 날, 역시 그때가 다가온 게 틀림없습니다. 왜 이렇게 감정이 주체가 안 되는지 그 이유는 당신에게 있지 않습니다. 우리의 여유로움 호르몬인 프로게스테론 수치가 낮아지면서 긴장도가 높아지는 와중에 에스트로겐 수치는 그보다 높아 월경 시작을 며칠 앞둔, 주기의 말미에는 감정이 불안정해지고 예민해지는 것입니다. 특히 뇌가 호르몬 변화에 민감하게 반응하는 정도가 다른 사람들보다 높은 여성들이 있고 매월 그 정도가 달라지기도 합니다.

전체 여성 중 약 30~40퍼센트에게 월경전증후군이 있는 것으로 추측하며, 그들 중 3~4퍼센트 가량에게는 극심한 월경전증후군이라고 할 수 있는 월경전불쾌장애Premenstrual Dysphoric Disorder, PMDD가 있는 것으로 알려져 있습니다. 월경전불쾌장애는 당사자를 심각하고 긴급한 상황에까지 빠뜨릴 수 있으므로 항우울제 등의 약으로 치료해야 하는 질환입니다.[33]

월경전증후군이든, 월경전불쾌장애든 일단 월경이 시작되면 사라집니다. 다시 자기 본래의 모습으로 돌아오고 나서는 지난 며칠 동안 자신이 얼마나 베어울프 짓을 하며 돌아다녔는가를 깨닫게 됩니다. 매달 이런 후회를 반복해야 한다면 얼마나 끔찍할까요.

그럼 해결책은 없을까요? 가장 간단한 방법은 지속적으로 경구피임약을 복용하는 것[34] 또는 기타 호르몬적 피임 도구를 이용하는 것입니다(구체적인 적용법은 다음 장에서 설명하겠습니다). 비타민 D를 고용량으로 복용하는 것도 좋은 효과를 낸다고 알려져 있습니다. 897명의 젊은 이란 여성들을 대상으로 한 대규모 연구에서 주당 5만IE의 비타민 D(이는 매우 고용량입니다)를 섭취하게 한 결과 월경전증후군 발현율이 15퍼센트에서 5퍼센트로 낮아졌다는 결과가 나왔습니다. 이들 여성은 하복부 통

증이나 허리 통증 같은 다른 증상들의 완화도 경험했다고 합니다.[35]

또 다른 연구에 따르면 월경전증후군이 있는 여성들은 그렇지 않은 여성들에 비해 염증수치가 전반적으로 높은 경향을 보였다고 합니다.[36] 언제 염증수치가 높아질까요? 예를 들어 식생활이 좋지 못할 때, 술과 담배를 즐길 때, 동물성 지방과 가공육류 및 단순 탄수화물의 섭취가 과다할 때 만성적이고 잠재적인 장내 염증이 촉진됩니다. 그러므로 긴 안목으로 봤을 때 결국은 식생활에 변화를 주는 것이 유리합니다. 흰 빵, 패스트푸드, 콜라 같은 음식을 자주 먹는 사람은 월경전증후군 앞에서 불리한 카드를 쥐고 있는 것이죠. 이 밖에도 운동과 적절한 물 섭취도 중요합니다.

월경전증후군은 대체 왜 존재하는 것일까요? 수정란이 몸에 잘 착상하라고, 또는 다가올 출혈에 대비해 몸과 마음을 조심하라고 인류의 조상 시대부터 대자연이 여성에게 마련해준 대비책이 아니었을까요? 여기 마이클 길링스라는 과학자가 내놓은 흥미로운 이론이 있습니다. 월경전증후군은 번식력이 없는 파트너를 걸러내기 위해 몇백만 년에 걸쳐 발달해온 진화의 산물이라는 것입니다. 원시시대부터 여성은 임신과 수유 중에 월경을 하지 않았죠. 이 말은 월경을 하는 여성은 임신이 반복적으로 무산됨에 따라 부족의 번성에 도움을 주지 못하는 존재라는 뜻이었고, 당시에는 그런 여성이 지금처럼 흔하지 않았습니다. 길링스의 가설은 번번이 임신에 실패하는 이런 여성이 번식력 낮은 파트너와 그가 가진 느린 정자들을 떼어내기 위해 필요한 공격적인 태도였다는 것입니다.[37] 언뜻 기발하고 묘하게 설득되는 이야기처럼 들리지만 앞뒤를 곰곰이 따져보면 살짝 허술한 면도 있습니다. 임신 여부를 확실히 알 수 있으려면 실제로 예정된 월경일이 지나야 하기 때문이죠. 며칠 전에는 절대 알 수 없습니다. 그렇다면 우리와는 달리 선사시대 여성들은 파트너가 임신을 시킬 수 있는 사람인지 아닌지 예감하는 능력이 있었던 걸까요?

월경전증후군을 무조건 부정적으로 바라보는 시각을 벗어날 필요도 있습니다. 가정이고 뭐고 다 팽개쳐버릴 구체적인 계획을 세웠다거나 직장 상사가 마실 음료에 몰래 독을 타볼까 하는 생각을 진심으로 하는 지경에까지 이르지 않았다면 힘든 이 기간을 자신을 들여다보는 시간으로 역이용하는 것이 좋지 않을까 합니다. 평소에 억눌렀던 욕구가 있는 건 아닐까? 자신을 너무 채찍질하거나 자신에게 야박했던 것은 아닐까? 바빠 살다 보면 무의식 속의 자신이 진정으로 신경 쓰는 것들을 알아채지 못하곤 합니다. 이때 호르몬 불균형이 찾아와 가라앉아 있던 것들에 마구 회오리를 일으키는 거죠. 태풍이 휘몰아치면 물속에 잠겨 있던 것들이 종종 수면 가까이로 떠오르곤 합니다. 실은 남자친구와의 관계가 삐걱거리고 있었다든가, 헌신적으로 열정을 다 바친 업무성과에 대해 인정을 바라는 마음이 있었다든가, 아니면 제발 주위에서 나를 조용히 혼자 내버려두었으면 하는 염원이 있었다든가, 미처 깨닫지 못했던 자신의 무의식 속 갈망을 마주하게 될 지도 모릅니다. 월경이 시작되면 마음 속 구김은 다시 펴지지만 평온을 되찾았다고 해서 월경전증후군 때문에 자신이 했던 행동을 단순히 '내가 미쳤었지'라고만 생각하지 않기를 바랍니다. 누구든 실제 존재하는 원인 때문에 화가 나곤 합니다. 다만 이 시기에는 그것을 걸러서 표출하거나 이성적으로 순화해 표현하지 않을 뿐입니다. 월경전증후군 때 화가 났던 일을 평상시에 잊으려고만 하지 말고 오히려 중요한 생각거리로 만들어보세요. '모기 한 마리를 코끼리로 부풀리지 말라'라는 속담을 반대로 해보는 겁니다. 어떤 깨달음을 얻을 수도 있을 겁니다.

폐경과 갱년기, 불 위의 여자

모든 여성은 정해진 수의 난자를 가지고 세상에 태어납니다. 세월이 흐르면서 그 수는 줄어들지요. 출생 시 난자가 백만 개였다면 사춘기에 접어들 무렵에 40만 개가 됩니다. 월경주기가 반복되어 난포기에 접어들 때마다 수많은 난포들이 1등 자리를 차지하기 위해 경쟁합니다. 그중 가장 성숙이 빠른 난자는 우승자가 되어 배란될 수 있는 자격을 차지하고 나머지들은 사멸합니다. 즉 월경주기마다 약 1,000개의 난자가 소실되는 거지요. 게다가 나이가 들면서 우리의 난자들도 각종 환경의 악영향에 노출되어 해를 입습니다. 방사선, 바이러스 감염 등이 그 예죠. 이로 인해 손상된 난자들은 경쟁에서 불리합니다. 혹 우승자가 된다고 해도 제 역할을 제대로 해내지 못합니다. 이러한 이유로 수년 넘게 노력해도 생각처럼 임신이 잘 되지 않을 수 있으며 다른 한편으로는 종종 정상적인 배란이 일어나지 않는 결과를 초래하기도 합니다. 난포기는 그대로 존재하되 난포는 자극이 와도 빠릿빠릿하게 반응하지 않습니다. 에스트로겐 생성도 느리고 불충분하게 진행되어 배란을 촉발시키기에 충분한 양이 만들어지지 못하는 탓에 난포는 계속 자극만 받습니다. 이렇게 계속 커지기만 한 난포는 6장에서 언급된 바 있는 이른바 '난포낭종'이 되고 맙니다.

배란이 일어나지 않으면 난자를 배출하고 남은 껍데기도 생길 수 없다는 것, 기억하시죠? 바로 여기서 프로게스테론이 만들어져야 하는데 그러지 못하니 프로게스테론은 우리 나이가 40에 가까워지면서 매번은 아니더라도 가장 먼저 결핍이 생길 수 있는 호르몬입니다. 늦어도 40~42세가 되면 월경주기가 늦어지거나 빨라지기 시작하며 그러다가 다시 정상주기로 돌아오기를 반복할 수 있습니다. 이 시기에는 개인차가 크게 나타납니다. 갑자기 주기가 21일로 빨라졌다가 다시 이전으로 돌아가는가 싶더니 어느 달부터는 주기가 벌어집니다. 또는 월경주기에는 변함이 없지만 몸의 컨디션이 달라졌음을 느끼기도 합니다. 긴장을 완화시켜주는 프로게스테론이 부족하면 낮에는 예민해지고 밤에는 숙면하지 못합니다.

여기에 더해서 때에 따라 에스트로겐 생성도 불충분해지면 우리의 드류 베리모어는 들쭉날쭉하거나 항상 저조한 기분, 불

더 알고 싶다면

잠은 쉽게 드는 편인데 번번이 새벽 3시에 눈이 번쩍 떠집니다. 말똥말
똥 눈을 뜨고 있노라면 온갖 잡생각과 사소한 일들이 머릿속에 떠올라
다시 잠이 들지 못합니다. 그렇게 계속 뒤척이다가 정작 아침에 일어나
야 할 시간이 다 되어서야 깜박 잠이 듭니다. 이렇게 하루를 시작해서
온종일 좀비처럼 피곤에 찌들어 흐느적거리다가 저녁이 되어 다시 잠자
리에 듭니다. 밤이 깊으면 다시 잠 깨고 새벽 3시마다 여지없이 똑같
은 일과가 반복됩니다. 혹시 내 이야기 같다고요? 그렇다면 프로게스테
론 결핍이 이유입니다!

쑥 찾아오는 상반신 열감, 특히 밤중에 잠옷이 축축해질 정도
로 얼굴이 달아오르며 땀이 솟는 현상으로 고통받을 수밖에
없습니다.

폐경이행기에 나타날 수 있는 현상은 이 밖에도 매우 많은
데 이들은 단독으로 나타나기도 하고, 여러 개가 동시에 나타
나기도 하며, 하나가 사라지면 다른 하나가 등장하는 등 개인
의 건강상태와 라이프스타일에 따라 각자 다 다릅니다.

40세 이후에 등장하는 모든 증상들에서 아주 중요한 것은
이 증상들의 원인을 밝히고자 할 때 호르몬 불균형을 반드시
고려해보아야 한다는 것입니다. 제가 태어난 미국에서는 갱년
기에 들어섰거나 이미 지난 여성 중 너무도 많은 수가 무조건
항우울제를 처방받고 있습니다. 독일에서도 타과 전문의 중 상

당수가 갱년기 연령 여성이 가령 관절통으로 병원을 찾았을 때 이것이 호르몬 문제로 발생했거나 적어도 악화되었을 가능성을 전혀 고려하지 않은 채 치료에 임하는 모습을 봅니다. 전문의라면 우선 자기 전공분야에서 원인을 찾으려는 것이 당연할 수 있다는 점에서 이해 못할 바는 아니지만 아쉬운 것은 사실입니다.

폐경이행기에 나타나는 증상들

- 월경주기가 짧아지거나 길어짐. 건너뛸 때도 생김

- 불안정한 기분, 감정기복

- 수면의 질 저하

- 때때로 찾아오는 열감, 상반신 발한

- 지속적 우울감

- 피부의 콜라겐 저하, 주름 생성

- 탈모

- 아토피 피부염, 관절염, 섬유근육통, 우울증, 부정맥, 고혈압, 편두통, 경화유측성 태선 등의 만성적 질병이 처음 발병하거나 기존의 질병이 심해짐

- 알레르기 발병

- 동일한 식생활에도 불구하고 살이 찜

- 운동을 쉴 때 빠르게 근육이 손실됨

- 질이 헐거워지며 성관계 시 느낌이 줄어듦
- 잦아진 소변, 자다가 화장실에 감
- 기침, 재채기, 웃음에 소변이 샘
- 분노발작
- 성욕이 줄거나 반대로 치솟음
- 삶을 송두리째 바꿔보고 싶은 욕구가 듦

그렇습니다. 우리가 마흔이 넘어 마주하는 세상은 더 이상 어렸을 때의 꽃동산이 아니죠. 많은 것이 변합니다. 더 많이 먹지도 않는데 이상하게 살이 찝니다. 10년 전에 먹을 때는 아무렇지도 않던 음식이 이제 자꾸 살을 찌우는 것만 같습니다. 과거에 몸에 잘 받던 경구피임약이 어느 날부터 트러블을 일으키는 것 같고 전에 없던 월경전증후군이나 부기가 생겨납니다. 날이 갈수록 술이 약해지는 것은 물론 옛날에는 밤을 새고 술 파티를 벌여도 다음 날에만 잠깐 피곤할 뿐 금방 회복했었는데 이제는 몸이 돌아오려면 하루 가지고는 안 됩니다. 어느 날 문득 거울을 보니 (어제까지도 보지 못했던 것 같은) 주름이 생겨나 있으며 처진 가슴을 보니 한숨만 나옵니다.

이러한 신체 증상들에 어떻게 대처하는 것이 가장 현명할까요? 우선 한 가지는 확실합니다. 갱년기는 '참고 견뎌내야 하는 시기'가 아니라는 것입니다! 또한 갱년기는 입 꾹 다물고 모두 운명이겠거니 하는 마음으로 끝날 때까지 참아내야 하는 대상이 아닙니다. 그러므로 호르몬 결핍을 그대로 껴안고 살아가는 것은 우리에게 아무런 이득도 없으며 건강한 삶도 아닙니다.

가장 먼저 해야 할 일은 증상의 정체와 원인을 밝혀내는 것입니다. 본인을 가장 괴롭히는 증상 한 가지로부터 출발합니다. 일반적으로는 혈액검사를 통한 호르몬 수치 측정이 대략적인 방향을 잡는 길잡이로 유용하게 활용될 수 있지만 절대적인 것은 아닙니다. 호르몬 검사라는 것은 사진으로 치면 어느 순간을 포착하는 스냅사진 같아서 어느 날인지 또는 어느 시간대인지에 따라 너무 좋게 혹은 나쁘게 나올 수 있습니다. 이상적

✳ 잘못된 믿음 날리기

월경주기가 살짝 달라졌음을 느낄 때부터 마지막 월경을 마칠 때까지는 약 10년이 걸릴 수 있기 때문에 우리는 이 시기를 여러 해가 걸리는 기간이라는 의미로 갱년기라고 부릅니다. 폐경이행기라는 용어는 바로 이 갱년기를 가리키는 말인데, 이 폐경이행기 동안 비교적 모든 것이 안정적인 시기도 있지만 증상이 나빠지는 시기와 좋아지는 시기가 번갈아 오기도 합니다.

폐경이라는 말은 흔히 갱년기와 동일한 뜻으로 쓰이고 있지만 이는 잘못된 표현입니다. 폐경이라는 용어 자체는 여성의 일생에서 마지막 월경을 가리키며, 이는 12개월 동안 월경을 하지 않았을 때 가장 최근에 한 월경입니다.

인 것은 컨디션이 매우 좋을 때 검사를 해서 그때 나온 수치를 바람직한 기준치로 삼는 것이지만 실질적으로 그런 데이터를 운용하는 병원은 거의 없으므로 현실적이지 않습니다. 그러므로 혈중 호르몬 수치로만 판단하는 것보다 그 여성이 느끼는 증상을 중심으로 치료에 접근하는 것을 목표로 하는 것이 좋습니다. 많은 여성들이 수치는 '정상'이지만 본인이 느끼기에 건강하고 쾌적한 상태에 이르려면 그 수치 이상 또는 이하의 호르몬이 필요한 경우도 많습니다.

여러 증상으로 미루어볼 때 프로게스테론 결핍이 확실시된다면 생체동등 성분의 프로게스테론을 이용한 치료를 추천합니다. 먹는 프로게스테론은 필요에 따라 유연하게 복용이 가능합니다. 열감이 심해서 괴롭다면 피부에 바르는 생체동등 성분의 에스트로겐이 유용합니다(생체동등호르몬 요법은 다음 장에서 자세히 다룹니다).

지금까지 경구피임약을 복용하면서 별다른 불편함이 없었던 사람은 그대로 계속 복용하면 됩니다. 단 흡연이나 비만 등의 위험요소가 없을 때에 한합니다. 그런데 갱년기 여성에게 일석이조의 이점을 가져다 줄 수 있는 순수 에스트라디올 경구약이라는 것도 있습니다. 이 약제는 호르몬 불안정을 잡아주고 종래의 피임약에 비해 간에 무리를 덜 주며 당연히 피임효과도 있습니다. 갱년기로 접어들면서 아직 피임을 계속하고 싶을 때 안성맞춤입니다!

몇몇 여성들(사실 잘 찾아보기 힘듭니다)은 갱년기 불편감을 식물성 약제로 완화하는 데 성공하기도 합니다. 하지만 큰 인내심을 갖고 꾸준히 복용해야 효과를 볼 수 있습니다. 최초로 증상이 개선되었다고 느끼기까지 적어도 6~8주를 기다려야 하는 경우가 대부분이며, 제가 의사로서 지금까지 관찰한 바에 의하면 주된 증상은 결코 완전히 소멸되지 않습니다.

더 이상 몸이 불어나고 싶지 않다면 단호한 결심을 세우고 식생활을 개선해야 합니다. 식탁에서 당과 밀가루를 줄이고 술은 아주 가끔만 즐기며 이왕이면 지방이 적은 음식을 선택하는 것이 좋습니다. 한 가지 너무도 분명하고 확실한 것은, 지금까지 먹던 대로 먹으면 100퍼센트 살이 찐다는 것입니다. 체중을 유지하고 싶다면 먹는 것에 신경을 쓰고 체중을 줄이고 싶다면 전문가의 도움하에 다이어트 식단을 실행하고 목표체중에 도달한 다음에는 음식의 칼로리와 종류에 지속적으로 주의를 기울여야 합니다. 운동만으로는 근본적으로 잘못된 식단의 문제를 해결하지 못합니다!

| 더 알고 싶다면

언제까지 피임이 필요할까 알고 싶다면 혈액검사로 판별할 수 있습니다. 혈액검사에 나온 수치를 토대로 임신 가능성을 예측할 수 있습니다.

하지만 갱년기에는 운동이 어느 때보다 중요하며 갱년기를 지나서도 꼭 필요합니다. 내원하는 50대 이상의 미국인 여성들 중에 평소 운동을 즐기는 이들이 있는데, 이들은 최소한의 호르몬 요법만으로 아주 좋은 컨디션을 유지하며 생활합니다. 활력이 넘치고 건강하며 잘 늙지도 않습니다. 우리 주위를 둘러보면 몇몇 유명인들을 비롯해 중년의 나이임에도 불구하고 젊었을 때의 활기와 에너지와 매력을 변함없이 발산하는 여성들을 찾아볼 수 있습니다. 지금이 어떤 시대인지 생각해봅시다. 두 세대 이전은 물론이고 우리 어머니 때와도 비교조차 안 될 정도로 세상이 변했습니다. 19세기 말에 여성의 평균수명은 48세였습니다. 엄청 오래된 옛날이 아닙니다. 불과 100년 남짓 거슬러 올라갔는데 현재 평균수명의 절반 조금 넘는 수준이었던 것입니다. 생물학적 측면에서도 현재의 여성은 동년배의 이전 세대 여성들보다 젊기 때문에 인생의 후반부를 살아갈 때 유리한 점이 훨씬 많습니다. 호르몬은 이제 더 이상 갱년기 여성의 적이 아닙니다. 오히려 잘 이용하면 든든한 아군이 되죠. 폐경은 생식능력의 종말을 의미하는 것이 아니라 성숙한 성적 아름다움의 시작입니다. 아직도 설마 갱년기 이후에 무슨 좋은 일이 있겠어, 하는 마음이라고요? 어떻게 하면 호르몬을 이용해 삶을 살맛 나게 만들 수 있는지 이제 설명해 드릴게요.

20, 30대는 에스트로겐 수치가 상대적으로 높기 때문에 실질적으로 에스트로겐의 지배를 받는 시기라 해도 과언이 아닙니다. 아이를 가지려면 이 시기여야 한다고 생각하고 자신의 인생에서 중요한 사람들(혹은 중요하지 않은 사람들)을 설득하려고 애를 쓰며 타인의 시선에 무척 신경을 씁니다. 이때의 여성들은 공동체 유지에 큰 역할을 하며 다른 사람들을 돌봅니다. 포근한 아기 냄새에 본능적으로 끌리기도 하죠.

그러다가 40대가 되어 에스트로겐 안개가 드문드문 걷히면서 모든 것이 달라집니다. 점점 남편이나 식구들의 모든 요구를 다 맞춰주지는 않게 됩니다. 잠을 푹 자지 못한 데서 오는 피로와 에스트로겐 기복으로 인해 예전보다 더 많은 피곤함을 느끼거나 예민해지는 날이 늘어납니다. 그래서 여태껏 해오던 주변인들의 뒤치다꺼리에 지긋지긋함을 느끼고 밤이면 잠든 배우자 옆에 뜬 눈으로 누워 **온갖 생각**을 하며 뒤척거리는 40~50세 여성들이 그토록 많은 것입니다. 그들의 고민거리는 참 다양합니다. 아이 현장학습 동의서에 부모 서명을 했던가? 현관 옆에 신발장을 새로 하나 마련해야 되는데 어떡하지? 아참, 강아지 예방접종 시기를 또 놓쳤네, 등등.

그러나 이런 소소한 걱정거리 말고도 인생의 중차대한 방향을 결정짓는 근본적인 문제도 가슴을 파고듭니다. 코를 드르렁거리며 잠에 빠져 있는 남편 옆에 누운 아내의 눈은 어두운 허

공을 응시합니다. 사람들이 원하는 대로 해주는 것 그리고 모두에게 착한 사람이 되는 것을 그만두고 싶습니다. 특히 그들이 내게 뭔가를 끊임없이 요구하도록 더는 내버려두고 싶지 않습니다. 마치 AI 비서가 된 것 같습니다. '엄마, 빨리 나 좀 데리러 와줘. 버스 놓쳤어', '여보, 넥타이 어디 있어? 방금 당신이 들고 있지 않았어?', 'S씨, 오늘 인원이 많이 비는데 혹시 대타로 일해줄 수 있어요?' 멀티태스킹도 한도가 있고 어차피 사람들은 고마워할 줄 모릅니다. 이제 이렇게는 살지 않으리라 결심합니다.

한 가지 호르몬만은 등락의 폭이 그리 크지 않은데 난소 이외에 부신에서도 생성되기 때문입니다. 바로 테스토스테론입니다. 폐경이행기에 그녀의 역할은 매우 흥미롭습니다. 갱년기 전까지는 배란기 즈음에 성욕의 상승에만 관여했다면 지금부터는 우리에게 성욕뿐 아니라 결단력과 실행력을 선사합니다. 잠 못 들고 고민하던 나날을 겪으며 몸이 보내는 모닝콜을 수신한 우리에게 테스토스테론은 삶을 변화시키기 위해 필요한 도구를 마련해줍니다. 당신에게는 대학 진학 대신 지하실의 자기 방에 틀어박혀서 허구한 날 게임만 하고 있는 큰아들이 있다구요? 집에서 내보내야죠. 똑같이 일하고 똑같이 돈을 벌어오는데(아니, 당신 월급이 더 많아요) 남편이 '그깟 몇 푼이나 벌어온다고' 하면서 당신이 하는 일을 하찮은 듯 폄하한다구요? 자기 아내가 어떤 사람인지 똑똑히 보여줍니다. 꿈이 고급 반려동물 미용실을 차리는 것이었지만 일평생 주부로만 지내왔다구요? 이제 말고삐를 직접 내 손으로 낚아채서 당신이 운명이라고 생각하는 그 역할에 걸맞은 사람이 되기 위해 노력하는 겁니다.

한번 잘 생각해봅시다. 당신의 기대수명은 오늘날 약 85세입니다. 이 숫자는 점점 올라갈 거고요. 당신은 삶의 전반전 대부분을 다른 사람을 위해 살아왔을 겁니다. 하지만 나머지 후반전은 당신 겁니다. 앨리샤 키스는 이렇게 노래했죠. '디스 걸 이즈 온 파이어This Girl is on Fire'라고요. 흩어졌던 당신의 소망은 호르몬의 도움으로 당신 안에 있던 불씨에 불을 지핍니다. 당신은 활활 타오릅니다. 불이 가진 성질처럼 당신 안의 힘은 무언가를 밀어붙여 종내 끝을 보게 만듭니다. 다 타서 그간의 의미를 상실하고 재로 남은 그곳은 새로운 것이 일어서는 장소가 됩니다. 꿈을 좇을 때가 되었습니다. 그동안 좋은 운과 노력이 따라주었다면 현재 경제적으로 누구에게도 의지하지 않을 수단이 마련되어 있을 것입니다. 그러나 그렇지 못하더라도 상관없습니다. 당신이 진정 좋아하는 것을 하세요. 그리고 그 일을 잘 해보세요. 분명 보상이 따릅니다. 정말입니다. 당신 자신, 그리고 인생을 믿으세요.

네, 폐경이행기는 굉장히 신기하고 재미있는 시기랍니다. 그뿐만이 아닙니다.

배우 샤론 스톤은 생애 최고의 섹스를 46살에 경험했다고 말했습니다. 저는 그 말을 듣는 순간 거짓말이 아님을 알았습니다. 루시 리우, 즉 테스토스테론은 사실 무대 뒤에서 모든 것을 조종하며 성숙한 여자들로 하여금 후회 없는 성욕을 불태우게 합니다. 허벅지 뒤편의 셀룰라이트가 혹 눈에 뜨일까 부끄러워하던 어린 날들은 지났습니다. 임신 걱정으로 스트레스 받지 않아도 됩니다. '어떡해, 설마 임신 되진 않겠지' 하던 20대를 지나 '나 지금이 배란기야, 당장 잠자리를 해야 돼요'를 거쳐 '애들 깨잖아! 소리 내지 마요, 여보!' 하고 목소리를 낮추던 시절도 지났습니다. 당신은 경험자입니다. 좋아하는 것, 절대 안 되는 것에 대한 기준이 있습니다. 지금이야말로 당신의 오르가슴 능력과 섹스의 여러 형태를 시험대에 올려 다양하게 시도해볼 때입니다. 이 남자가 과연 좋은 남자일까 머릿속으로 이리 재고 저리 잴 필요가 없어졌으니 필요하다면 매력적인 연하의 남자와 하룻밤 데이트를 즐긴다 해도 걱정할 것이 없습니다.

호르몬이 한 사람을 어떻게 만드는가에 대해 이야기하면서 우리 여성들이 처하기 쉬운 상황에 대해 한번 생각해보려고 합니다. 이는 특히 독일 가정에서 흔하게 볼 수 있는 광경이기도 합니다. 몸에서 호르몬이 외치는 소리를 들으면서도 외면한다면 어떻게 될까요? 여성 대다수, 특히 나이대가 좀 있는 여성들일수록 행동하라는 명령을 수신하고도 움직이려 하지 않습니다. 휴대전화가 요란하게 울려대는데도 받지 않는 거죠. 음성사서함으로 넘어가도록 놓아둔 채 아무것도, 정말 아무것도 바꾸려고 하지 않습니다. 한 번은 겪어야 하는 시기라고, 다 늙어가는 과정이니 어쩔 수 없는 거라고 스스로에게 최면을 겁니다. 물론 변화에 욕구는 곧 잘못될까 봐 두려워하는 마음으로 이어집니다. 모든 이가 변화를 가능케 하는 힘과 수단을 가진 것은 아닙니다. 살이 찌다 보니 스트레스를 받고 스트레스를 받으니 에라 모르겠다 하는 마음으로 더 먹어댑니다. 내가 아무리 해도 상황은 바뀌지 않는다는 무력감이 사람을 자포자기하게 만듭니다. 결국 종착역은 술이 되기 쉽습니다. 사회활동도 좁아집니다. 운동도 하지 않고 외모도 친구관계도 돌보지 않습니다. 그렇게 노화과정의 흐름에 몸을 맡긴 채 수동적으로 둥둥 떠내려갑니다. 이루지 못한 소망 따위는 계속 무시됩니다. 특정한 임계점을 넘어서면 그동안 살아왔던 패턴 그대로 본인의 욕구를 맨 뒤에 두는 일이 더 이상 힘들지 않게 느껴지기도 합니다. 오히려 새삼스레 자기주장을 하며 분명히 선을 긋는 일이 더 어렵다고 말하기도 하지요. 다시 말해 다 뒤집어엎는 것보다 옛날에 하던 방식 그대로 옛날 환경 안에서 살아가는 게 편한 겁니다.

자신의 부모만 보더라도 이러한 태도가 문제될 것 없어 보입니다. 우리는 이렇게 생각합니다. '어머니는 집에서 살림을 하셨고 아버지는 나가서 돈을 벌어오셨지요. 두 분은 주말이 되면 케겔(볼링과 비슷한 게임-옮긴이)을 하셨고 1년에 두 번 휴가를 다녀오셨습니다. 나도 그렇게 살겠다는데 뭐가 문제란 말인가요? 그 정도면 되는 거 아닌가요?' 이렇게요. 우리는 자신이 가진 가능성을 굳이 캐묻지도 않고 충분히 이용해먹지도 않습니다. 이 책임을 온전히 여성들에게 미루는 건 옳지 않습니다. 분명 다른 요인들이 있으니까요. 그 누구도 그들에게 다르게 살아도 된다고 말해주지 않았고 또 좋은 본보기가 되는 사람을 거울삼아 과거와는 다른 인생길을 가야 한다고 가르쳐주지 않았습니다.

그러나 갱년기를 지나며 잠 못 드는 수많은 밤을 거쳐 걸러지고 남은 결론이 서로 완전히 반대되는 방향을 가리킨다면 어떻게 할 건가요? 무언가를 바꿀 것인가 아니면 이대로 놔둘 것인가? 익숙한 길로 갈 것인가 모르는 길로 갈 것인가? 살 것인가 사그라질 것인가?

새로운 길을 선택하는 사람은 새로운 경험과 새로운 사람들, 새로운 성공으로 보상받을 것입니다. 기존의 길을 선택하는 사람은 서서히 진행되는, 그러나 확실한 쇠퇴의 길로 들어설 것입니다. 그것도 모자라 호르몬은 독이라는 신념(이 신념에 대해선 다음 장에서 알아보겠습니다)이 마음속 깊이 뿌리박힌 사람은 인생의 절반이라는 기간 동안 호르몬 결핍의 강력한 증상들, 즉 40대부터 시작되는 우울증을 비롯해 심혈관질환을 거쳐 마침내 지력의 소실과 체력의 쇠락에 시달려야 할 것입니다. 아무 조치도 취하지 않는다는 것은 무의식적으로 늙음의 길을 선택하는 것입니다. 그 길을 가기로 결정하는 순간 호르몬 결핍과 노인병은 물론이고 수시로 병원을 들락거리고 입원과 퇴원을 반복하는 노년이 기다리고 있습니다. 흔히들 말하지요. 은퇴 후 남은 생을 편안히 즐기시라고요. 하나, 이런 불편함 속에서라면 어떻게 인생을 즐길 수 있겠습니까.

누구를 겁박하려는 것이 아닙니다. 그저 갱년기를 무서워할 필요가 없다는 것을 당신에게 알려드리고 싶은 것뿐입니다. 갱년기는 당신을 잡아먹는 악마가 아닙니다. 나이가 먹어도 나빠지는 것이 아니라 얼마든지 더 좋아질 수 있습니다. 산부인과 의사와 긴밀히 상담한다면 호르몬의 측면에서 본인에게 맞는 길을 찾을 수 있을 것이고 여기에 본인의 생활습관을 고치는 노력이 더해진다면 만족스럽고 건강하게 살 수 있습니다. 아이들을 다 키워내고 난 뒤라서 운동할 시간과 외모를 돌볼 시간적 여유가 좀 더 생깁니다. 실제로 나이가 들면서 젊었을 때보다 외모가 오히려 아름다워지는 여성을 많이 보았습니다. 30대였을 때보다 성을 바라보는 시각도 좀 더 여유 있고 너그러워져 어떤 감정적 부담감도 없이 있는 그대로 즐기는 능력이 생깁니다. 개인적인 차원에서도 언제나 당신 안에 웅크리고만 있었던 굉장한 잠재력을 발굴할 좋은 기회가 찾아옵니다. 그 잠재력은 어쩌면 태어날 때부터 가지고 있었지만 사춘기 이후로 정신없이 살아내기 바빠 그대로 묻히고 말았던 잠재력일지도 모릅니다. 당신이 묻어버렸던 그 꿈들을 꺼내 좋은 무언가를 만들어보세요. 눈앞으로 날아 들어온 그 공을 받기만 하면 됩니다. 두 손으로 공을 든든히 붙잡고 당신에게 존재하는 가능성과 꿈이 활짝 펼쳐질 삶의 다음 지점까지 달려가 언제나 바라던 바로 그 여자가 되는 겁니다.

호르몬 대체요법,
건강한 나이 듦을 위한 선택

의학적 정의에 따르면 폐경이란 월경을 하고 난 후 12개월 동안 월경이 일어나지 않을 때 그 마지막 월경을 말하며, 그 마지막 월경일을 폐경일로 합니다. 1990년대까지만 해도 폐경은 일생을 거의 다 살았을 때 일어나는 사건으로 생각했지만 요즘은 인생 중반부에 일어나는 사건입니다. 지금의 여성이 이전 세대의 여성들보다 더 오래 살고 건강상태도 더 좋으며 전체적으로 '건강한 상태로 오래 살기' 때문입니다. 어렵게 생각할 것 없이 당신의 어머니가 지금의 당신 나이였을 때 어땠는지 떠올려보면 됩니다. 대부분 그때의 어머니보다는 지금의 당신이 생물학적으로 젊고 건강할 것입니다.

그런데도 여전히 폐경에 대해 어두운 이미지를 갖고 있는 사람들이 많습니다. 지금 우리를 둘러싸고 있는 급변하는 환경을 생각해봅시다. 1980년대에서 1990년대까지 '라이트'가 붙은 음식을 섭취하는 것이 긍정적으로 인식되었습니다. 빵에 대한 부정적 인식이 적었고 사람들은 언제 어디서나 자유롭게 담배를 피웠습니다. '워라벨' 같은 개념은 아예 없었고 열심히 일하다가 심근경색으로 쓰러진 사람은 왠지 남자답고 책임감이 강한 사람일 것 같은 느낌이 있었습니다. 제가 아직 의대생이었던 시절, 임신에 최적인 연령은 20대 중반이라 했고 32살부터 노산이라고 불렀습니다. 여성의 전통적 역할은 집에서 살림을 하는 것이었습니다. 독일이 아직 마르크화를 쓰던 시절이었으니 외벌이로도 가정경제가 그럭저럭 돌아갔는지도 모릅니다. 주부들이 가장 두려워하던 것은 남편이 젊은 여자와 바람이 나 집을 나가는 것이었죠. 그런 시대였으니 폐경이 그저 무서울 수밖에 없었습니다. 나이가 50이 넘은 여자는 늙고 퇴색하고 너무 아줌마스럽고 모여서 남 험담이나 하고 소견이 좁은 인간으로 인식되었습니다. 평생을 집에만 있었으니 남자에게 매력적일 리가 없다고 생각된 것이죠. 50대 이상의 여성은 이렇듯 칙칙하게 늙어가며 세상으로부터 잊혔습니다. 이를 받아들이지 않으려는 여성은 병원에서 합성 호르몬제를 처방받아 열감, 불면증 등의 증상들을 억누르려 했습니다. 하지만 폐경이 가진 부정적 이미지는 달라지지 않았습니다.

2002년, 여성 건강 이니셔티브 기구WHI에서 실시한 한 연구가 호르몬 대체요법에 대한 의학적 견해를 바꾸어놓았습니다.[38] 50~75세 여성 1만 6,608명이 참가한 이 연구에서 참가자 중 절반에게는 말에서 생산한 합성 에스트로겐과 화학적으로 변형된 프로게스테론이 조합된 호르몬제를 투여했고 나머지 절반에게는 대조군으로서 위약을 투여했습니다. 연구의 본래 목적은 당시까지만 해도 일반적이었던 호르몬 대체요법이 심혈관질환 또는 기타 질병들을 예방하는 작용을 가지고 있는지 알아보기 위한 것이었습니다. 실제로 효과의 존재를 뒷받침하는 여러 유의미한 사례들이 있기도 했습니다. 그러나 연구는 조기에 중단되고 말았습니다. 합성에스트로겐과 프로게스테론을 조합한 약제들을 복용한 실험군에서 대조군에 비해 심장질환, 뇌경색, 혈전증, 유방암 출현이 많았기 때문입니다. 실험군의 과반수에서 이런 질환들이 나타난 것은 물론 아니었지만 통계적으로 유의미한 숫자였습니다.

이건 무엇을 의미할까요? 호르몬제 복용이 병을 일으킬 가능성이 굉장히 높다는 뜻일까요? 흡연이 폐암을 유발하듯 호르몬 약이 유방암을 일으킨다는 말일까요? 우선 2002년 이후로 산부인과학계를 근본적으로 바꾸어놓은 WHI 1차 연구의 데이터를 객관적으로 차분히 훑어보기로 합니다.

아래는 50세에서 79세까지의 여성 1만 6,608명의 모니터링

데이터입니다. 8,506명이 인공 에스트로겐/인공 프로게스테론 제제를 복용했고 나머지 8,102명은 위약을 복용했습니다.

호르몬을 복용한 8,506명 실험군에서 1,000명당 다음과 같은 결과가 나왔습니다.

- 심근경색 발병 여성이 위약군보다 2.5명 많음
- 뇌졸중 발병 여성이 위약군보다 2.5명 많음
- 정맥류 발병 여성이 위약군보다 5명 많음
- 유방암 발병 여성이 위약군보다 3명 많음

그런가 하면 동일한 위 실험군에서 다음과 같은 결과도 나왔습니다.

- 골절을 겪은 여성이 위약군보다 12명 적음
- 대장암 발병 여성이 위약군보다 0.5명 적음
- 당뇨병 발병 여성이 위약군보다 5.5명 적음

위 결과는 인공 에스트로겐과 인공 프로게스테론 복합제제의 복용으로 유방암, 정맥류, 심근경색, 뇌졸중 발생이 다소 상승했고 동시에 골절, 대장암, 당뇨병 발생이 다소 하락했다는 것을 보여주고 있습니다. 표면적으로 볼 때 호르몬이 유방암,

심근경색, 고혈압, 뇌졸중을 유발하고 대장암, 골절, 당뇨병을 예방하는 것으로 보입니다. 우선 이 결과를 그대로 둔 채 다음으로 넘어가봅시다.

2004년에 그 결과가 발표된 WHI의 2차 연구[39]는 자궁이 없는 1만 737명의 여성을 대상으로 실시되었습니다. 5,310명이 알약 형태로 된 에스트로겐을 프로게스테론 없이 단독으로 처방받았고 5,410명은 위약을 처방받았습니다. 이 연구가 자궁이 없는 여성들에게 실시되었던 이유는 에스트로겐은 단독으로 처방될 때 자궁점막을 자극하는데 이 지속적인 자극을 상쇄하기 위해서는 프로게스테론이 필요하기 때문입니다(즉 장기간의 에스트로겐 단독 처방은 출혈 이상이나 자궁암과 같은 부작용을 유발할 수 있습니다).

이제 마음의 준비를 잘 하고 아래의 데이터를 읽어보기 바랍니다.

에스트로겐 처방을 받은 5,310명의 여성 중 대조군과 비교해 1,000명당 다음과 같은 결과가 나왔습니다.

- 관상동맥질환 발병이 5.5명 적음
- 뇌졸중 발병이 0.5명 적음

- 유방암 발병이 2.5명 적음(놀랍네요)

- 대장암 발병이 1.5명 적음

- 골절이 8.0명 적음

- 당뇨병 발병이 13명 적음

- 반대로 정맥류 발병은 2.5명 많음

이 결과를 놓고 보면 에스트로겐만이 심근경색, 뇌졸중, 유방암, 대장암, 당뇨병, 골절을 예방하는 효과가 있다고 생각할 수 있습니다.

아니, 에스트로겐을 복용하면 유방암과 뇌졸중과 심근경색의 위험이 줄어든다고요? 말도 안 돼, 혹시 가짜뉴스 아니야? 여러분도 저처럼 놀랐나요?

일찍이 영국의 처칠(제 남편도 똑같은 말을 하죠)은 이런 말을 남겼습니다. 자기가 직접 위조하지 않은 통계는 믿지 않는다고요. 이 말 뒤에 숨은 뜻은 다름이 아니라 '숫자 뒤에 숨은 것을 봐야 한다, 왜냐하면 숫자 뒤에는 사람이 있다'는 것입니다. 그리고 연구결과의 데이터는 사실과 반드시 동일하지는 않습니다. 두 눈 부릅뜨고 그 숫자들을 잘 뜯어보아야 잘못된 결론을 도출하는 오류를 방지할 수 있습니다. 모두 알다시피 악마는 디테일에 숨어 있는 법이니까요.

우선 에스트로겐 호르몬이 심근경색과 관상동맥질환을 예

방하는 효과가 있다면서(애초에 이 연구가 실시된 목적이 이를 증명하는 것이었음을 기억해주세요) 어째서 에스트로겐과 프로게스테론을 병용하는 방법은 오히려 건강에 좋지 못하다는 결과를 초래한다는 가설이 세워지게 된 걸까 생각해볼 필요가 있습니다. 즉 한 연구에서는 두 호르몬의 투여가 병을 유발한다고 하고 다른 연구에서는 에스트로겐 단독 투여가 병을 예방한다고 한다는 결과가 나왔다는 건데, 그렇다면 호르몬이 건강에 좋다는 건가요, 나쁘다는 건가요? 두 연구들의 설계와 조건들에 허점은 없었을까요?

첫째, 실험에 참가한 여성들은 연구소개서에 따르면 '건강한 상태'의 여성들이라고 했으나 의학에서 말하는 건강은 일반적으로 말하는 건강과 의미가 다릅니다. '건강하다healthy'는 것은 '튼튼하고 힘이 펄펄 솟는 상태'가 아니라 의학적으로 중대한 질병이 없는 상태를 일컫습니다. 따라서 이들 연구에는 과체중 이상의 몸무게(특히 미국에서 흔히 볼 수 있지요), 고혈압, 천식, 고콜레스테롤증, 경미한 동맥경화 등을 가지고 있는 사람이 모두 포함되었습니다. 즉 일반적인 성인병은 모두 포함되었고 가족력의 유무 같은 것은 고려되지 않았습니다. 다시 말해 연구에 참여한 여성들은 미국에 살고 있는 50~79세 사이의 지극히 평범한 여성들이었습니다.

둘째, 두 연구에서 실험 참가 여성들이 호르몬 투여를 처음

받은 평균 연령은 62세였는데, 이는 너무 늦은 연령입니다. 원래 호르몬 대체요법을 실시할 때 이렇게 높은 연령에서 시작하지 않는 것이 일반적입니다. 현재는 이보다 훨씬 이른 나이에 요법을 시작합니다.

셋째, 호르몬의 용량이 너무 많았던 데다가 생체동등호르몬이 아닌 인공적으로 만든 합성 호르몬이었습니다. 이 둘의 차이점에 대해서는 바로 뒤에서 설명하겠습니다. 조금만 미리 소개하자면 합성 호르몬제는 원래 인간의 몸이 쉽게 인식하고 받아들이는 성질을 가진 에스트로겐 분자를 제약생산 단계에서 화학적으로 변형시켜 우선 간에서 일차적으로 변형단계를 거쳐야 하도록 만들어진 제제를 말합니다. 인공적으로 합성된 에스트로겐은 이 때문에 마치 열쇠구멍과 모양이 100퍼센트 들어맞지 않아 빽빽하게 돌아가는 열쇠 같다고 할 수 있죠. 합성 에스트로겐으로 인해 드러난 부정적 효과는 아마도 이 때문일 것입니다.

또 심혈관질환에 관해 상반되는 연구결과는 어떻게 설명할 수 있을까요?

풍성한 털을 헤집고 들어가야 그 속에 숨은 자그마한 푸들의 진짜 몸을 만질 수 있듯, 이제 두 연구가 내놓은 결과들을 하나하나 따져보겠습니다.

두 번째 연구의 50~60세 에스트로겐 투약 집단을 보면 이

집단의 사람들이 에스트로겐 투약 결과 특히 심혈관질환 발병이 줄어든 것으로 보입니다. 그런데 이미 심장병이 있었거나 콜레스테롤 수치가 높은 70세 여성들에게서는 에스트로겐 투약이 오히려 심장마비나 뇌졸중 발생 확률을 높였습니다.

두 건의 WHI 연구로 인해 일어난 논란들에 관련해 유념할 사항은 이 연구들에서 사용되었던 호르몬제들은 임신한 말의 오줌에서 추출된 것으로, 독일에서는 현재 거의 처방되지 않고 있다는 것입니다. 이들은 시대에 굉장히 뒤떨어진 옛날 방식의 제제입니다.

이러한 이유로 호르몬을 한데 묶어 위험한 것으로 몰아가는 태도는 이제 올바르지 않습니다. WHI 연구에서 비롯된 호르몬제에 대한 부정적 이미지는 허점이 많은 부분적 진실에 근거하고 있으며 오늘날의 산부인과에서는 거의 취급하지 않는 의약품을 사용했다는 점에서 부당합니다.

인공 호르몬 vs. 생체동등호르몬

현대의 호르몬 요법은 인체의 자연스러운 요구와 몸의 호르몬 생산 리듬에 맞추어 생체동등호르몬을 적용하고 있습니다. 생체동등호르몬이 무엇일까요? 이것은 식물에서 추출한 호르몬 전 단계 물질을 원료로 인위적으로 생산했지만 여성의 난소가 생산하는 호르몬과 동일한 분자구조를 가진 호르몬제를 말합니다. 분자구조가 동일하기에 우리 몸은 차이를 인식하지 못하여 자신의 몸에서 만들어진 호르몬과 똑같이 사용합니다. 반면에 암말의 소변에서 얻어낸 호르몬을 가공한 제품 및 여타 종래의 호르몬제의 분자구조는 대부분 인간 여성의 몸에서 만들어지는 호르몬의 분자구조와 약간 다릅니다. 무언가가 하나 더 붙어 있죠. 의약업계는 이를 이용해 특허를 내고 시장에 독점구조를 형성할 수 있었습니다. 그렇지 않고서는 의약품 개발과 연구에 들어가는 비용을 도저히 감당할 수 없으니까요. 이는 여성호르몬제뿐만이 아니고 거의 모든 의약품 개발에 해당하는 이야기입니다. 필요악이긴 하지만 특허 제도가 없다면 시중에 판매가 허용된 의약품들의 안전성이 확보되지 않을 것입니다.

휴머노이드 호르몬이라고 불리는 이 인공 합성 호르몬제가 가졌던, 그리고 여전히 변하지 않을 단점은 앞에서 한 번 언급한 바처럼 우선 간에서 한 번 변형 과정을 거쳐야 비로소 호르몬으로 인식될 수 있으며, 또 알약 형태이기 때문에 매일 똑같은 용량을 섭취할 수밖에 없다는 것입니다. 그러므로 부작용이 다양하게 나타날 수 있고 혈중 염증수치와 정맥류의 위험도 상승할뿐더러 혈중지질도에도 좋지 않은 영향을 줄 수 있습니다. 동맥경화와 심혈관질환, 뇌혈관질환의 발생에 영향을 줄 수 있지요. 그에 반해 생체동등호르몬은 간에서 변형할 필요 없이 몸이 자기 것으로 인식해 필요한 곳에 즉시 사용됩니다. 다시 말해 생체동등호르몬이 훨씬 더 자연의 구성성분에 가깝기 때문에 인공 호르몬과 생체동등호르몬은 비록 흡사해 보일 수 있지만 결코 동일하지 않은 것입니다. 하나는 합성된 것이고 다른 하나는 진짜이니까요. 인간과 흡사한 휴머노이드 개체와 진짜 사람의 차이, 또는 감자칩과 찐 감자의 차이라고 할까요.

생체동등호르몬 요법은 피부에 바르는 형태의 에스트로겐과 먹는 알약 형태의 프로게스테론으로 이루어집니다. 에스트로겐은 젤 또는 스프레이 중에서 선택할 수 있으며 아침 샤워 후에 팔 안쪽 또는 피부층이 비교적 얇은 곳에 도포하면 됩니다. 프로게스테론은 보통 경구용 캡슐 또는 질 좌약의 형태로 되어 있으며 뇌의 긴장을 풀어주므로 보통 저녁에 사용합니다. 용량은 상황이나 몸 상태에 따라 조절이 가능합니다. 물론 처

✳ 잘못된 믿음 날리기

WHI연구에 따르면 합성 에스트로겐과 프로게스테론의 콤비 제제를 처방받은 한 그룹에서 유방암의 사례가 경미하게 많아진 반면 에스트로겐만 단독 처방받은 그룹에서는 오히려 유방암과 대장암 사례가 적어진 것으로 나타났습니다! 그리고 두 그룹에서 모두 당뇨병 발병 건수는 아무 호르몬도 처방받지 않은 그룹에 비해 적었습니다.

음에는 담당 의사와 상담을 해야겠지요. 시간이 지나면 어느 정도의 용량이 본인에게 가장 적합한지 스스로 느끼게 됩니다.

최적의 타이밍을 찾아야

최근 들어 호르몬 요법 대해 점점 많은 사실이 밝혀지고 있습니다. 그중 하나는 대체적으로 호르몬 요법을 일찍 시작할수록 유리하다는 것입니다. 아직 40대이더라도 호르몬결핍으로 인한 증상들이 나타날 경우 주저하기 말고 곧바로 호르몬 요법을 실시하여 심혈관질환 및 삶의 질을 떨어뜨리는 각종 질환들의 위험성을 최소화할 수 있습니다. 이는 장기적으로 뼈를 튼튼하게 유지하고 당뇨병 발병 위험도 떨어뜨리는 반면 유방암의 위험은 유의미할 정도로는 올리지 않는 것으로 보고 있습니다.

뿐만 아니라 치매 위험도도 낮아지는 것으로 나타났는데 그도 그럴 것이, 치매라는 병은 뇌혈관의 손상으로 발병하는 경우가 많기 때문입니다. 그러므로 적절한 시기에 호르몬 요법을 시작하면 뇌 이외 다른 신체 부위의 죽상경화증(더불어 각종 혈관 손상) 예방 외에도 미세한 뇌혈관들을 보호하는 효과가 있습니다. 또 과거에는 호르몬 요법을 시작한 지 7년이 지나면 중단해야 한다는 의견이 지배적이었으나 현재는 그렇지 않습니다. 요즘에는 최장 복용기간을 획일적으로 정하는 것이 아니라 각 개인의 몸에 따른 득과 실을 따져 정하는 것이 옳다는 의견이 우세합니다. 다시 말해 호르몬 요법을 실시한 결과 몸이 좋아지고 복용하는 기간 동안 새로운 질병이나 위험요소들이 생기지 않았을 경우 7년 이상 꾸준히 복용해도 된다는 뜻입니다.[40] 그러나 고혈압, 심장마비나 기타 심혈관질환 고위험군에 속하면서 60세 이상인 여성은 호르몬 요법을 새로 시작하면 안 됩니다. 이 연령대는 뇌졸중 발병위험이 다른 연령대보다 높기 때문입니다. 60세 이상에서 새로이 발현되는 열감과 발한현상은 당뇨병이나 갑상선 질환과도 연관되어 있을 가능성이 높으므로 이 질병들 또한 원인으로 의심해보는 것이 좋습니다.

이러한 연구 결과들에도 불구하고 끈질기게 뿌리박혀 현재까지도 퇴치되지 않은 고정관념이 있습니다. '호르몬은 해로우며 암을 유발한다'는 것입니다. 과학자들이 WHI 연구에 착수하게 된 이유는 이러한 고정관념 또는 이미지를 바로 잡겠다는

※ **잘못된 믿음 날리기**

하루에 와인 한 잔을 마시는 사람의 유방암 발병 위험도는 합성 호르몬제를 투여받는 여성과 비슷합니다. 와인의 양이 하루 두 잔으로 올라가면 발병 위험도는 더욱 상승합니다.[41]

마음에서였습니다. 의학계에서는 최고로 권위 있는 학술지 〈뉴잉글랜드 의학저널NEJM〉에는 학자들의 입장문이 발표되기도 했습니다. 그 내용은 적절하고 올바른 호르몬 요법을 스스로 거부하거나 치료를 요구했음에도 의사들로부터 거부당하는 여성들이 여전히 많다는 사실이 안타깝다는 것이었습니다.[42] 즉 유방암 발병률이 아주 미미하게 증가하는 것에 대한 두려움 때문에 지난 15년간 너무 많은 여성들이 호르몬 요법이 주는 혜택에서 소외된 채 불필요한 질병들로 고통받아왔다는 것이죠. 호르몬 요법 하나만으로 유방암이 발병할 가능성은 굉장히 낮은 반면, 호르몬 요법을 받지 않음으로써 성욕과 활력, 질 및 심장과 혈관의 건강, 뇌 건강이 저하될 확률은 70퍼센트에 육박합니다.

우리 여성에게 조화로운 호르몬 분비는 굉장히 중요합니다. 갑상선 호르몬 수치 이상으로 고생하는 사람이나 당뇨병을 앓으면서 인슐린을 원활히 공급받지 못해 고통받는 사람이 주위에 있다면 한번 물어보세요. 갑상선 호르몬이 충분히 합성되지 못하는 사람에게 계속 그 상태로 불편하게 살 것을 강요할 사람은 아무도 없을 겁니다. 마찬가지로 에스트로겐 또는 프로게스테론 결핍으로 고생하는 사람이 있다면 그가 특별한 사유 없이 호르몬 요법을 받지 않을 이유도 없습니다.

최근 이루어지고 있는 연구들로 더 많은 데이터가 확보되어 호르몬 요법으로 인한 득과 실이 더 분명하게 밝혀지고 있습니다. 48만 9,105명의 여성을 대상으로 핀란드에서 실시된 대규모의 장기관찰연구에 따르면 호르몬 대체요법을 받은 여성들이 그렇지 않은 여성들보다 유방암 발병이 적은 것으로 나타났습니다.[43] 유방암이 오히려 호르몬 결핍으로 생기는 질병이라는 의견을 가진 의학자들도 적지 않습니다. 지금까지의 상식을 뛰어넘는 과감한 견해죠! 어쨌든 확실한 것은 유방암의 과반수가 50~70세에 발병한다는 사실입니다. 폐경 후 호르몬이 급락할 때죠. 핀란드 연구의 결과에 대해 아직까지 이렇다 할 반론이나 비판이 제기되지 않는 것으로 봐서 현대의학은 유방암과 호르몬의 관계에 대해 앞으로 많은 것을 밝혀내야 할 것입니다.

그런데 여성 환자들만 확신이 없는 게 아닙니다. 의사 중에도 호르몬 요법에 대해 그다지 확신을 갖고 있지 않은 이들이 많습니다. 의대 교육과정에서 갱년기 부분을 전혀 배우지 못했을 뿐 아니라 산부인과 전공의 교육과정에서조차도 갱년기 건강관리는 주변부 지식에 머물러 있기 때문입니다. 저부터도 의대 교육과정에서 폐경에 대한 치료나 관리에 대해 제대로 배운 기억이 없고 전공의 과정에서도 따로 자세히 교육받지 못했으니까요. 더 솔직하게 말씀드릴까요? 저는 제 병원을 열고 나서야 이 분야에 대해 처음으로 진지하게 고민하고 연구할 수 있었습니다. 이건 저 한 사람만의 이야기가 아닙니다. 기존의 의학교육과정을 이수한 의사 중에는 갱년기는 그저 참아야 하고 한 번은 건너야 하는 강이며 각종 갱년기 증상은 노화의 과정과 마찬가지로 어쩔 수 없으며 섹슈얼리티도 사그라지도록 놔두는 것이 자연스러운 것이라는 1950~60년대의 낡은 사고방식을 그대로 갖고 있는 의사들이 많습니다. 병원을 찾는 수많은 40대 여성들이 이러한 이유로 묻지도 따지지도 않고 마치 공식처럼 우울감엔 항우울제, 높은 혈압엔 혈압약, 재발이 잦은 방광염엔 항생제를 처방받으며, 의사에게 질이 약해지고 민감해졌다고 호소하면 러브젤을 사서 바르라는 말이나 듣는 사태('어쩌라고' 같은 반응이나 안 나오면 다행일 정도)가 벌어지는 것

✳ 잘못된 믿음 날리기

여성의 사망원인 1위는 무엇일까요? 유방암일까요? 아닙니다. 독일 통계청의 자료에 따르면 여성 사망원인으로 가장 많은 것은 심혈관질환과 치매입니다. 독일의 경우 유방암은 여성에게서 나타나는 암 중 1위이지만 사망원인으로는 고혈압과 함께 공동 4위를 차지하고 있습니다. 이처럼 위험한 심혈관질환의 발병률이 적절한 시점에 적절한 용량으로 실시된 호르몬 요법에 의해 낮아진다는 것이 최신 연구 결과로 밝혀졌습니다. 이 사실만 보아도 불쾌한 열감 등 갱년기 질환을 미련하게 참지 말고 호르몬 요법을 적극적으로 고려해야 할 이유가 충분하죠!

입니다. 그에 반해 환자의 연령대를 고려해 호르몬 결핍의 가능성에 무게를 두고 그에 관해 설명해주는 의사는 매우 만나보기 힘든 편입니다.

이 모든 것이 갱년기와 폐경을 둘러싼 사회적 무지의 소산이며 바로 이 점이 결정적인 문제입니다. 여성은 폐경이후기에 들어서면 불과 수년 내에 호르몬 분비가 90퍼센트 가까이 저하됩니다. 그런데 이 사실을 입 밖에 내는 사람은 아무도 없습니다! 그 시기에 당신에게 일어날 수 있는 변화와 그에 대한 대비책, 병원에 가서 물어봐야 할 것들에 대해 당신에게 일러주는 이가 없다는 것입니다. 캐나다의 한 논문에서는 그 연령대 남성의 정력 유지에 대한 이러저러한 의학적 연구들이 꾸준히 그리고 활발히 이루어지고 있는 반면, 여성의 건강과 성에 대한 연구는 매우 빈약하다는 현실을 지적하고 있습니다.[44]

호르몬 결핍 때문에 찾아온 우울증, 계속되는 관절통이나 열감, 불면증 때문에 야기된 번아웃은 절대 대수롭지 않은 것이 아닙니다. 툭하면 재발되는 요도감염이나 질 건조증을 나이 듦의 자연스러운 현상으로 치부하며 그럭저럭 참고 지내서는 안 됩니다. 이것들이 충분히 예방이나 치료가 가능한 질환이라고 그 누구도 가르쳐주지 않아서 몰랐다는 변명은 이유가 되지 못합니다. 그래서 저는 폐경기 질환에 대한 오늘날의 인식을 100년 전의 구강관리에 즐겨 비유하곤 합니다. 옛날에는 아무도 예방적 차원의 치아관리나 치실 같은 것을 생각하지 못했죠. 그저 살다가 못 견디게 이가 아프면 치과에 가서 이를 뽑았고 다시 밭으로 가서 농사일을 계속했습니다. 이는 현재 폐경기 전후 여성들이 겪고 있는 과정, 즉 여성성, 섹슈얼리티, 요도 및 질의 건강, 심혈관계와 골밀도의 건강이 속수무책으로 악화되는 과정에 대한 제대로 된 인식이 턱없이 부족한 현상과 흡사합니다. 6개월 동안 일곱 번 요도감염이 찾아오고 성관계가 너무도 하기 싫어지고 하루에도 스무 번씩 상체에 열이 올랐다 내렸다를 반복하며 오랫동안 불면증으로 시달린 나머지 더 이상 견딜 수 없게 되면 그때 비로소 병원을 찾게 되는 것이 지금의 현실이지요.

설사 이러한 증상들로 병원을 찾았더라도 넘어야 할 산은 또 있습니다. 좋다고 하는 치료법이 의사마다 다른 것이죠. 누구는 이렇게 해야 한다고 하고 다른 누구는 저렇게 해야 한다고 합니다. 이렇게 정보가 부족하다 보니 정통의학을 완전히 대신할 수 있다고 은근히 선전하는 온갖 대체요법들에 귀가 솔깃해질 수밖에 없습니다. 그래서 어떻게든 나아질 수 있는 방법을 찾고 싶지만 그토록 위험하다고 하는 호르몬 요법만은 피하고 싶은 수많은 여자들이 댄스치료, 호르몬 요가, 대체요법 치료 같은 곳에 기웃거리게 되는 것입니다.

요가와 동종요법同種療法의 효능을 절대 폄하하는 것은 아니지만 이들은 호르몬 결핍이라는 현상을 장기적으로 해결하지 못합니다. 대체요법 치료사로 일하고 있는 제 지인들도 이것만은 인정하고 있습니다! 불편한 증상을 완화하는 것은 가능하지만 증상 뒤에서 일어나는 해체의 과정 자체에는 영향을 줄 수 없는 것이죠. 질 점막은 재생이 잘 되지 않아 점점 얇아지고 요도는 헐거워지며 뼈에는 구멍이 숭숭 생기고 관절은 아파옵니다. 혈압도 상승하고 혈관 손상이 진행되어 부정맥, 심근경색, 뇌졸중으로 자신의 존재를 알려옴에 따라 평상시 복용해야 하는 약의 종류는 점점 늘어갑니다. 아직 살아갈 날이 많이 남았는데 벌써 기억력은 쇠퇴하고 반응속도도 느려지며 활력이 줄어드는 것을 몸소 느낍니다.

식물성 에스트로겐이라고 하는 식물성원료 제제는 생산단계에서의 편차가 클 수밖에 없고 품질이 항상 일정하게 유지하기 힘들기 때문에 의약품으로 개발된 에스트로겐에 비해 신뢰성이 떨어진다는 사실이 여러 연구를 통해 나타났습니다. 특히 열감 해소에는 효과가 없는 것으로 나타났죠.[45] [46] 병원에 내원하는 여성들 중 대다수가 시중에서 흔히 구할 수 있는 식물성 제제에 만족하지 못하는 것을 저는 많이 보았습니다. 떠도는 이야기들 중 하나가 아시아 여성들은 콩이나 콩을 이용한 먹을거리를 늘 식탁에서 접하기 때문에 그들에게는 갱년기라는 것이 없다는 것입니다. 이는 사실과 다르다는 반론도 또한 만만치 않습니다. 아마도 아시아 여성들 중 갱년기라는 이유로 병원을 찾는 이가 별로 없으며 평소에 한약이나 보약 등을 챙겨먹기 때문에 그런 이야기가 나오는 것일 수도 있겠습니다. 정말로 한약재가 갱년기 증상에 도움이 되어서 그런 것인지 아니면 갱년기 질환으로 굳이 병원에 가지 않는 지역 고유의 문화적 배경이 있어서 그런 것인지 저도 정확히 모릅니다. 다만 한 가지 확실한 것이 있습니다. 알프레트 O. 뮈크 박사가 중국에 아시아 최초의 갱년기 전문 클리닉을 개원했을 때 정말 많은 여성들이 구름처럼 몰려들었다는 사실입니다. 두부와 인삼이라는 좋은 식재료가 있음에도 불구하고요.

기업이나 국가를 초월하여 여성의 건강을 연구하는 각종 국제적 학술기관들은 다량의 데이터와 광범위한 연구결과를 종합해 분석하는 등 오랜 기간 다양한 연구와 고민을 해온 끝에 호르몬 요법과 관련한 전반적인 가이드라인을 제시했습니다.[47][48]

뚜렷한 갱년기 질환이 있고 고혈압, 유방암 위험인자, 정맥류, 뇌졸중 위험요소 등의 위험요소들을 갖고 있지 않을 경우 호르몬 요법이 주는 장점은 단점을 훨씬 앞섭니다.[49] 그런데 무엇보다 중요한 것은 타이밍입니다. 불면증, 감정 기복, 열감과 발한 등의 증상이 느껴지기 시작했을 때 바로 시작하는 것이 가장 좋습니다. 미루지 않고 적절한 타이밍에 시작할수록 호르몬의 효능이 효율적으로 발휘될 수 있으며 심혈관질환과 고혈압 예방이라는 생체동등호르몬의 긍정적 부가작용을 더불어 얻을 수 있습니다. 환자는 정기적으로 진료일을 잡아 종류나 용량 등의 세부사항을 조정하는 것이 좋을지 의사와 의논하면 됩니다.

의사들이 먼저 선택하는 호르몬 요법

무엇보다 확실한 사실은 호르몬 요법을 시행하는 여성들은 그렇지 않은 여성들보다 직업을 가지고 있고, 운동을 하고, 성생활이 활발하고, 자신의 건강에 관심을 기울이는 경우가 더 많다는 것입니다.[50] 아마도 이런 요소들이 그들이 늙어서까지 건강함을 유지하는 이유인 것 같습니다.

산부인과 전문의들이 호르몬 요법에 관련해 환자들을 진료할 때는 중립적이거나 조심스러운 경향이 있지만 실제로 본인들이 폐경이행기에 접어들면 호르몬 요법을 자신에게 적용하고, 남성 전문의의 경우 배우자에게 호르몬 요법을 처방하는 경우가 매우 많습니다.[51][52] 저도 일선에서 의사로서 환자들과 호르몬 요법에 대한 상담을 나누다 보면 편견 내지 틀에 박힌 사고방식과 맞닥뜨릴 때가 참으로 많습니다. 이를 바로잡으려다 보면 어쩔 수 없이 시간과 에너지가 쓰입니다. 일반 환자에게 일률적으로 배당된 빠듯한 진료일정으로는 소화할 수 없는 경우가 많죠.

그렇다면 우리가 내려야 할 결론은 무엇일까요? 다음과 같이 정리해볼 수 있겠습니다.

1. 현재 유방암이 없고 유방암 발병 위험도가 높은 다른 인자들(일례로 쌍둥이 여동생에게 유방암 경력이 있음)을 가지고 있지 않을 때

2. 심장 건강에 이상이 없고 심한 비만이 아니며 흡연하지 않을 때

3. 관리되지 않는 고혈압이 없을 때

4. 정맥류, 뇌졸중, 폐동맥색전증이 없을 때

5. 폐경일로부터 10년이 지나지 않았을 때

이 조건들을 만족시키는 여성에게 갱년기 증상이 나타날 경우에 생체동등호르몬을 처방할 수 있습니다. 처음에는 최소한의 용량으로 시작해서 당사자가 가장 쾌적함을 느끼는 용량까지 조금씩 늘립니다. 별다른 불편함이 나타나지 않는 이상, 이 호르몬 요법은 얼마든지 장기간 받을 수 있습니다. 정기적 상담을 통해 변동을 줄 필요성이 있는지 또는 중단하는 것이 좋은지 점검하고 맞춰나갑니다. 물론 호르몬 요법을 받고 안 받고에 상관없이 유방의 초음파 검사나 유방촬영술 같은 정기검진을 걸러서는 안 되겠죠.

그럼에도 불구하고 아직 마음속에 석연치 않은 부분이 있을 수는 있습니다. 하지만 생체동등호르몬 요법은 제가 친구들이나 환자들에게 권하고 있는 방법입니다. 또한 대부분의 여성 산부인과 전문의가 스스로에게 적용하며 남성 산부인과 전문의가 배우자에게 권하고 있는 것이기도 합니다. 물론 이 결정은 그 누구의 강요도 없이, 또 언론에서 떠도는 소리나 대체의학이 내는 대중적인 목소리에 귀를 기울이지 않고 스스로가 주도적으로 내리는 결정입니다. 그리고 지금 여기 나온 내용은 저를 비롯해 많은 산부인과 의사들이 일선에서 호르몬 요법을 실시하는 여성들의 활동적이고 건강하게 나이 드는 모습과 그렇지 않은 여성들의 나이 듦에 동반되는 여러 건강 문제를 매일같이 두 눈으로 직접 보는 데서 나온 이야기입니다. 폐경 이후 어떻게 살고 싶으신가요? 이제 여러분은 제가 아는 것에 못지않은 지식을 갖게 되었습니다. 결정을 내리는 사람은 당신입니다.

│ 더 알고 싶다면

설문조사에 의하면 폐경이행기에 있거나 이미 폐경을 맞이한 여성 산부인과 전문의들 대부분이 생체동등호르몬을 스스로에게 처방하고 있으며 대다수의 남성 산부인과 전문의들도 자신의 배우자에게 동일한 처방을 하고 있습니다.

폐경이후기를 온전히 내 편으로 만드는 방법

호르몬 균형 외에도 갱년기와 폐경이후기를 더 잘 보내는 데 도움을 주는 다른 여러 요인이 물론 있겠죠? 저 같은 중년 여성들은 말하지 않아도 잘 알 것입니다. 배터리가 순식간에 방전되는 것처럼 예전보다 급격히 피곤해진다는 것을요. 그래서 일부러라도 자신에게 도움이 되는 행동을 찾아서 해야 합니다. 원하는 것, 꿈꾸던 것을 이루려면 반드시 힘과 활력이 있어야겠죠. 힘이 바닥나면 무엇을 실행하기가 참 힘듭니다.

일상생활에서 폐경이후기에 활력을 불어넣을 수 있는 것들을 아래에 나열해보았습니다.

1. 운동 또 운동

나이가 들면 예전에 비해 근육이 소실되는 속도가 빨라집니다. 그러므로 자신을 위해 일주일에 세 번은 운동을 하는 것이 중요합니다. 이때 운동은 근력운동 중심으로 하면 좋습니다. 근육은 열량을 소비하고 관절을 보호하는 중요한 역할을 하니

까요. 심장을 튼튼하게 하고 건강한 정신과 유연성을 확보하기 위해 유산소운동과 스트레칭 등의 근막이완운동을 병행하는 것도 잊지 말기 바랍니다.

2. 하얀 쓰레기는 그만

지금의 체중에서 더 찌고 싶지 않다면, 그리고 5년 후 10킬로가 늘어난 체중을 보고 싶지 않다면, 뿐만 아니라 허리둘레를 그대로 유지하고 당뇨병 발병위험을 줄이고 싶다면 단연코 흰색 탄수화물을 삼가야 합니다. 밀가루, 설탕, 감자, 백미, 튀김을 최대한 식단에서 빼는 것은 당연하고 때에 따라 유제품도 가려서 섭취하는 것이 좋습니다. 그렇다면 마트에 진열된 온갖 음식들 중 단 5퍼센트 정도만 먹을 수 있다는 뜻인가요? 유감이지만 그렇습니다. 때로는 맛있는 음식들을 먹으며 즐거운 시간을 가질 수는 있겠지만 그건 예외적인 상황을 위해 남겨두고 보통 때는 규칙을 지키도록 노력합니다. 녹황색 채소, 가금류, 생선 같은 식재료들을 이용한 음식이 식사의 90퍼센트를 차지하게 해야 합니다.

3. 이제는 술과 멀어져야 할 때

이 규칙에 거센 저항이 따르리라는 것은 저도 압니다. 하지만 45세부터는 술을 마시기 전에 정말 잘 생각해보는 것이 좋습니다. 알코올은 열감을 유발하는 요인이며 다음 날까지 컨디션을 망치는 주범입니다. 가끔 와인 한 잔 정도는 괜찮습니다. 그러나 거의 매일 술을 즐긴다면 뱃살이 두툼해지는 것은 기본이고 각종 암의 발병 위험도가 올라간다는 것을 알아야 합니다.

4. 쓰지 않으면 없어진다

이것은 질을 두고 하는 말입니다! 성생활을 그만두는 순간 늙기 시작합니다. 모든 면에서 그렇습니다. 성관계를 지속적으로 갖는 사람의 질은 그렇지 않은 사람보다 촉촉함과 유연함, 성 본능을 더 오랫동안 유지할 뿐 아니라 심혈관계 질병이 적고 평균 7년을 더 산다고 합니다.[53]

덴마크에서는 '두 잇 포에버, 두 잇 포 덴마크Do it Forever, Do it for Denmark'라는 문구를 내세운 공익광고가 있습니다. 유튜브에 올라와 있으니 꼭 한번 보기 바랍니다. 이것은 뭘 선전하는 광고일까요? 늙었다는 이유만으로 성생활을 중단해서는 안 된다는 내용의 홍보물입니다. 노화는 성생활에서 물러나는 순간 바로 시작됩니다.

5. 재미난 것은 아직도 많다

누구도 입에 올리려 하지 않고 거의 모든 여자들이 잊어버리다시피 한 것은 바로 '재미'입니다. 우리 여성의 몸은 쾌락을 느끼도록 설계되어 있고 쾌락을 느끼는 것 이외에는 부여받은 기능이 없는 클리토리스라는 신체기관을 가지고 있습니다. 아주 작은 것이라도 좋으니 진정한 만족감을 주는 일을 매일 하는 것이 정말 중요합니다. 음악을 크게 켜놓고 따라 부르거나 상쾌한 아침에 반려견과 함께 산책 가는 일, 시장에서 탐스럽게 잘 익은 복숭아를 사거나 옷장을 정리하며 개운한 기분을 느껴보는 것, 다 좋습니다. 무엇에 재미를 느끼고 즐거워하느냐는 사람마다 다르지만 우리는 자신을 위해서 무언가를 하는 것에 너무 소홀합니다. 평소 자신의 욕구에 귀 기울여 버릇하지 않기에 어색한 탓입니다. 욕구를 느껴도 혹시 그것이 다른 의무들과 충돌하지 않는지 무의식중에 검열합니다. 이제부터는 자신을 위한 것 또는 정말로 재미를 느끼는 것을 하루도 거르지 않고 실행해보기 바랍니다. 요가로 몸과 마음을 풀어주어도 좋고, 친구들을 만나도 좋고, 네일숍에 가도 좋습니다. 스페인 여성들은 이미 이런 작은 재미들을 실천하고 있습니다. 사소한 외출을 할 때도 붉은색 립스틱을 바르고 일주일에 한 번 머리 손질을 받으며 매일 옷과 신발을 고를 때도 기왕이면 예쁜 것을 걸치려고 노력합니다. 결혼식이 열리면 아이나 노인이

나 할 것 없이 모두 신나게 춤추며 놉니다. 밤늦도록 말이죠.

6. 쓰레기는 가라

이제부터는 시간 쓰는 법을 정말 잘 알아야 합니다. 그럴 나이가 됐습니다. 하루하루가 선물이며 당신은 이 소중한 선물을 당신에게 해가 되는 사람들에게 갖다 바치면 안 됩니다. 독이 되는 인간관계는 짙은 후유증을 남기며 사람을 늘 지치게 하고 에너지를 쭉쭉 빼앗아갑니다. 마음의 계좌에 예금은 없고 매번 돈만 쏙쏙 빠져나가다 보면 언젠가는 영원한 신용불량자로 전락합니다. 과학적 연구에 의한 근거는 많지 않지만 저는 '심근경색 유발 인간' 또는 '암 유발 인간'이 세상에 분명히 존재한다는 것을 개인적으로 굳게 믿고 있습니다. 직업이나 업무 중에도 서서히 사람을 죽게 만드는 것들이 있습니다. 당신 주변의 누군가가 혹은 무엇이 당신에게 좋은지 나쁜지 잘 모르겠다고요? 아래 구분법을 참고해보세요.

좋아하지 않는 것

먹을 수 없는 것

잠자는 데 도움되지 않는 것

계속 마음에 걸리거나 마음을 어지럽히는 것

힘이 되어주지 않는 것

즐거움이나 보람을 주지 않는 것

...

402   여기 해당된다면 과감히 버리세요!

8장

피임,
"아기가 타고
있지 않아요"

어떤 일을 확실히, 제대로 하고 싶다면 스스로 해야 합니다. 그래서 말이지만 피임에 관한 모든 것은 본인 그리고 본인의 냉철한 이성에 맡기는 것이 가장 좋습니다. 탱고를 혼자 출수 없듯 섹스도 둘이 하는 것이지만 원하는 임신이든 원치 않는 임신이든, 임신을 했다 하면 그에 관련된 부담은 여자 쪽으로 많이 기울 수밖에 없습니다. 그러므로 이 장의 내용은 아주 중요합니다. 피임의 여러 선택지에 대해 잘 아는 사람만이 자신에게 가장 잘 맞고 현명한 방법을 선택할 수 있습니다. 피임 방법에는 옳고 그른 것, 좋고 나쁜 것이 없습니다. 개인이 처한 사정과 시기에 가장 적합한 것과 그렇지 않은 것이 있을 뿐이죠.

피임 방법을 크게 2가지로 나누어보자면 호르몬 피임법과 비호르몬 피임법이 있습니다. 호르몬 피임법은 종래의 경구피임약을 비롯해 자궁 내 장치, 피임주사, 피임링, 임플란트, 피임패치를 모두 포함합니다.

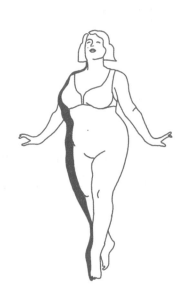

호르몬 피임법,
오해와 추측 너머의 안전지대

　인터넷에 떠도는 호르몬 피임법에 관한 괴소문들보다 더 무서운 것이 과연 있을까 싶을 정도로 호르몬 피임법에 대한 오해와 공포는 큽니다. 불완전하게 실시된 연구들이나 논문 같은 것들이 사회관계망이나 블로그 같은 곳에서 앞뒤가 잘린 채 부분적으로 인용되면서 왜곡된 내용이 퍼져나가고 있는 것을 봅니다. 오늘날 정보란 정보는 죄다, 하다못해 샤워부스에 낀 곰팡이 제거법에서부터 자동차 구입요령에 이르기까지 전부 인터넷이 담당하고 있다는 사실을 저도 모르는 바 아닙니다. 하지만 호르몬 전반에 관한 지식, 그중에서도 특히 피임약에 관해 인터넷에 떠다니는 것들 중에는 감정에 치우친 편향된 내용과 근거 없는 추측이 많습니다. 이런 것들을 접할 때면 저는 애니메이션 〈미녀와 야수〉에서 마을사람들이 '성에 무서운 괴물이 산대, 어쩌고저쩌고…' 하며 속닥속닥 귓속말을 옮기는 장면이 연상됩니다. 검색창에 '피임 방법'이라고 치면 이름도 내용도 모를 수많은 검색결과가 뜨죠. 이게 좋다더라 나쁘다더라, 안전하다더라 위험하다더라 하는 말들이 하도 많아 올바른 정보를 얻기는커녕 더욱 혼란에 빠지게 되고 결국에는 앓느니 죽지 하는 생각마저 들 정도입니다. 그보다는 믿을 만한 산부인과 전문의에게 피임법을 상담하는 것이 좋습니다. 우리 산부인과 의사들은 다양한 피임법을 기꺼이 설명해드리는데, 보통은 호르몬 피임법의 원조라고 할 수 있는 경구피임약부터 안내합니다.

우선 **경구피임약**에 관해 떠돌고 있는 10가지 괴소문을 바로잡겠습니다. 이 괴소문은 엄마 세대에서 딸 세대로, 헤어디자이너에서 손님에게로, 내 친구의 동창에게서 내 친구를 통해 나에게 전해지며 끈질기게 목숨을 이어나가는 질긴 녀석들입니다.

피임약에 관한 소문 톱 10가지는 다음과 같습니다.

1. 피임약을 오래 먹으면 나중에 임신이 안 된다.

2. 피임약을 먹으면 살이 찐다.

3. 피임약을 장기간 복용하면 안 된다.

4. 피임약은 가끔 바꿔줘야 한다.

5. 중간에 한번씩 복용을 쉬어줘야 한다.

6. 피임약 복용기간 중 월경이 나오지 않거나 양이 적어지면 몸에 이상이 생긴 것이다.

7. 피임약 중에는 다른 제품보다 훨씬 안 좋은 것이 있다.

8. 피임약은 암을 유발한다.

9. 피임약은 장기적으로 몸을 상하게 한다.

10. 피임약 복용으로 인해 몸 안에서 나오지 못하게 된 월경혈이 독으로 쌓이므로 반드시 휴지기를 가져 월경혈을 나오게 해주어야 한다.

이 이야기들은 어떻게 해서 생긴 걸까요? 그래도 아주 조금이나마 사실인 부분이 있으니까 나온 이야기들 아닐까 하는 생각이 드나요? 이들 소문의 실체를 파헤쳐보면 실제로 냉정한 팩트와 정확한 데이터보다는 여자의 몸에 관한 곡해와 뒤틀린 진실이 더 많습니다. 이는 너무 오랜 세월에 걸쳐 제대로 된 물음과 책임감 있는 대답이 전무했기 때문에 형성된 것입니다. 이번 장에서는 어떤 피임법이 제일 좋다 또는 틀렸다를 논하지 않고 각 방법의 장단점을 나열해서 각자가 자신에게 맞는 피임법을 찾을 수 있도록 할 것입니다. 우선 경구피임약의 이모저모를 살펴보고 나서 나머지 호르몬 피임법들을 소개하겠습니다.

1960년에 시판되기 시작한 인류 최초의 피임약은 여성해방의 중대한 사건이었습니다. 당시 피임약은 용량이 매우 높았죠. 지금의 약 5배 정도였으니까요. 또 부작용도 꽤 많았지만 여성으로 하여금 스스로의 삶을 180도 다르게 살 수 있도록 해주었으며 가사일과 가정의 울타리에서 벗어나는 것을 지향했던 당시의 여성운동에 완전히 부합하는 시대정신을 가지고 있었습니다. 여성은 피임약을 복용함으로써 임신 시기를 계획하거나 아예 임신을 피할 수 있었습니다. 약을 복용하는 주체 또한 여성이므로 혼자서 본인의 임신을 주도적으로 결정할 수 있었기에 가족계획을 위해서는 물론 직장일과 관련해서도 임신시기를 제어할 수 있는 새로운 차원의 가능성이 활짝 열렸습니다. 60년대 피임약의 도입 이후로 고학력 직업에 종사하는 여성의 수가 늘었고 직업생활을 하는 기간이 전체적으로 늘어났으며 의학이나 법학처럼 임금수준이 높은 직업을 택하는 경우가 많아졌습니다.[54]

70년대 후반이 되자 용량을 조금 낮추고 부작용도 적은 새로운 세대의 피임약이 개발되었습니다. 그 후로 한 번 더 개량을 거치며 피임약의 몸집은 더욱 가벼워졌죠. 이 경구피임약은 2가지 성분으로 이루어져 있습니다.

1. 변형된 형태의 에스트로겐, 즉 에스트로겐 유도체 중 하나인 에티닐에스트라디올

2. 프로게스타겐. 이는 화학적으로 변형된 형태의 프로게스테론 분자로, 변형된 부분이 강력한 힘을 가집니다. 상위개념인 프로게스타겐 밑으로 여러 종류가 있으며 각 종류는 특성에 따라 다른 특장점을 가집니다. 마블의 슈퍼히어로에 스파이더맨, 아쿠아맨, 앤트맨 등이 있는 것처럼요. 탈모를 막아주는 것이 있는가 하면 몸의 부종을 빼주는 것도 있습니다. 뒤에서 더 자세히 설명하겠습니다.

피임의 기능을 하는 주된 성분은 프로게스타겐입니다. 간단히 게스타겐이라고도 부릅니다. 프로게스타겐은 배란을 억제하고 자궁경부의 점막을 매우 끈끈하게 형성시키는 강력한 효력을 지닌 프로게스테론입니다. 점막이 끈끈하면 정자가 더 이상 진입하지 못하게 되어 피임이 되는 것입니다.

에티닐 에스트라디올은 월경주기를 안정적으로 유지시키는 역할을 담당합니다. 돌발적인 부정출혈이 생기지 않도록 하는 것이죠.

경구피임약이 어떻게 월경주기에 영향을 주는지 이해하기 위해 앞서 나왔던 배란의 원리를 떠올려봅시다.

월경주기 중간 시점에서 배란이 일어납니다. 월경주기 후반기에는 배란 후 남겨진 난포에서 프로게스테론이 만들어져 프로게스테론 수치가 높아지는 한편 자궁에서는 수정란을 기대하며 착상을 준비합니다. 수정란이 만들어져 착상에 성공하면 프로게스테론 수치는 높은 채로 유지되지만 자궁점막이 기다리던 손님이 끝내 오지 않을 경우 수치는 다시 낮아지고 다음 월경이 시작되는 것입니다.

이 원리를 이용한 것이 바로 피임약입니다. 높은 함량의 프로게스타겐을 몸에 투여함으로써 마치 임신했을 때와 흡사하게 배란이 억제되도록 만듭니다. 그래서 피임약의 원리를 아주 간단히 말할 때 몸을 '임신 상태와 비슷하게 만든다'고 하는 것입니다.

피임약을 복용하면 신체의 호르몬 공급기능을 피임약이 담당하게 됩니다. 난소는 뇌하수체(중간 보스 존 보슬리, 기억하시죠?)에 의해 자극이 되지 않아 휴지기에 놓입니다. 존 보슬리와 찰리는 호르몬 수치들이 적정한 목표수치에 도달했다는 것을 혈액을 통해 보고 받은 후 당분간 지휘봉을 내려놓습니다. 본

※ 잘못된 믿음 날리기

피임약을 수년 넘게 장기간 복용하여 몸을 오랫동안 임신 상태와 비슷하게 만든다고 해서 임신을 할 수 있는 원래의 능력이 저하되는 것은 아닙니다. 휴대폰을 비행기 모드로 잠시 설정해놓는다고 생각하면 쉽게 이해가 될 것입니다. 피임약 복용을 그만두고 나면 우리 몸은 비행기 모드에서 나와 다시 통화권 안으로 들어옵니다. 몇 달 안에 피임약 복용 이전으로 돌아갈 수 있는 거죠. 복용기간이 아무리 길어도 본래 가지고 있던 임신 능력에는 전혀 영향이 없습니다!

부와 통신 휴식기에 들어간 난소의 크기가 줄어들어 있는 것을 초음파 화면으로 확인할 수 있습니다. 크기가 줄었다고 걱정할 필요가 없습니다. 필요하면 언제든지 되돌아갈 수 있으니까요.

경구피임약 및 기타 호르몬 피임 도구의 이용 시 다소 불편한 현상이 동반될 수 있으며 숨은 위험성도 간과할 수 없습니다. 이에 대한 것은 조금 뒤에서 살펴보기로 하고 우선 경구피임약의 장점을 먼저 알아보죠.

- 월경출혈의 양이 줄어듦
- 월경통이 확연하게 완화됨
- 여드름이 줄어듦
- 탈모 개선
- 자궁내막증의 악화가 억제됨
- 다낭성난소증후군 환자가 월경을 일정 간격으로 하게 됨
- 월경 시기를 조절할 수 있음
- 뛰어난 피임효과

대부분의 피임약은 한 팩에 21개의 알약이 들어 있습니다. 일정한 시간대에 하루 1알씩 3주 동안 복용하여 21개를 다 복용하고 나면 7일간 휴지기를 가집니다.

월경은 이 휴지기에 찾아옵니다. 정확히 말하면 월경이라기보다는 호르몬 공급 중단으로 인한 출혈이라고 할 수 있지요. 한 가지는 확실히 알아두어야 합니다. 피임약 복용 시의 월경은 자연 그대로의 월경이 아니고 피임약에 의해 처음부터 끝까지 지휘되는 월경이라는 것을요. 월경 시작일은 다 다를 수 있습니다. 22일째부터 시작할 수도 있고 그로부터 하루 이틀 지나거나 아예 마지막 7일째가 다 되어서 시작할 수도 있습니다. 이러한 차이는 피임의 효력과는 아무런 관계가 없습니다.

7일간의 복용 휴지기가 절대적으로 필요한 것은 아닙니다. 월경을 아예 하지 않는 것이 왠지 부자연스럽다고 느껴 본능르페스 재발 등의 불편한 증상을 원치 않는다면 휴지기 없이 쭉 복용해도 됩니다.

자, 그럼 피임약을 계속 복용해도 정말로 몸에는 괜찮은 걸

※ 잘못된 믿음 날리기

피임약 복용 시 월경은 몸에서 자연스럽게 형성된 월경이 아닌, 호르몬의 중단으로 유발된 출혈입니다. 피임약을 먹어야만 주기적인 월경이 나오고 피임약 없이는 월경이 나오지 않는 사람이 있다면 난소가 약해졌거나 기능에 장애가 있을 가능성이 있습니다. 훗날 임신이 잘 되지 않는 문제가 발생할 수 있으니 여기에 해당하면 검사를 받아보는 것이 좋습니다.

까요? 네, 몸에는 전혀 해가 없습니다. 오히려 복용했다가 멈추었다가 하는 것이 평평한 호르몬 그래프를 유지하는 것보다 좀 더 몸에 부담을 주는 편입니다. 이론적으로 1년 동안 휴지기 없이 계속 복용하다가 1년에 딱 한 번만 7일간 쉬는 것도 가능합니다. 하지만 실제적으로는 많은 여성이 3개월 내지 4개월에 한 번 휴지기를 가지고 있습니다. 그러다가 월경을 한 번 할 때가 되었다는 몸의 신호로 부정출혈이 나타나기도 하죠. 이런 경우에도 걱정할 정도는 아니지만 이렇게 한 번 시작된 부정출혈은 피임약을 중단할 때까지 계속 지속됩니다. 그래서 저는 피가 비칠 경우에 한 팩에 있는 21알이 다 소진될 때까지 기다리지 말고 곧바로 7일의 휴지기를 가지도록 권하는 편입니다(사실 우리의 몸은 언제 7일 휴지기를 가지는지 전혀 신경 쓰지 않는답니다.).

호르몬 공급이 들쭉날쭉한 것 보다는 평탄하게 이어지는 편

✳ 잘못된 믿음 날리기

7일간의 휴지기 동안 월경이 매우 약하게 나온다든지 아예 비치지 않는다면 이는 피임약에 함유된 호르몬의 영향으로 자궁 내 점액 생성이 점점 약해져서일 가능성이 매우 높습니다. 월경이 비치지 않는다고 해서 임신이 된 것도 아니고 불임이 된 것도 아니니 걱정할 필요가 없습니다. 오히려 피임약이 몸에서 약효를 매우 잘 발휘한다는 신호 중 하나입니다. 피임약을 완전히 중단하면 약 4~7개월 사이의 적응기를 거친 후 원래 하던 대로 다시 월경을 할 수 있습니다.

이 몸에 스트레스를 덜 주기 때문에 피임약으로부터 몸을 쉬게 한다는 명분으로 휴지기를 너무 오래 가지거나, 한 가지 피임약에 내성이 생길까 걱정된다는 이유로 아무 문제가 없는 피임약을 일부러 다른 것으로 바꾸지 않기 바랍니다. 피임에도 '잘 달리고 있는 말을 다른 말로 바꾸지 마라'는 속담이 그대로 통한답니다.

경구피임약에 동반되는 증상들에는 어떤 것이 있을까요? 혈중 유리 테스토스테론free testosterone의 저하로 인해 성욕이 일시적으로 낮아질 수 있는데 수년간 꾸준히 피임약을 복용하고 있는 여성이라면 이 때문에 자신의 여성성을 거의 느끼지 못하거나 섹스라는 말만 들어도 스트레스를 받는 증상이 일어날 수 있습니다. 이런 경우 몇 달 동안 복용을 중단하고 몸과 마음의 변화를 살펴볼 필요가 있습니다. 또 다른 전형적 부작용으로 흔하게 꼽히는 것은 부정출혈, 감정기복, 유방의 팽만감, 두통, 편두통 등이 있습니다. 흔한 오해 중 하나가 피임약을 복용하면 살이 찐다는 것인데 이는 사실이 아닙니다![55]

용량이 센 피임약은 부종을 일으키는 경향이 있어 살이 찐 것처럼 느껴지기는 하지만 체중 차이는 많아 봤자 1킬로그램 내외입니다. 그렇다고 용량이 너무 낮아도 안 됩니다. 용량이 너무 낮게 함유된 피임약은 부정출혈을 일으킬 수 있으며 질내점막층을 얇게 만들어 성관계 시 통증의 원인이 됩니다. 이럴 때는 일단 피임약 복용을 중단하고 몸의 변화를 관찰하는 것이 좋습니다. 피임약 중단 후 사라지는 또 다른 증상으로 제가 직접 환자들로부터 관찰한 바로는 소화불량, 미각저하, 하복부 통증, 피부발진, 성격 변화 등이 있습니다. 그러므로 원인을 알 수 없는 불편감이 생겼다면 서너 달 정도 피임약을 끊어보고 좋아지는지 여부를 관찰하는 것도 좋은 방법입니다.

수년간 동일한 피임약을 복용하고도 부작용이나 불편한 증상을 느끼지 않다가 어느 날 갑자기 이상한 부작용이 나타나 당황할 때가 있습니다. 여기에는 여러 원인이 있습니다. 스트레스나 부담을 주는 상황에 놓이면 피임약의 대사 작용이 원래 목적과는 달라질 수 있습니다. 질병이나 수술 등 모든 종류의 스트레스로 인해 그동안 몸에 잘 받던 피임약이 갑자기 불편하게 느껴지거나 부정출혈을 일으키는가 하면 7일간의 휴지기에 전에 없던 두통이 생기기도 합니다. 이와 같은 부작용이 끊임없이 새로 출현한다면 내 몸이 그동안 변화했을지도 모른다는 가능성을 생각해봐야 합니다. 18살 때 처음 복용했던 피임약과 30대 초반이 된 지금 내 몸에 맞는 피임약이 다를

※ **잘못된 믿음 날리기**

피임약 때문에 살이 쪘다구요? 그건 아닙니다! 최근 실시된 다수의 연구는 피임약이 살찌게 하지 않는다는 결과들을 내놓고 있습니다.[56]

수 있습니다. 갑작스런 부작용에 괴로워하지만 말고 피임약을 바꿔보는 것이 어떨지 산부인과 전문의와 상의하세요.

프로게스타겐과 에스트로겐의 조합으로 이루어진 피임약 은 에스트로겐, 정확히 말해 에티닐 에스트라디올의 함량에 따라 15, 20, 30, 35마이크로그램으로 나눠볼 수 있습니다. 앞에서 이야기했던 XS, S, M, L에 해당합니다. 무엇이 자신에게 가장 잘 맞는지는 체중과 연령에 따라 달라집니다만 처음부터 한 가지만 고집하지 말고 다양하게 시도해보는 것도 나쁘지 않습니다. 저는 어린 10대 여성이라면 우선 20마이크로그램으로 시작해보길 권한 뒤 당분간 관찰합니다. 앞서 말했다시피 프로게스타겐 성분은 동일하고 다만 약제에 따라 타입과 특성, 특화 부분이 다를 뿐입니다. 프로게스타겐 함유 피임약을 구분하는 또 다른 방법으로는 세대별 구분법이 있는데요, 제1세

❋ 잘못된 믿음 날리기

현재 복용하는 피임약 용량이 너무 낮은 것 아니냐는 말을 들어본 적 있나요? 용량이 낮으면 피임효과도 떨어지는 게 아닌지 불안한가요? 그렇지 않으니 안심해도 됩니다. 피임효과를 담당하는 프로게스타겐 함량은 어느 약이나 대개 동일합니다. 앞에서 말하는 용량은 또 다른 구성 요소인 에스트로겐의 용량을 뜻합니다. 크게 XS, S, M, L로 구분하죠. 이 에스트로겐이 적게 들어 있을 경우 부정출혈 등의 동반증상이 있을 수는 있지만 피임효과에는 영향이 없습니다.

대와 제2세대에 함유된 프로게스타겐은 본래 목적인 피임 효과 이외에도 피부 트러블과 생리통을 완화하는 부가효능을 가진 단순한 분자구조로 이루어져 있습니다. 노레티스테론, 클로라미디논, 레보노르게스트렐 등의 프로게스타겐들이 이에 해당하지요. 새로운 부가적 효능을 겸비한 제3세대와 제4세대 피임약은 이러한 새 특장점을 강조하며 마케팅되고 있습니다. 예를 들면 여드름이나 탈모 치료에 효능이 있다거나 부종을 완화하는 효과 같은 것이죠. 신세대 피임약들이 이처럼 새로운 효능을 갖추고 있지만 약점도 있습니다. 바로 정맥류 위험도가 이전 세대 제품들보다 2배 높다는 것입니다.[57] 에티닐 에스트라디올이 들어간 피임약들은 모두 정맥류 위험과 뇌졸중 위험을 포함하고 있으며 에티닐 에스트라디올의 함량이 올라갈수록 이 위험도는 상승합니다. 에티닐 에스트라디올 함량이 낮으며 레보노르게스트렐 계열의 프로게스타겐으로 이루어진 제품들은 이들 위험도가 가장 낮은 것으로 나타나지만 그럼에도 피임약을 아예 복용하지 않을 때에 비해 위험도가 2배 높습니다.

그러므로 완전히 안전한 피임약은 없으며, 다른 것은 다 좋은데 정맥류에 대한 불안 때문이라는 단 하나의 이유로 다른 피임약으로 갈아탈 필요는 없습니다.

그러나 자신이 고위험군에 속한다면 이야기가 달라집니다. 그래서 자신이 어떤 위험도를 얼마나 가졌는지 꼼꼼하게 알아볼 필요가 있습니다. 비만, 극심한 편두통, 흡연자, 35세 이상, 가족력(가족 중에 50세 이전에 불분명한 원인으로 뇌졸중이나 정맥류가 발병한 사람이 있는 경우) 중 하나라도 해당한다면 경구피임약 이외의 다른 대안을 찾아야 합니다.

그러나 위험인자가 없더라도 정맥류가 나타나는 경우가 있는데, 대부분 복용 후 1년 이내에 발생하고 발생률 또한 미미합니다. 여러 건의 대규모 연구에 의하면 피임약을 복용한 참가 여성들의 연령을 모두 합산한 결과 10만 년당 21건의 뇌졸중, 10건의 심근경색이 나타났으며[58] 사망에 이른 폐색전증은 1건으로 보고되었습니다.[59]

하지만 본인에게 이런 질병이 나타났다면 통계가 아무리 낮게 나왔더라도 아무 의미가 없지요. 다리에 나타난 하지정맥류의 경우라면 부기를 빼거나 완화해볼 수 있지만 정맥류가 폐동맥이나 심장에 나타나면 사망으로 이어질 정도로 위험합니다. 뇌졸중은 사망위험이 높은 질환이고 사망하지 않는다고 해도 신체 일부분이 손상되어 언어장애나 보행장애 등의 영구적 장애를 유발할 수 있습니다. 그러므로 다시 한번 강조하지만 비만, 흡연, 기타 위험군에 해당하는 사람에게 경구피임약은 적합하지 않습니다.

경구피임약이 가진 또 하나의 단점은 간에 부담을 준다는 것입니다. 그래서 간이 건강하지 못한 여성은 복용할 수 없고

더 알고 싶다면

수술 등으로 오래 누워 있게 되면 정맥류 위험도가 상승합니다. 특히 다리나 무릎 관절 수술 후에는 더욱 조심해야 합니다! 그러므로 이러한 수술의 전후에는 가급적이면 경구피임약 복용을 중단하는 것이 좋습니다. 미리 대비해서 나쁠 것은 없으니까요.

장거리 비행을 해야 할 때는 물을 많이 마실 것을 권합니다. 저는 이륙 직전에 물을 넉넉히 사서 타곤 합니다. 또한 한 시간에 한 번씩은 자리에서 일어나 몇 걸음이라도 걷는 것이 좋습니다. 압박스타킹 착용도 현명한 방법입니다. 특히나 임신부에게는 더욱 도움이 됩니다.

건강한 여성이라고 하더라도 병원에서 정기적으로 간의 이상 여부를 검진해야 합니다. 간을 보호하기 위해 천연 에스트라디올을 사용한 피임약도 있기는 하지만 제 임상경험으로 봤을 때 월경주기의 측면에서 100퍼센트 안정적이지 않다는 단점이 있습니다. 합성 에티닐 에스트라디올이 가진 강력한 효력을 천연 에스트라디올이 따라가기는 힘들기 때문에 예고 없이 부정출혈이 나타나는 것입니다. 그래도 부정출혈을 크게 불편하게 느끼지 않는 사람이라면 복용해도 괜찮고 특히 폐경이행기 때 호르몬 기복의 개선과 피임이라는 두 마리 토끼를 한꺼번에 잡고 싶은 사람에게는 좋은 선택이 될 수 있습니다.

피임약 복용과 유방암 발병의 상관관계에 관해서는 아직 명확히 밝혀진 것이 없습니다. 피임약을 복용하는 여성 집단에서 유방암의 발병을 보고한 여러 연구가 존재하는가 하면 복용을 중단하는 즉시 위험도가 하락하기 시작하며 중단한 기간이 오래될수록 그 수치는 점점 더 낮아진다는 연구들도 있습니다. 반면에 피임약은 난소암, 자궁경부암, 대장암을 예방하는 효과가 있는 것으로 보입니다.[60][61] 동시에 피임약을 복용하는 여성들에게서 자궁경부암 발병이 상승한 경향도 관찰할 수 있지만 이는 성관계 빈도가 잦아져 성관계로 전파되는 자궁경부암 바이러스에 빈번히 노출되어 결과에 영향을 미친 것인지 아직

펄 인덱스Pearl Index란?

모든 피임법에는 지시된 대로 정확히 사용 또는 복용한다고 해도 실패할 확률이 존재합니다. 영화 〈쥬라기 공원〉에서 생명이 어떻게든 살아남을 길을 찾아내는 것처럼 말이죠. 펄 인덱스는 어느 피임법이 얼마나 효과적인지를 수치화한 것으로, 특정한 피임 도구를 적용하고 성생활을 한 여성이 1년 안에 임신이 될 확률을 말합니다. 펄 인덱스가 1이라면 100명의 여성 중 1명이 피임을 했음에도 불구하고 1년 안에 임신이 되었다는 것을 뜻합니다. 즉 수치가 낮을수록 피임 도구의 효과가 좋다는 것을 의미합니다.

가장 피임효과가 좋은 것은 호르몬 임플란트 장치로, 펄 인덱스 수치가 0.08이고 그 뒤를 자궁 내 장치와 남성 불임수술이 0.1(즉 1,000건 중 1건의 비율로 임신)로 바싹 추격하고 있습니다. 경구피임약은 복용이 불규칙하게 될 가능성 때문에 0.1~0.9로 나타났습니다. 콘돔은 2에서 12를 기록했습니다. 콘돔에 대해서는 뒤에서 다시 설명하겠습니다.

정확히 알 수 없습니다.

피임약 복용에 별 문제가 없다고 한다면 장점은 상당히 많습니다. 피임효과가 확실하고 피부결과 모발도 개선되며 월경도 제 날짜에 주기적으로 일어납니다. 복용설명서에 나열된 위험성과 부작용만 보면 피임약을 굉장히 위험한 약으로 여기기 쉽지만 자신의 몸이 무리 없이 잘 받아들이고 있다면 걱정할 필요가 없습니다! 반려견도 위험할 수 있지만 더없이 착한 인간의 친구가 될 수도 있는 것처럼 말이죠. 피임약의 위험요소들과 자신의 몸 상태를 양손에 놓고 가끔씩 신중하게 저울질해보며 복용하고 다행히 몸이 잘 받아들이면 아주 좋은 선택을 한 것입니다. 뉴스에서 보도된 개 물림 사건 하나로 모든 반려견을 악마로 몰아붙여서는 안 되듯 한두 가지의 부작용 사례를 근거로 들어 모든 피임약을 독약으로 몰고 가서는 안 될 것입니다.

경구피임약이 효력을 잃을 때는 언제일까요? 심한 설사 시 약효가 억제될 수 있습니다. 부비동염이나 방광염 같은 염증 때문에 흔히 먹는 항생제는 항간의 오해와는 달리 피임효과를 낮추지 않는다고 연구결과가 밝히고 있습니다! 리팜피신이라는 항생제가 단 하나의 예외로 알려져 있는데[62] 어차피 일반적인 경우에는 처방되지 않습니다. 그러나 페니실린으로 인해 피임약이 주는 호르몬 효과가 불안정해지는 일부 사례들이 존재하기는 합니다.[63] 자신이 이 사례에 속한다는 것을 알 때는 이미 임신이 되고 나서일 때가 많습니다. 하지만 정말로 항생제에 원인이 있는지 아니면 피임약에도 불구하고 임신이 잘 되는 체질이어서 그런지는 아무도 딱 잘라 단언할 수 없습니다.

매일 피임약을 복용하는 것이 번거롭다고 느낀다면 피임링이라는 대안을 시도해볼 수 있습니다. 피임링은 실리콘으로 만들어진 동그란 모양의 유연한 링으로, 질 안에 삽입되어 피임에 필요한 호르몬을 조금씩 방출하도록 만들어졌습니다. 삽입 후 3주간 그대로 두면 피임효과가 유지되니 경구피임약처럼 구토할 때 다시 튀어나오거나 설사 시 흡수가 되지 않아 효과를 발휘하지 못할 걱정이 없죠. 3주가 지나면 링을 제거하고 7일의 휴지기를 가지며 이때 월경이 이루어집니다. 경구피임약을 휴지기 없이 계속 복용해도 되는 것처럼 피임링도 여행 등 필요시에는 휴지기 없이 새것으로 교체해주기만 하면 되니 실용적이기도 합니다. 혹 성관계 시 상대방이 느끼는 경우도 있어 잠깐 빼주면 되지만 대부분의 남성은 잘 모릅니다. 사람에 따라 질 분비물이 많아지는 경우도 있어서 같은 원리로 작용하는 피임패치로 갈아타는 여성도 있습니다.

피임약 복용을 중단한 후 생각처럼 빨리 월경이 돌아오지 않을 수도 있습니다. 서둘러 임신하고 싶은 여성은 애가 타겠지만 여유로운 마음으로 당분간 지켜보는 것이 좋습니다. 피임약 복용과 함께 일종의 가수면 상태, 비행기 모드로 들어가서 오프라인 상태가 되었던 난소가 다시 활동을 활발히 재개하기까지 어느 정도 시간이 걸리는 것은 당연한 일일지 모릅니다. 호르몬 분비가 다시 시작되면서 당분간 들쑥날쑥해져 돌연 여드름이나 탈모, 그 밖에 예상치 못했던 이상한 부작용들이 나타날 수도 있지만 불안해하지 마세요. 곧 지나갑니다.

☀️ 잘못된 믿음 날리기

경구피임약의 최장 복용기간은 어떻게 될까요? 너무 오래 복용하면 영구 불임이 되는 것은 아닐까요? 아닙니다. 확실히 아니니까 안심하세요. 앞에서 이야기한 것같이 피임약은 복용할 동안만 우리 몸의 시스템을 비행기 모드로 전환 내지 임시 동결시킵니다. 다만 버튼을 누르면 곧바로 켜지며 시스템이 멈추었던 지점에서부터 다시 작동하는 휴대전화와는 달리 우리 몸은 깊은 잠에서 깨어나고 나면 연령에 따른 호르몬 시스템이 재가동되기까지 예열 시간이 필요하죠. 그러니 사람에 따라서는 월경이 재개되기까지 7개월이 걸릴 수도 있습니다. 그러니 조급해하지 말고 느긋하게 기다리면 됩니다. 피임약은 수년간 복용해도 호르몬 교란을 일으키지 않습니다. 몇 년 아니라 수십 년을 복용해도 중단 후에는 임신 가능한 상태로 돌아간다는 사실에는 변함이 없습니다. 만일 중단 후 심각한 불임 문제가 발생했다면 이는 난관폐색이나 자연적 난소기능 장애 등 원래 있었던 문제가 드러나서일 가능성이 높습니다. 혹은 그동안 난자의 질이 저하될 만한 나이에 도달한 것일 수도 있습니다.

몇 살이 되면 경구피임약을 그만 먹어야 할까요? 경구피임약을 복용하기에 너무 늦은 나이라는 것이 있을까요? 대체적으로 그렇다고 할 수 있습니다만 예외도 있습니다. 위험군에

속하지 않는다면 52세까지 피임약을 복용해도 됩니다. 나이가

위기 탈출 요령

피임약 먹는 것을 깜박 잊었는데 큰일 난 거 아니냐고요? 제 시간에 복용하지 않아도 대략 12시간의 여유는 있습니다. 12시간을 넘겼다면 다음과 같은 방법을 씁니다.

1. 먹어야 할 약을 그냥 먹습니다(알약 2개를 거의 연달아 먹는 것이죠).
2. 21개들이 한 팩의 초반이나 중반까지 복용한 상태라면 콘돔을 병행합니다.
3. 두세 알만 남기고 거의 다 소비한 상태라면 약을 더 복용하지 말고 월경이 나오도록 유도합니다. 그래도 꼭 콘돔을 병행합니다. 7일의 휴지기를 다 채우고 나서 다시 처음부터 시작합니다.
4. 확실히 해두고 싶다면 성관계 후 5일까지 유효한 사후피임약(응급피임약)을 경구피임약과 함께 복용합니다. 약국에서 처방전 없이 구입이 가능합니다(한국에서 사후피임약은 의사의 처방이 필요한 전문의약품입니다.－옮긴이).

설사나 구토 등으로 피임약의 성분이 체내에 흡수되지 않았을 우려가 있을 때도 같은 원리를 적용하여 남은 기간 동안 콘돔을 병행하면 안심할 수 있습니다. 다음 달에 새로운 팩으로 처음부터 시작하면 아무 문제 없이 피임을 계속할 수 있죠.

들어도 피임약을 꾸준히 복용하고 있는 여성이 많은데 그 이유는 피임약이 규칙적인 월경을 가능하게 해주어 폐경이행기에 나타날 수 있는 각종 갱년기 증상들이 겉으로 크게 드러나지 않기 때문입니다. 하지만 연령이 높아질수록 정맥류나 혈전의 위험도 자연스럽게 높아지기 마련이므로 저는 어느 정도 나이가 들면 중간점검의 의미로 복용을 잠시 중단하고 자신의 호르몬 컨디션을 관찰해보기 바랍니다.

경구피임약 중에는 **에스트로겐 성분 없이 오직 게스타겐 성분으로만 이루어진 종류**가 있습니다. 낮은 용량의 레보노르게스트렐 성분으로 구성된 초창기 게스타겐 계열의 피임약들은 정확히 같은 시간대에 복용해야 했고 배란을 완벽하게 제어하지 못하는 단점이 있었습니다. 그 이후 세대 제품들은 배란을 좀 더 효과적으로 억제하는 데소게스트렐을 함유해 피임효과를 높였습니다. 다른 피임약들과 다름없이 매일 한 알씩 같은 시간대에 복용하는 것을 원칙으로 합니다. 다만 7일의 휴지기 없이 매일 복용하며 위험인자 등으로 인해 에스트로겐을 취하지 않아야 하는 여성에게 적합합니다. 또한 모유분비의 흐름을 방해하거나 모유 중에 섞여 들어가지 않으므로 수유 중인 여성도 복용할 수 있습니다. 매일 휴지기 없이 복용하므로 월경이 언젠가 끊기거나 불규칙하게 찾아오는 결과를 낳습니다. 예상치 못한 시기에 갑자기 찾아오는 부정출혈은 모든 프로게스테론

유도체 단독 함유 계열Progesteron Only Contraception, POC의 피임약이 가진 대표적 부작용인데 부정출혈은 그 강도와 지속기간이 다양하게 나타납니다. POC에는 이러한 피임약 이외에도 호르몬적 자궁내 장치, 임플란트 그리고 피임주사가 있습니다.

호르몬 자궁 내 장치 또는 **호르몬 루프**는 자궁 내에 장착해 지속적으로 게스타겐을 방출는 피임 도구로, 그 수명이 3년에서 최장 5년입니다. 지속적인 호르몬 방출로 장착 초반에는 정상적으로 이루어지던 월경주기가 시간이 지나면서 조금씩 불규칙해지고 완전히 멈추기도 합니다. 게다가 일부 사용자에게서는 수개월이 지난 후 돌발적인 부정출혈이 비치기도 하지만 대부분의 여성은 수개월 또는 수년 내로 월경이 완전히 멈추며 이것을 편하다고 환영하는 사람도 많습니다.

자궁 내 장치의 시술은 보통 월경 중일 때 마취 없이 시행됩

잘못된 믿음 날리기

월경이 주기적으로 나타나도 임신일 수 있다는 잘못된 이야기가 근절되지 않는 것을 봅니다. 이것은 절대 사실이 아니니 마음 놓아도 됩니다. 월경이라고 착각하는 것은 대부분 임신 중 나타나는 착상혈이나 부정출혈일 수 있으며 이들은 월경과 달리 주기적이지도 않고 양이 많지도 않습니다.

니다. 구리 루프와 마찬가지로 보통 1분여 정도만 조금 아프고 괜찮아지는데 어떤 이는 기절 직전까지 가는 반면 또 다른 이는 눈썹 하나 까딱하지 않죠. 제 경험으로 볼 때 절대다수의 여성은 그 중간 정도의 아픔을 느끼는 것 같습니다. 호르몬 자궁내 장치는 평소 부정출혈 또는 월경량이 많거나 심한 월경통으로 고통스러웠던 여성에게 특히 적합합니다. 하지만 부작용 또한 만만치 않습니다. 제 임상 경험을 통해 보자면 월경주기가 불규칙해지는 것 이외에도 탈모, 여드름, 감정기복 등이 나타나며 질 점막이 얇아짐으로 인해 성교통 증가와 성욕 저하가 동반되기도 합니다.

임플란트는 호르몬 루프와 흡사한 효과와 부작용을 가지고 있지만 펄 인덱스에서 매우 낮은 수치를 보인다는 점을 자랑합니다. 호르몬 임플란트라고도 하는 이 작고 유연한 막대 모양의 기구는 전용기구를 통해 상완 안쪽에 시술됩니다. 시술은 간단하고 부작용이 없지만 정작 문제가 되는 것은 꺼낼 때입니다. 장치가 피부 속으로 점점 깊숙이 파고들어간 경우에는 부분마취를 하고 제거한다고 해도 쉽지 않습니다. 그리 흔히 일어나는 일은 아니지만 그래도 미리 알아두어서 나쁠 건 없죠. 임플란트의 효력은 3개월이며 이 기간이 지나면 새것으로 교체해야 합니다.

피임주사는 절대적으로 피임의 주도권을 쥐고 있어야 하는 여성, 예를 들면 시설에서 단체생활을 하는 10대 소녀나 영화 〈그레이의 50가지 그림자〉에 나오는 아나스타샤에게 적합한 피임법이라고 할 수 있습니다. 모든 것을 완벽하게 통제하지 않고는 못 견디는 남자 주인공 크리스천 그레이가 상대 여성들의 피임법으로 피임주사를 가장 선호하게 된 이유는 이 주사가 지닌 뛰어난 피임 성공률 덕분입니다. 피임주사는 근육이나 피하에 주입하며 3개월마다 반복해서 맞아야 합니다. 정확한 시기를 놓치면 피임 효과가 없어집니다.

피임주사에는 다른 프로게스테론 유도체 피임약POC들이 모두 가진 부작용 외에도 하나가 더 있는데, 그것은 수년간 장기적으로 적용할 경우 실제로 체중이 증가하는 유일한 피임법이라는 사실을 밝힌 연구가 있다는 점입니다.[64]

오랜 기간 POC만을 단독으로 사용하여 피임할 경우 훗날 몸에 에스트로겐이 충분히 공급되지 않는 현상이 초래되는데 특히 젊은 여성들은 이 사실을 꼭 알아둘 필요가 있습니다. 젊어서부터 지속적으로 이 방법으로 피임을 하면 에스트로겐 결핍이 장기화되어 골다공증이나 질 점막이 얇아지는 등의 문제가 생기기 때문입니다. 일정 기간 이 피임법을 활용하는 것은 좋으나 평생 이 한 가지에만 의지한다면 좋지 않을 것이 분명합니다. 저는 20세 이하의 여성이라면 이 방법으로 7년 이상 연속으로 피임하지 않는 것이 좋다고 말하고 싶습니다. 뼈 건강을 생각해서입니다. 30세 이상이라면 그때부터는 장기적으로 사용해도 괜찮은 편이지만 그래도 에스트로겐 결핍이 초래할 수 있는 여러 위험을 항상 숙지하고 산부인과 상담이나 진찰의 기회가 있을 때마다 피임법을 그대로 유지하는 것이 좋을지 여부를 의사와 의논하기 바랍니다.

비호르몬 피임법, 편하고도 위험한 동거

호르몬 피임법을 계속하다 보면 언젠가는 호르몬을 이용한 피임법 말고 다른 방법은 없을까 궁리를 시작하게 됩니다. 이런저런 경구피임약을 두루 경험해보았지만 그중 어느 것도 좋다 싶은 것이 없을 때 또는 피임의 필요성이 사라져 피임약을 끊어보았더니 몸이 훨씬 좋아지는 경험을 했을 때 대개 이런 생각을 하게 되지요.

비호르몬 피임은 정자가 난자와 만나는 것을 애초부터 막거나 만날 수 있는 환경을 아주 어렵게 만드는 피임법입니다. 대표적인 것이 바로 콘돔이죠. 저렴하고 사용이 간편할 뿐 아니라 성병을 막아주는 좋은 점이 있지만 펄 인덱스가 2~12일 만큼 실패율이 높습니다. 제 동료 의사인 함부르크의 카이 뷜링 박사가 실시한 연구를 보면 놀라지 않을 수 없습니다. 관계 후에 콘돔이 찢어진 것을 발견한 남성 중 무려 30퍼센트가 상대방 여성에게 그 사실을 말하지 않았다고 합니다! 그러므로 콘돔 하나로만 피임을 한다는 것은 상당히 무모한 선택이라고 할 수 있습니다. 특히 새로 사귄 남성과 성관계를 할 때는 더 그렇겠죠.

오랫동안 한 사람과 사귀고 있거나 안정된 결혼생활을 하고 있는 중이라면 매번 콘돔을 사용하기가 번거롭게 느껴질 수 있을 것입니다. 그에 대한 좋은 대안으로는 자궁 안에 설치하는 기구들(비호르몬 IUD)이 있습니다. 구리로 만들어진 루프나 체인, 볼 같은 것들이죠. 구리 성분이 정자의 운동성을 방해하여 이동을 막아주며 동시에 자궁벽을 수정란이 착상하기 매우 어려운 상태로 만들어줍니다.

출산 경험이 없는 사람은 구리 IUD를 사용하면 안 된다는 편견이 있습니다. 과거에는 그랬을지 모르지만 현재는 그렇지 않습니다. 1970~80년대의 구리 장치들은 거대하고 딱딱했으며 오늘날 보편적으로 사용되는 현대적 진단장비나 초음파 촬영술의 도움 없이 자궁 내에 설치되었습니다. 그래서 염증이

더 알고 싶다면

설문조사에 의하면 콘돔이 찢어진 것을 한 번이라도 상대방 여성에게 숨긴 적이 있는 남성이 전체 응답자의 30퍼센트에 달했다고 합니다!

일어나거나 몸이 이 장치를 이물질로 간주하여 나타나는 여러 트러블이 생기기 쉬웠죠. 내원하는 외국인 여성들의 몸에서 아직도 이런 구세대 장치를 가끔 보는데 그 투박함과 크기를 보면 부작용이 일어날 만하다는 생각이 듭니다. 마치 1990년대에 등장한 초창기 휴대전화기를 보는 느낌이죠.

요즘은 구리 IUD도 여러 크기로 개발되어 있습니다. 자궁의 크기를 사전에 측정해 그에 맞는 장치를 삽입하죠.

구리 루프는 알파벳 T처럼 생겼으며 가느다란 구리선이 감겨 있습니다. 양쪽 팔 부분은 유연한 의료용 플라스틱으로 되어 있어 월경 등 자궁의 움직임에 방해가 되지 않도록 만들어졌습니다. 젊은 여성들 중에는 가장 작은 크기를 사용했음에도 불구하고 지속적인 통증이나 당김을 느끼는 사례가 많습니다.

10대 여성의 자궁 지름의 너비는 출산 경험이 있는 여성보다 평균적으로 작다고 알려져 있습니다.[65] 또한 구리 루프는 월경 시 출혈량을 늘리는 경향이 있어 평소 과다월경이나 심한 월경통을 호소하던 사람이나 자궁내막증을 갖고 있는 사람에게는 잘 권하지 않습니다. 이런 분들에게는 월경 시 출혈량을 줄이

잘못된 믿음 날리기

구리 루프, 구리 체인, 구리 볼은 누구에게나 사용 가능합니다. 아직 출산의 경험이 없는 여성들도 사용할 수 있습니다!

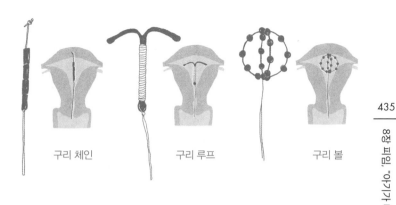

구리 체인   구리 루프   구리 볼

거나 멈추게 하는 작용이 있는 호르몬 루프를 권하는 편이죠.

　구리 루프의 좋은 대안으로는 구리 체인이 있습니다. 구리 체인은 자궁 내 빈 공간에 자유로이 매달려 있는 형태인데요, 천장에 매달린 샹들리에처럼 체인의 한 쪽 끝을 자궁 맨 위쪽 벽에 고정해놓는 것입니다. 시술자가 정교한 기술을 갖고 있어야 하며 시술받는 여성의 자궁 근육층이 어느 정도 두터워야 한다는 조건이 있습니다.

　구리 체인의 경우 많은 출혈이나 통증은 훨씬 드물게 나타나며, 자리만 잘 잡히면 이후로도 쭉 구리 체인을 애용하는 여성들이 많습니다.

　구리 볼은 자궁벽에 별도로 고정하는 과정 없이 작은 막대처럼 생긴 기구를 자궁에 삽입 후 이를 안에서 펼치는 식으로 시술합니다. 던지면 저절로 펼쳐지는 원터치 텐트를 생각하면 됩니다.

호르몬 루프 아니면 구리 루프나 체인, 볼 등을 막론하고 모든 자궁 내 장치는 경구피임약과 달리 복용 실수를 저지를 위험이 없으므로 피임성공률이 좀 더 높은 방법이라고 할 수 있습니다. 구토나 설사, 여행 후 시차 적응 등의 변수에 영향을 받지 않고 항시 몸 안에 있기 때문이죠. 원하면 언제든지 제거가

더 알고 싶다면: 구리 루프, 체인, 볼의 시술 과정

우선 월경일 첫째 날이나 둘째 날 진료예약을 잡는 것이 좋습니다. 월경혈을 내보내려고 평소보다 자궁 입구가 벌어져 있는 시기이기 때문이죠. 하지만 그와 동시에 통증에 민감한 때이기도 하므로 진료받기 한 시간 전 진통제 한 알을 먹어두는 것을 잊지 마세요.

진료는 초음파 검사와 임신여부 검사 등 일반적인 산부인과 검진으로 시작됩니다. 간단한 질 소독을 하고 때에 따라 질 입구를 마취하기도 합니다(의사마다 다릅니다). 그다음 자궁의 길이를 측정한 후 루프를 삽입합니다. 이때 30~60초 정도 아프지만 그게 끝입니다. 루프에 달린 긴 끈을 짧게 자릅니다. 성관계 시 불편을 주지 않기 위해서죠. 시술 후 배가 당기는 증상은 정상입니다. 루프 삽입이 끝나면 자리를 잘 잡았는지 초음파로 살펴봅니다. 이제 다 됐습니다. 앞으로 5년 동안은 피임 걱정을 할 필요가 없는 거죠!

나중에 제거할 때는 어떻게 하냐고요? 삽입에 비하면 정말 아무것도 아니라고 할 만큼 간단하니 걱정하지 않아도 됩니다. 루프에 달린 끈을 잡아당겨 빼내면 쏙 빠집니다! 굳이 비교하자면 곪은 여드름을 짜거나 중요 부위의 왁싱이 다섯 배는 더 아플 겁니다.

가능하다는(아프지도 않아요) 장점도 있습니다. 호르몬 루프는 예외지만 다른 장치들은 제거 후 곧바로 임신이 가능하다는 점도 경구피임약과의 차별점입니다.

물론 자궁 내 장치라고 단점이 아예 없지는 않습니다. 이들은 엄밀히 말해 모두 물체, 외부에서 온 이물질이죠. 그러므로 시술한 자리에서 이탈할 수도, 몸에서 받아들여지지 않을 가능성도 있습니다. 하여 정기적으로 초음파 검진을 병행해야 합니다. 또 피임에 실패할 수도 있습니다. 루프를 착용했음도 불구하고 임신이 되는 경우는 매우 드물기는 하지만 존재합니다. 1,000명 중 1명꼴로 자궁 내 장치(루프, 체인, 볼)가 원래 자리에서 이탈해 자궁벽을 타고 다른 곳으로 미끄러지는 사례가 있습니다. 이 경우 보통 아주 천천히 진행되므로 특별한 증상은 없습니다. 그러다가 돌연 임신이 되어 발견하는 것입니다. 이때는 반드시 수술적 방법을 통해 장치를 제거해야 합니다.

또 그렇게 크게 걱정할 일은 아니지만, 경구용피임약을 복용하다가 자궁 내 장치로 갈아탈 때에도 월경과 관계된 여러 일반적 현상을 다시 겪을 수 있다는 점을 염두에 두는 것이 좋습니다. 피임약을 복용하기 전 여드름이나 뾰루지 등 피부 트러블이 많았던 사람이라면 복용중단과 더불어 다시 이러한 것들이 나타날 수 있다는 점 그리고 월경의 양과 기간, 간격 등이 이전으로 다시 돌아갈 수 있음을 예상하면 됩니다.

아직 잘 알려지지는 않았지만 또 다른 물리적 피임 도구로는 여성용 콘돔이 있습니다. 일반 비닐봉지와 헷갈릴 정도로 기다랗고 투명한 봉지처럼 생긴 것을 질 안에 삽입하는 방식입니다. 비슷한 것으로 자궁경부캡이 있습니다. 커다란 골무를 연상시키는 모양의 유연한 캡으로, 관계를 가지기 전 질 안에 삽입합니다. 제자리에 잘 삽입되었는지가 중요하며 살정제와 병행해 사용합니다. 살정제를 캡에 뿌린 후 효과가 발생하기까지 조금 기다려야 한다는 점이 맹점으로 꼽힙니다. 이 때문에 즉흥적인 섹스나 잠자리에 들기 전 파트너와 간단하게 즐기고 싶을 때 사용하기에는 불편한 점이 있죠. 기다리느니 그 시간에 차라리 밀린 잠을 자고 싶은 마음이 들 수도 있어요. 게다가 피임효과에서도 아쉬운 면이 있습니다. 자궁경부캡은 펄 인덱스가 높아 피임 실패 가능성이 높다는 것을 알 수 있습니다.

가족계획을 완료하여 더 이상 출산계획이 없는 부부에게 제가 즐겨 권하는 피임법은 수술적 방법, 그중에서도 남성의 불임수술입니다. 입원 없이 부분마취 상태에서 아주 조그만 구멍을 두 군데 낸 다음 정관을 잘라내는 시술입니다. 발기력에는 전혀 영향을 미치지 않으니 걱정하지 않아도 됩니다. 또한 정액의 구성, 양, 냄새, 심지어 맛까지도 달라지지 않습니다. 비뇨기과에 예약을 잡으면 그날 바로 시술이 완료됩니다. 그날 이후로는 터지지 않는 포탄으로 대포를 쏘는 격이니 임신 걱정이 없죠.

그에 반해 여성의 불임수술은 전신마취 후 진행되며 복강경을 사용하여 나팔관을 절단합니다. 수술 후 최소 일주일은 일터에 나가지 못하고 집에서 안정을 취해야 한다는 점 외에도 수술 자체로 위험한 일일 수 있습니다. 정맥이나 대장, 방광 같은 인접 기관을 건드리면 영구손상이 올 수도 있으니까요.

불임수술은 언제나 최후의 수단으로 고려해야 합니다. 잘린 나팔관이나 정관을 다시 이어 붙이려는 용감한 시도가 행해지고 있지만 비용이 높고 성공률도 낮습니다.

개인적인 견해로는 더 이상 아이를 가질 계획이 없다고 확신하는 경우 남성 불임시술이 가장 간단하고 무리 없는 방법입니다. 선뜻 결정하지 못하고 주저하는 많은 남성들의 마음이 어떤지는 이해합니다. 피임을 위해 자신의 몸에 어떠한 변화를 가하는 것, 그것도 자신의 가장 소중한 기관에 칼을 대는 것을 누군가에게 요구받는 일이 태어나서 처음일 테니까요. 여성 불임시술에 비해 위험성이 극히 낮다고 해도 말이죠. 그러니 우리 여성들은 이렇게 자신의 생식능력을 통제하려고 용기 낸 남성들을 격려하고 북돋아주어야 합니다. 생식의 제어, 그것은 우리 여성들이 평생 해온 일이니까요.

자연피임,
밀물과 썰물을 지배하는 자

호르몬이며 실리콘, 수술같이 외부의 간섭을 통한 피임이 전부 싫다 할 경우에는 어떤 대안이 있을까요? 자신의 월경주기를 잘 꿰뚫고 있다면 배란주기관찰법이라는 자연피임법이 있습니다. 이것은 여성이 임신이 가능한 시기와 그렇지 않은 시기를 파악한 후 성관계를 갖는 것입니다. 배란진단키트를 사용해 소변의 호르몬 수치를 측정하거나 매일 아침 같은 시간에 체온을 재어 변화를 관찰하는 방법이 있습니다. 배란 직후에 체온이 0.5도 올라가는 성질을 이용한 것이죠. 이러한 방법들은 귀찮음을 극복해야 하고 상당한 끈기도 요합니다. 특히 아직 습관이 되지 않은 초기에는 다소 힘들 수 있습니다. 게다가 월경이 불규칙한 여성에게는 믿을 만한 피임법이라고 말하기 어렵습니다. 올바르게 적용하면 꽤 좋은 피임법이지만 제대로 실행했음에도 임신이 되는 경우를 배제할 수 없습니다. 자연의 변덕이죠. 그러므로 저는 혹여 임신이 된다고 해도 감당할 수 있는 여성들에게만 이 방법을 권합니다. 자신의 월경주기를 기록하여 배란시기를 계산할 수 있게 만든 간단한 스마트폰용 앱도 있지만 이것 또한 주기가 불규칙한 여성에게는 적합하지 않다는 단점이 있습니다.

다행히 월경주기 관찰법에도 첨단기술의 바람이 불고 있습니다. 피메일 테크놀로지, 줄여서 펨테크라고 불리는 새로운 개념이 미래의 유망 산업으로서 관심을 불러일으키기 시작했죠. 일례로 질이나 귓속, 팔에 부착할 수 있는 아주 작은 측정 기기가 개발되고 있습니다. 앱과 연동되어 밤에도 체온을 측정하고 이렇게 수집한 수치들을 분석합니다. 인슐린 펌프 수치가 블루투스를 통해 앱과 연동되는 기술을 비롯해 여성들을 위한 각종 편리한 인공지능 디바이스들이 개발되는 것은 환영할 만한 현상입니다. 이러한 스타트업 사업에 여성이 직접 CEO로 뛰어들어 거액의 투자자를 유치하는 데 성공하기도 합니다. 이런 기기들을 통해 임신을 원하는 여성도 자신의 가임기가 정확히 언제인지 알 수 있으니 체온계를 엉덩이에 꽂아야 했던 과거의 수고를 덜 수 있죠! 하지만 결코 잊지 말아야 할 것이 있습니다. 어떤 형태로든 월경주기와 그에 따른 배란일을 추적하려는 행위는 우리가 날씨나 조수의 주기를 계산해내는 것처럼 자연을 관찰하고 읽어내려는 시도에 불과하다는 것을요. 대부분은 우리 예상대로 이루어지지만 예기치 못한 사건이 일어날 수도 있습니다. 결국 마지막 칼자루를 쥔 것은 자연이

니까요.

9장

유방,
우리 몸의 로열층

　여성성을 떠올릴 때 생각나는 것이 여자의 젖가슴 말고 또 있을까요? 모래시계 몸매의 완성은 풍만한 가슴이죠. 잘록한 허리도 풍성한 유방과 대비되지 않으면 별로 가늘어 보이지 않습니다. 유방은 우선 여성의 성적 매력을 강하게 발산합니다. 남성으로 하여금 여성에게서 성적 매력을 느끼게 하는 역할을 부여받았죠. 〈플레이보이〉의 포스터 모델이 윗옷은 다 갖춰 입고 아래만 벗었다고 상상해보세요. 너무 어색할 거예요. 한편 유방은 남성뿐 아니라 여성 자신에게도 이점이 있습니다. 앞에서 배운 바와 같이 유두는 클리토리스의 해외지사 같은 것으로, 성적 흥분에 기여합니다. 그러나 진화생물학적 측면에서의 유방의 역할은 아기에게 양분을 공급하는 것입니다. 개발도상국의 아기들에게 엄마의 유방은 생사여탈권을 쥔 중요한 기관이죠. 분유나 젖병이 흔하지 않으니까요. 그뿐인가요. 아이들을 따뜻하게 위로하는 역할도 빼놓을 수 없죠. 슬프거나 아프다가도 할머니에게 달려가 그 품에 얼굴을 묻으면 모든 서러움이 금세 가시지요. 네, 여성의 유방은 팔방미인이며 인생의 모든 단계마다 귀중한 쓰임새가 있답니다.

유방의 발육은 8세부터 아주 서서히 시작되다가 13세에 본격적으로 발달합니다.

유방은 큰가슴근, 즉 대흉근 위에 분포하며 유선(젖샘)과 유관(젖관), 결합조직, 지방조직으로 구성되어 있습니다. 유선과 유관은 유두를 중심으로 링 모양으로 배열되어 있는데 특히 유선은 유두의 좌우 바깥쪽이 다른 부위보다 좀 더 촘촘합니다.

유방의 모양이나 크기는 여성들이 고민을 매우 많이 하는 주제임에 틀림없습니다. 누구는 가슴이 너무 작아서 고민, 누

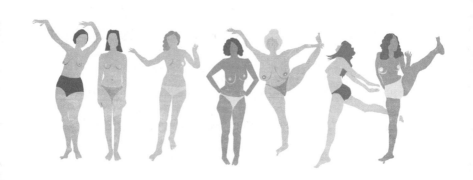

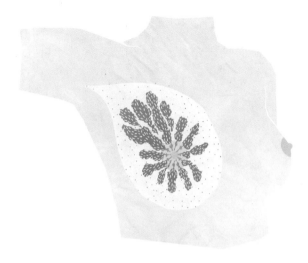

유선은 위쪽과 주변부가 더욱 촘촘하게 발달되어 있습니다.

구는 너무 커서 고민, 누구는 짝짝이라서 고민입니다. 누구는 유륜의 크기가 마음에 들지 않고, 누구는 탄력 없이 축 늘어진 모양이 항상 거슬립니다. 하지만 저는 우리 모두 자신의 유방을 거리낌 없이 자랑스럽게 여겨야 한다고 생각합니다. 가슴이 부끄러울 이유가 대체 어디 있나요? 아름다운 젖가슴이 무엇인가 하는 질문에 정해진 하나의 답만 있는 것은 아닙니다. 아담한 가슴팍과 조화를 이루는 오렌지 반쪽 크기의 작고 동그스름한 유방, 적당히 탄력 있는 C컵의 완벽한 대칭형 유방, 플러스 사이즈 모델의 몸을 완성시키는 자연 그대로의 풍만한 유방, 이 모두가 아름다운 가슴입니다. 제가 봤을 때 완벽한 가슴이란 건강한 가슴입니다. 유방의 건강은 여성이라면 언젠가 직면해야 할 매우 중요한 테마이므로 여기서 다뤄보고자 합니다.

유방 자가진단,
지방형 유방과 치밀형 유방

정기적으로 유방 자가진단이 필요하다는 것을 머리로는 알지만 정작 실천하지 않아 숙제를 안 한 것 같은 찜찜한 기분을 안고 사는 여성이 많습니다. 그런데 정확한 자가진단법을 숙지하고 있는 경우 또한 매우 드뭅니다. 괜히 했다가 혹여 여기저기 조그만 멍울들이라도 만져진다면 어떡하지 하는 생각에 자꾸만 미루고 또 미룹니다.

여성의 유방조직 타입은 치밀형 유방과 지방형 유방으로 크게 구분할 수 있습니다. 치밀형 유방은 전체가 찰지고 몽글몽글한 작은 쌀알이 차 있는 것처럼 비교적 단단한 유방이고 지방형 유방은 멍울지거나 뭉친 데 없이 푸딩의 질감처럼 전체적으로 물렁하게 느껴지는 유방입니다.

지방형 유방은 일반적으로 덜 예민한 편입니다. 월경주기 어느 시점에 있든지 대체로 균일해서 월경 전 가슴이 뭉치며 아픈 현상이 없고 유두는 성적 흥분에도 그리 민감하게 반응하지 않습니다. 손으로 눌러봤을 때 부드러우며 뭉치거나 단단한 덩어리들도 거의 만져지지 않습니다. 지방형 유방은 유선조직보다 지방의 비율이 더 높은 유방입니다.

반면에 치밀형 유방은 유방조직이 더 촘촘하고 치밀합니다. 시기에 따라 변화는 있지만 작거나 큰 크기의 몽글몽글한 뭉침이 여러 군데에서 만져지며 월경주기에 따른 호르몬 변화에 따라 민감도가 크게 달라집니다. 월경 직전에는 수분이 증가하면서 멍울이 많이 생겼다가 월경이 끝나면 완화됩니다. 물혹(낭종)이나 섬유선종 같은 양성 조직변형이 지방형 유방에 비해 더 많이 발생할 수 있는 유방 타입입니다.

유방 자가진단 시점은 월경이 끝난 직후가 좋습니다. 유방이 가장 부드러울 때이기 때문입니다. 부기가 빠지고 뭉침도 거의 다 사라집니다(이는 대부분의 가슴 뭉침이 걱정할 거리가 아니라는 증거이도 합니다). 월경을 하지 않는 사람이라면 한 달에 한 번 날짜를 정해놓고 정기적으로 만져볼 것을 권합니다. 매달 못 하면 두세 달에 한 번만 해도 나쁘지 않습니다. 중요한 것은 자신의 가슴에 대해 잘 알고 일정한 간격으로 가슴을 만져보는 것입니다. 자가진단을 할 때는 눕거나 선 자세 중 한 가지를 정해서 매번 같은 자세로 하는 것이 좋습니다.

유방 자가진단은 어떻게 하는 걸까요? 가슴 한쪽을 둥근 시계라고 생각하며 12시 지점, 즉 맨 위부터 촉진하기 시작합니다. 손가락을 평평하게 눕힌 후 바깥쪽 변두리에서 안쪽으로 살살 누르면서 들어옵니다. 누르는 강도는 밀가루 반죽을 납작하게 편다는 느낌 정도면 됩니다. 검지와 약지 두 손가락으로 피아노 건반을 차례로 누른다는 상상을 하며 유두를 향해 전진합니다.

부분적으로 통증이 느껴질 수도 있지만 큰 의미는 없으므로 유방 자가진단 시 아픔은 잠시 참아보기로 합니다. 이렇게 12시 지점에서 시작해서 중앙으로 오기를 각 방향에서 반복합니다. 시계 방향이든 시계 반대 방향이든 한 방향을 정하고 필요하면 손을 바꿔서 합니다. 마지막으로 겨드랑이를 눌러 변화가 있는지 체크하면 끝납니다. 더 확실히 하고 싶다면 유두를 눌러 분비물이 나오는지 봅니다. 유방 자가진단은 익숙해지면 한쪽당 15초 정도밖에 걸리지 않는 간단한 과정입니다.

한 가지 팁이 있다면 산부인과에서 유방 정기검진을 마치고 집에 돌아와 곧바로 자가촉진을 해보는 것입니다. 그때 느껴지는 작은 뭉침이나 몽글몽글한 덩어리들이 자신의 정상적 유방 상태라는 것을 알아두고 나면 다음에 유방 자가진단을 할 때도 불안함이 덜할 것입니다. 변화가 생겼을 때 그 변화를 알아챌 만큼 평소 자기 유방에 대해 잘 아는 것이 무엇보다 중요합니다.

혹시 변화가 발견되었다 하더라도 지나치게 걱정할 필요는 없습니다. 결합조직이 딱딱해졌거나 유선의 발달, 양성 낭종일 가능성이 높으니까요. 이럴 때는 월경까지 기다렸다가 월경 직후 그런 것들이 다 풀어졌는지 그대로 남아 있는지 점검하는 것이 현명합니다. 대수롭지 않은 변화들은 월경 후 사라지지만 의심스럽거나 악성인 변화들은 쉽게 없어지지 않으니까요.

다음 월경이 끝날 때까지 기다릴 여유가 없고 평소 자신의 유방을 유심히 관찰해오면서 쌓인 실력이 있다면 어느 정도 이상을 구분할 수 있습니다. 양성조직은 물렁물렁하게 느껴집니다. 유방 내 다른 조직과 붙어 있는 느낌이 없고 손으로 밀면 이리저리 밀리며 피부나 기타 외관의 변형을 동반하지 않습니다. 낭종의 경우 아플 때가 많습니다. 그에 반해 악성종양은 아픈 경우가 매우 적으며 대부분 이상하리만치 통증이 없습니다. 흙 속의 돌멩이처럼 단단히 박혀 있는 것 같은 느낌을 주며 종종 주변조직과 연결되어 자라나 있습니다.

물론 유방의 변화에 대해 어떤 판단을 내리는 사람이 본인이어서는 안 됩니다. 하지만 월경 직후와 그 이후에 저절로 사라지지 않는 모든 종류의 변화가 관찰될 때 산부인과에 가야 한다는 것은 알고 있어야 하겠죠. 산부인과 전문의는 양성 여부에 아주 조금이라도 의심이 갈 경우 다음 단계의 검사로 넘어가는 조치를 취할 것입니다.

✳ 잘못된 믿음 날리기

유방에 나타나는 변화 가운데 우리가 걱정하기 쉽지만 실제로는 불안해할 필요가 없는 무해한 변화로는 다음과 같은 것이 있습니다.

- 유륜의 피지샘
- 유방 표면의 여드름 또는 깊이 박혀 있는 털
- 유방 아래쪽 또는 두 유방 사이의 진균성 피부염
- 유방의 반점(점의 모양이 변하거나 의심이 갈 때에는 산부인과 보다는 피부과 진찰)
- 유선을 따라 생긴 유두 모양의 돌기(발달된 유두 또는 유두의 흔적)
- 유두 주위의 털
- 지방종(피부 속에서 자라난 불룩하고 연한 지방조직)
- 겨드랑이 땀샘에 생긴 염증

유방에 나타나는 양성 변화

나타났다가 사라지곤 하는 유방 주변의 변화들은 이처럼 가지각색입니다. 그런데 우리가 특히 알고 싶은 것은 이 변화가 무엇이며 의사들이 악성인지 양성인지 판별하는 방법입니다.

유방에서 가장 흔하게 나타나는 변화는 **유방낭종**입니다. 낭종은 만졌을 때 작은 공이나 포도알처럼 느껴지며 아프거나 당길 수 있습니다. 현재 여성의 50퍼센트가 유방낭종을 가지고 있을 것으로 추산할 정도로 흔하게 나타나므로 대부분 걱정할 필요가 없습니다. 낭종은 소엽(젖샘-옮긴이)에 액체가 고여 유선이 커지면서 발생합니다. 유방낭종의 전형적 특징은 어느 날 갑자기 생겼다가 4~6주가 지나면 사라진다는 것입니다.

유방낭종은 작은 풍선 또는 포장재로 쓰이는 에어캡 같은 갱년기 이전의 연령대에서 유방낭종은 매우 흔하게 발견되며 정상이라고 할 수 있습니다. 전 세계 폐경 이전 여성의 50퍼센트가 지금 이 순간에도 유방낭종을 가지고 있습니다!

구조입니다. 얇은 벽 안에 대부분 투명하거나 약간 황색을 띤 액체가 들어 있죠. 상당한 크기로 자라날 수 있으며 월경 후에도 사라지지 않을 수 있습니다. 많은 여성들이 1개 정도의 낭종을 갖고 있으며 드물기는 하지만 아주 많은 수의 낭종이 유방 여기저기서 발견되는 사람도 있습니다. 단순한 유방낭종은 생겼다가 저절로 사라지며 다음 달이 되면 다른 곳에서 또 생깁니다. 악성으로 발전하는 경우가 없기 때문에 수술로 제거하지 않습니다.

병원에서는 어떻게 초음파 검사로 단번에 양성임을 판단하는 걸까요? 그렇게 단시간에 확진할 수 있는 근거는 무엇일까요? 앞서 난소낭종을 다룬 부분에서 액체는 초음파상에서 항상 검게 나온다고 했던 이야기를 기억하시나요? 동일한 원리가 유방낭종을 관찰하는 데에도 쓰입니다. 유방초음파에서 낭종이 오직 검은 액체로만 채워져 있다면 평범한 낭종으로 결론내릴 수 있는 것입니다.

낭종은 유선이 수유 중이 아닐 때에도 호르몬의 작용으로 언제나 약간의 액체를 생산하기 때문에 생깁니다. 이 액체는 대부분 유관을 통해 다시 체내로 흡수됩니다. 그러나 유선이 너무 많은 액체를 만들어 내거나 유선증의 경우처럼 유관이 결합조직에 의해 변화를 겪을 때 낭종이 생성됩니다. 유방낭종은 대부분 치밀형 유방에서 나타나며 호르몬 변화의 영향을 크게 받는 것으로 보입니다. 에스트로겐이 과다 분비될 때 성장하며 프로게스테론 영향하에서는 축소되는 경향이 있습니다. 또 흡연 또는 건강하지 못한 생활습관이 지속될 때 낭종 형성이 촉진되는 것으로 보입니다. 어쨌든 크기에 상관없이 유방낭종은 지속적으로 초음파 관찰을 할 필요가 없습니다. 악성이 되지 않기 때문입니다.

더 알고 싶다면

미국에서 널리 알려져 있지만 아직까지는 과학적 근거로 뒷받침되지 않고 있는 유명한 이론 중 하나가 있는데 그것은 카페인이 유방낭종의 생성을 촉진한다는 것입니다. 의료 혜택을 많이 받지 못한 미국 여성들 중 일부는 가슴에 무언가가 새로운 것이 만져졌을 때 '카페인 응어리'라고 말합니다. 그러고는 당분간 커피를 끊고 덩어리가 저절로 사라지기를 침착하게 기다립니다. 그러다 보면 어느 순간 낭종은 사라져 있습니다. 커피를 중단해서 그런 것인지는 알 수 없죠. 비록 근거는 없다고 해도 미국 여성들의 기다릴 줄 아는 여유에서 느긋함을 배우는 지혜도 나쁘지 않을 것 같습니다!

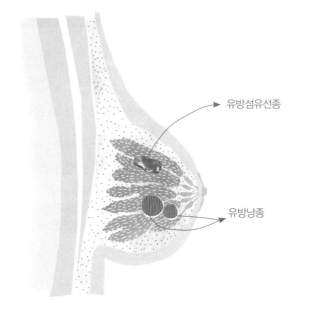

유방섬유선종

유방낭종

유방낭종과 종종 동반해서 나타나는 종괴에는 **유방섬유선종**
이 있습니다. 섬유선종은 유선에 생기는 작고 단단한 조직이며
주변의 다른 조직과의 대사과정에서 거의 분리되어 마치 땅콩
처럼 조직 안에 폭 파묻혀 있습니다. 대부분 0.5~2센티미터 크
기까지 자라며 정말 섬유선종이라면 그 형태가 변하지 않습니
다. 섬유선종과 낭종은 같이 발견되는 경우가 흔하기 때문에
제가 병원에서 진료를 할 때 섬유선종을 발견하면 어딘가 낭
종도 있을 것으로 추측하여 살피는데 예상이 들어맞는 경우가
많습니다. 유방의 섬유선종과 낭종은 견과류 세트에 있는 땅콩

과 건포도 같은 사이입니다. 하나가 발견되면 나머지 하나도 봉지에 있기 마련이죠. 섬유선종은 밝은 회색에서 검은색에 가까운 회색을 띤 조직이며 초음파에서는 유선 안에 가로로 누운 형태로 발견됩니다. 경계가 선명하면서도 주변조직에 조화롭게 묻혀 있습니다.

청소년이나 젊은 여성에게서 관찰되는 섬유선종 중에 크기가 크게 자라나는 것들이 있습니다. 큰 것은 6센티미터에 이르기 때문에 이 경우 수술로 제거하는 것이 좋습니다. 이런 특수한 경우가 아니라면 대부분 섬유선종이라는 것이 확실한 경우 별다른 조치 없이 놔둡니다. 생성된 지 오래되었고 크기가 변하지 않는 섬유선종은 낭종과 마찬가지로 자주 초음파 검사를 할 필요가 없습니다. 특히 조직검사를 통해 섬유선종이 확실한 것으로 판명되면 악성으로 변하는 일은 없으므로 특별한 치료를 요하지 않습니다.

특이한 형태의 섬유선종 또는 급격히 커지는 섬유선종도 물론 있습니다. 통상적인 모양에서 벗어나는 섬유선종은 악성이 아니라는 확실한 의심에서 벗어날 때까지 관찰과 검사를 해야 합니다. 아주 미미한 의심만 있어도 조직검사를 결정하므로 조직검사가 필요하다는 말을 듣더라도 너무 걱정하지 말기 바랍니다. 조직검사는 부분마취 후 침(주사바늘)을 이용하여 조직을 채취한 후 최종 진단을 내립니다.

유방낭종과 섬유선종은 다양한 형태와 분포를 보입니다. 단독으로 존재하는 경우도 있지만 여러 개가 산재하기도 합니다. 낭종과 섬유선종 외에 유방에 매우 흔히 나타나는 딱딱한 변화로는 **유선증**이 있습니다. 유선증은 유방의 결합조직이 변화하여 생기는데 유방 전체가 마치 작은 자갈이 가득 찬 자루처럼 느껴집니다. 유선증 유방은 흰 마블링이 잔뜩 끼어 있는 소고기 스테이크처럼 결합조직이 풍부하며 종종 다수의 낭종과 섬유선종이 같이 발견됩니다. 유선증의 주요 발생원인으로 호르몬 자극에 대한 유방의 과민반응을 꼽습니다. 월경주기 중 자궁벽은 수정란의 착상에 대비하고 유방은 추후 태어날지도 모를 아기의 영양공급원이 될 준비를 하는데, 이 과정에서 유선에 새로운 세포들이 생기고 부족한 곳은 채워입니다. 유관에도 새 세포가 만들어지는데 막상 임신이 되지 않으면 새로 투입된 세포들은 소멸하여 분해됩니다. 이 과정에서 조직의 경화, 이른바 섬유화가 이루어지게 됩니다. 아까 말한 스테이크의 흰 마블링 같은 부분인 것이죠. 호르몬의 작용으로 유관에 과다하게 많은 세포가 생성되었을 경우 제때 소멸과 분해가 이루어지지 못할 수 있습니다. 세포가 과다하게 많아진 것을 증식proliferation이라고 합니다. 이렇게 많아진 세포가 변이를 시작할 경우 유방촬영술로 관찰이 가능합니다. 여기서 한 단계 더 나아가 확실하게 확인하기 위해 조직검사를 실시합니다. 유선증이 있는 여성의 최대 5퍼센트가 조직검사를 받는다고 알려져 있습니다.

그렇다면 유선증이 있는 여성은 유방암 발병률이 높은가 하는 의문이 자연스럽게 들 수 있습니다. 유선증의 70퍼센트 가량이 단순한 유선증이므로 유방암 발병위험도는 1.3배로 매우 낮다고 할 수 있습니다. 유관에 단순한 세포 증식, 즉 프로리퍼레이션이 발견되는 경우 훗날 유방암이 발병할 위험도는 유선증이 없는 여성에 비해 1.5~2배 높은 것으로 나타났습니다. 2배 가까이 된다니 얼핏 들으면 굉장히 위험도가 높은 것 같지만 전 일생을 놓고 볼 때 여전히 낮은 수치이기 때문에 서둘러 개입적 치료를 시도할 필요는 없습니다.

통상적인 형태를 벗어난 세포증식이 발견되면 조직을 채취해 병리과로 보내 비정형 세포의 유무를 검사합니다. 유선증 환자의 5퍼센트가량에게서 비정형 세포가 발견되는데, 이것이 발견된 여성의 유방암 위험도는 정상 여성보다 4~5배 높습니다.[66] 비정형 세포 발견 시에는 모든 유선증 종괴를 완전히 제거해야 합니다. 유관에 비정형 세포의 증식이 나타난 여성에게 유방암 발병 전 예방적 차원에서 유방의 호르몬 수용체를 억제하는 약제를 처방하는 방법도 고려되고 있지만 약의 부작용 또한 만만치 않은 데다가 약 복용 자체로 암이 유발될 수 있어 개인의 상황에 따라 장단점을 필히 고려해야 합니다.

유방낭종 혹은 유방섬유선종은 제거하지 않는 것이 원칙입니다. 특히 낭종의 경우 다음 달 다른 부위에 또 생겨날 수 있으므로 제거하는 것이 더욱 의미가 없습니다. 유선증도 특별한 치료방법은 없지만 개선을 위해 할 수 있는 일은 많습니다. 건강한 식생활과 운동 및 생활습관은 유방의 건강 전반에 좋은 영향을 미칩니다. 또 작은 희망이 있다면, 유방에 나타났던 여러 증상이 폐경 후에는 원상 복구되어 잠잠해지는 경우가 많다는 것입니다.

이 밖에도 많은 여성들을 잠 못 이루게 하는 것이 또 있다면 그것은 **유방통**일 것입니다. 여성들이 서둘러 산부인과를 찾는 주된 이유 중 하나는 한쪽 유방 또는 양쪽 유방에 나타난 통증입니다. 그러나 유방통은 99.999퍼센트의 확률로 무해합니다. 믿어도 좋습니다!

유선증과 유방낭종은 유방의 부종과 더불어 통증을 유발할 수 있습니다. 그러므로 대부분의 유방통은 호르몬 변화에 더 민감하게 반응하는 유형인 치밀형 유방에서 자주 나타납니

※ **잘못된 믿음 날리기**
한쪽 또는 양쪽 유방의 통증이 무해할 확률은 99.99퍼센트입니다!
상부와 겨드랑이 부근의 통증이 가장 흔한 편입니다.

다. 제 임상경험에 의하면 왼쪽 유방의 아픔을 호소하는 환자가 더 많았지만 양쪽 유방에서 동시에 통증을 느끼는 사람도 많으며 유방 중에서도 상부와 겨드랑이 부근에서 가장 흔하게 나타납니다. 유선이 이 부근에 집중적으로 분포해 있기 때문입니다.

유방통은 호르몬 변동에 따라 심해질 수도 있고 꽤 오래 가기도 합니다. 임신하면 유방 통증을 느끼는 것은 자연스러운 일이지만 스트레스 또한 유방의 당김과 통증을 유발할 수 있습니다. 코르티솔 수치가 상승해 여성의 호르몬 시스템과 상호작용을 일으켜 상태를 악화시키기 때문이죠.

우선 월경이 시작될 때까지 기다려보는 것이 좋고 폐경 이후혹은 월경 후에도 통증이 가라앉지 않는다면 프로게스테론 젤을 하루에 두 번 바르면 2~3일 안으로 완화되는 것을 느낄 수 있습니다.

그다음으로 유방에 잘 나타나는 현상은 **유두 분비물**입니다. 유두 분비물은 다양한 원인으로 발생할 수 있습니다. 한쪽에서만 나타날 때는 유방낭종이 원인일 때가 많습니다. 특히 뚜렷한 유선증을 동반하는 경우는 유관이 액체를 내보내는 작용이 활발해져 일어나는 것입니다. 분비물에 피가 섞여 있는 경우는 거의 유두종papilloma을 의심해볼 수 있는데 유두종은 유관에 발생하는 종양으로 대부분 양성입니다. 그러나 정확한 원인은 더 검사해봐야 알고 유두종 중에 악성으로 변하는 경우도 있으므로 수술로 제거합니다.

뿌연 액체가 양쪽 유두에서 나오는 것은 젖분비호르몬인 혈중 프로락틴 농도가 너무 높은 것이 원인으로 꼽힙니다. 이 증상은 그리 드물지 않게 발생하는데 뇌하수체에 아주 작은 양성종양이 존재한다는 것을 시사합니다. 프로락틴종이 있을 경우 월경주기가 교란되거나 임신 능력이 저하될 수 있어 약물치료로 종양 크기를 줄이는 치료법이 시행되지요. 두경부 MRI를 통해 프로락틴종이라는 것이 확실해지면 산부인과에서 내분비내과 등으로 전과하여 치료합니다.

수유를 중단한 후에도 계속 모유가 만들어지는 여성들도 간혹 있습니다. 유두를 눌러 짜면 모유가 흘러나오는 것이죠. 수유를 끊은 후에도 모유 생산이 완전히 중단되지 않아서 그렇습니다. 이는 질병이 아니며 일상생활에 지대한 불편함을 불러일으키지 않는 이상 특별한 치료가 필요하지 않습니다.

유방에도 염증이 발생할 수 있는데 이를 **유방염**이라고 합니다. 주변 세균이 유관 내로 침투하면서 발생합니다. 수유 시 감염이 자주 일어나며, 환경 변화나 수유부의 스트레스 등으로 인해 젖이 잘 흐르지 못할 때 특히 더 세균에 취약해집니다. 그러나 수유 중이 아닌 유방에도 유두의 상처 등에 세균이 침입하거나 유두를 통해 직접 침투한 세균이 유방 내에서 번식할 수 있습니다. 흡연은 염증을 더욱 악화시킵니다. 흡연자는 비흡연자에 비해 면역력이 약해져 있을뿐더러 흡연을 통해 몸으로 들어온 각종 유해물질을 몸 밖으로 내보내는 과정에서 유관 또한 하나의 배출구가 되어 세균의 활동에 더욱 좋은 환경을 제공하기 때문입니다.

464

유방염의 증상은 유방이 벌게지고 단단하게 부어오르며 통증과 열감이 있는 것입니다. 이러한 증상이 나타나면 제때 치료를 시작하는 것이 좋습니다. 자칫하면 고름 주머니가 생기는 농양으로 악화될 수 있습니다. 한 번 농양이 생기면 수술로 제거하는 수밖에 없습니다. 유방염은 항생제로 치료하며 안정과 반복적인 냉찜질이 도움이 됩니다.

수유하지 않는 여성에게 유방염이 생겼다면 염증이 조금 가라앉은 후 반드시 유방 초음파 검사를 해보기 바랍니다. 유방 촬영술을 병행하면 더욱 좋습니다. 단순한 염증으로 보이는 유방염의 배후에 희귀한 염증성 유방암이 숨어 있을 수도 있기 때문에 이러한 검사는 꼭 필요합니다.

유방암, 내 품 안의 적

9장 유방, 우리 몸의 료엽종

오랫동안 꾸준히 우리 병원에 내원하는 환자들을 평상시처럼 정기검진하며 이런저런 이야기를 나누다가 일순간 말문이 막히며 분위기가 싸해질 때가 있습니다. 경험상 몇 달에 한 번씩은 이런 순간을 겪는 것 같습니다. 그것은 유방에서 무언가가 발견되었을 때입니다. 초음파 화면에 수상쩍어 보이는 이상한 무리들이 보이면 저는 즉시 환자에게 그 사실을 말하고 정확한 상태를 파악하기 위해 이제 어떤 단계를 밟아야 할지 알려줍니다. 좋지 않은 병변은 화면을 통해 대부분 확연히 구별되는 편입니다. 의사가 매우 의심 가는 것을 보고도 환자가 충격받을 것을 걱정해 확실하게 말해주지 않거나 두루뭉수리하게 돌려 말하지 않을까, 환자로서는 이런 의심을 해볼 수도 있겠죠. 하지만 절대 그렇게 하지 않습니다. 옛날에는 그랬을 수도 있지만 현재 그렇게 하는 의사는 없습니다. 좋은 것은 좋다고, 나쁜 것은 나쁘다고 명확히 전달합니다.

유방암이 가장 많이 발생하는 연령은 50~70세입니다. 그러므로 독일 건강보험에서는 이 연령대의 모든 여성이 2년마다 한 번씩 유방촬영술을 받을 수 있도록 지원하고 있는 것입니다(한국의 국민건강보험공단에서는 만 40세 이상의 여성에게 2년마다 유방암 검진을 제공하고 있습니다.-옮긴이). 그러나 이것만으로 충분하다는 뜻은 결코 아닙니다! 이 연령대 이하의 여성에게서 발병하는 유방암이 전체 유방암의 30퍼센트나 차지하니까요. 30~40세에 유방암이 처음 나타나는 경우도 매우 흔하며 이보다 어린 나이에 발병합니다. 그럼 가족력이 문제일까요? 전체 유방암 환자의 불과 10퍼센트만이 가족력을 가진 것으로 조사되고 있습니다. 일생 중 유방암이 한 번이라도 발병할 확률을 추산한 결과, 여성 9명 중 1명꼴로 나타난다고 합니다. 이렇게 여성에게서 발병하는 암 중에 1등을 차지하는 유방암이지만 사망원인 순위에서는 뒤로 밀립니다. 심혈관질환이 사망원

☀ **잘못된 믿음 날리기**

가족력이 없으니 안전하다고요? 가족 중 아무도 유방암에 걸린 사람이 없다고 해서 개인적 위험도가 낮아지는 것은 아닙니다. 유방암 발병 여성 중 단 10퍼센트만이 가족력을 가지고 있으니까요!

인 1위이고 치매와 당뇨가 그 뒤를 잇고 있습니다.

유방암은 매우 뜨겁게 논의되면서도 광범위한 주제이기 때문에 여기서 모든 측면을 다룰 수는 없을 것입니다. 그러나 모든 이에게 해당되며 또 명심해야 할 것은 유방암 예방을 위해서 무엇을 해야 하는가입니다. 건강한 식생활을 위한 의식적 노력, 운동, 적정 체중 유지, 음주 자제 등이 유방암 위험요소를 예방하는 데 직접적으로 관련되어 있다는 것이 연구를 통해 입증하는 데 있습니다.[67]

호르몬 대체요법을 실시하고 있는 여성이라면 합성 호르몬제 복용을 피하는 것이 좋습니다. 용량이 정해진 합성 호르몬제는 종래에 많이 처방했지만 현재는 시대에 뒤떨어진 것으로 평가됩니다. 이보다는 개인의 요구량에 맞춰 유연하게 복용할 수 있도록 만든 생체동등호르몬제를 본인의 건강상태가 복용 조건을 충족시키는 경우 복용하는 것이 좋습니다.

한편 알루미늄 화합물 성분을 함유한 데오도란트가 유방암 발병 위험도를 높이는 것이 아닌가 하는 문제에 대해서는 아직 명확한 결론이 나지 않았습니다. 가장 흔한 유방암 병변 부위가 유방 윗부분의 겨드랑이 가까운 곳이므로[68] 이러한 의심이 전혀 근거가 없지는 않습니다. 하지만 서구 여성 대부분이 데오도란트를 즐겨 사용하는 것이 원인인지 아니면 유방 상부 주변에 유선이 가장 밀집한 탓인지는 아직 모르며, 종합해보자면 알루미늄이 유방암과 상관관계에 있다는 증거는 희박한 편입니다. 현재 알루미늄 성분을 배제한 데오도란트 제품도 시중에 많이 나와 있으므로 이런 제품을 구입하면 되고 아예 다른 해결법을 찾는 사람이라면 땀샘제거수술(액취증 수술)도 좋은 대안이 될 수 있습니다. 사실 겨드랑이의 땀과 냄새를 제거하는 데 이보다 더 근본적이고 화학물질에서 안전한 해결법은 없습니다. 다만 수술이 필요하므로 번거롭고 비용이 많이 든다는 점에서 모든 이가 선택할 수는 없겠죠.

유방암 발병위험도가 특별히 높은 위험인자를 지닌 여성은 타목시펜 또는 랄록시펜이라는 이름의 약물을 복용함으로써 예방 조치를 취할 수 있습니다. 이 약제들은 전신의 호르몬 수용체를 차단하므로 그에 따른 부작용이 많아 쉽게 처방하지 않습니다. 그중 하나가 자궁점막을 자극함으로써 자궁암 위험이 높아지는 것을 들 수 있습니다.

50세 이전에 유방암 또는 난소암이 발병한 직계가족(어머니나 딸)이나 자매를 가진 사람은 유전자 검사가 유용할지 의사와 상담해보는 것도 한 방법입니다. 유전자 검사를 통해 미국 배우 안젤리나 졸리의 경우처럼 BRCA1 또는 BRCA2 유전자에 이상이 있는지 확인할 수 있습니다. 안젤리나 졸리는 이 검사에서 정상인보다 난소암 발병위험도가 70퍼센트 높고, 유방암 발병가능성도 높다고 진단받은 후 양쪽 유방과 난소를 제거하는 과감한 결정을 내린 바 있습니다. 그렇다고 유전적 불리함

더 알고 싶다면

유방암 발병위험을 높이는 요소들

- 비만

- 매일 또는 일상적 음주

- 채소가 빈약한 식사, 지방과 고기 비율이 높은 식사

- 용량이 높은 합성 호르몬제를 장기간 복용할 경우

- 비정형세포와 과다증식세포를 포함하고 있는 유선증

- 직계가족이나 자매의 가족력

유방암 발병위험을 높이지 않는 요소들

- 유방촬영술 시 유방의 눌림과 X선

- 와이어가 있는 브래지어, 꽉 끼는 브래지어

- 자동차 안전벨트

- 큰 유방. 작은 유방과 발병률에서 차이가 없음!

- 유방보형물[69]

- 이모, 고모, 사촌 등 친척에게서 늦은 연령대에 유방암이 발생한 경우

  (유전적 원인이 있는 경우 통상 50세 이전에 발생함)

을 안고 있는 모든 이들에게 이 수술을 권하느냐 하면 그렇지 않습니다. 젊은 연령대의 여성이라면 MRI를 통한 꼼꼼한 관찰과 관리를 추천합니다. MRI로 거의 모든 변화와 병변을 발견할 수 있으므로 1년에 한 번씩은 검사를 받아보는 것이 좋습니다.

초음파와 유방촬영술 중 어느 것을 택할 것인가?

유방암 선고는 사형선고가 아닙니다. 병변을 일찍 발견할수록 생존율이 높아집니다. 병변의 양태는 초음파, 유방촬영술, 유방 MRI처럼 영상을 통한 진단기술로 가장 확실하게 볼 수 있습니다. 그렇다면 어떤 경우에 어떤 방법이 적합할까요?

초음파와 유방촬영술은 본인이 증상을 느끼기 전 이상 유무를 보여주므로 30세 이상의 모든 여성에게 정기검진의 일환으로 1년에 한 번은 이 검사를 받을 것을 권합니다.

그다음으로 검사법의 선택 잣대로 사용하는 것은 연령입니다. 50세 이하이며 아직 폐경 전인 비교적 젊은 여성에게는 우선 초음파 검진이 적합합니다. 젊을수록 유방조직이 촘촘하고 치밀하기 때문입니다. 아직은 호르몬 변화에 민감하게 반응하는 연령이므로 유방 상태에 변동이 많아 유방촬영술 결과를 해석하기가 어렵습니다. 밀도가 높은 조직은 유방촬영술로 보았을 때 하얗게 나오는데 종양 또한 하얗게 나타납니다. 눈밭 위에 서 있는 북극곰을 200미터 떨어진 곳에서 구별해내는 것처럼, 촘촘한 조직 사이에 있는 종양을 유방촬영술로 구분하기란 쉽지 않습니다.

이에 반해 유방 초음파에서는 아주 많은 것을 볼 수 있습니다. 작은 유방과 중간 크기의 유방이라면 피부와 그 아래의 모든 것이 거의 낱낱이 다 드러납니다. 풍성한 유방 또는 매우 큰 유방의 경우에는 이보다 조금 어렵겠지만, 초음파의 특성상 유방조직이 치밀하든 성글든 조영하는 데에는 차이가 없어 효과적입니다. 유방촬영술로는 구분하기 힘든 무해한 유방낭종은 초음파로 보면 무해한지 아닌지 바로 알 수 있고 양성의 섬유선종도 알아볼 수 있으며 의심스럽거나 악성종양도 그 특성이 그대로 드러납니다.

그렇지만 유방촬영술도 고유한 쓰임새가 있습니다. 유방촬영술이란 유방을 한쪽씩 편편한 금속판으로 납작하게 누른 다음 X선을 쏘아 촬영하는 것입니다. 아주 뚱뚱한 사람이 가슴 위에 앉아 유방이 납작복숭아가 될 때까지 엉덩이로 서서히 누르는 느낌을 주기 때문에 월경 전 유방이 딴딴하게 당기고 아픈 기간에는 검사를 피하는 것이 좋습니다. 초음파로는 잘 보이지 않으나 유방촬영술로는 발견할 수 있는 덩어리가 있는데 그것은 유방 미세석회화입니다. 미세석회화는 과거의 유방암 병력으로도 생길 수 있으며 현재 유방에서 무언가 좋지 못한 변화가 일어나고 있다는 유일한 지표가 되기도 합니다. 이는 모든 50~70세 여성들에게 2년마다 한 번의 유방촬영술 검사가 무료로 제공되는 이유입니다(한국 건강보험공단은 40세 이상의 여성에 대해 2년에 한 번씩 유방촬영술 검사를 받도록 권고하고 있습니다.-옮긴이). 의료기술의 발달과 기계의 디지털화로 현재는 방사선 노출을 걱정할 필요가 없기 때문에 이를 핑계로 받아야 할 검사를 미루는 것은 어리석은 짓입니다. 저는 여성이라면 매년 유방검진을 받고 50세부터는 초음파 검사와 유방촬영술을 매년 번갈아가며 받는 것이 현명하다고 생각합니다. 비록 독일의 건강보험에서는 50세부터 유방촬영술을 제공하고 있지만 저는 환자들에게 40대 중반에서 후반이 넘어가기 전에 최초의 유방촬영술을 받아보라고 권합니다.

병변 부위를 가장 잘 식별할 수 있는 최고의 영상 검사는 MRI 검사입니다. 이 검사는 유방암을 앓았던 여성의 수술 부위를 점검하는 목적으로 자주 활용됩니다. 시간이 걸리고 검사비가 비싸기 때문에 전체 여성을 대상으로 한 예방 목적의 검진방법으로는 적합하지 않습니다. 독일의 건강보험은 예방목적의 검진일 경우 유방 MRI 비용을 부담하지 않으므로 400~600유로의 검사비를 스스로 부담해야 합니다(한국에서도 검진 목적의 유방 MRI는 비급여 검진 항목이며, 비용은 병원에 따라 차이가 있으나 60만 원 내외입니다.-옮긴이). 아주 가까운 가족, 예를 들면 쌍둥이 자매에게서 유방암이 발병했다든지 어머니가 과거 39세에 발병했다든지 해서 가족력이 매우 의심되는 경우라고 해도 건강보험 대상이 되지 않습니다. 그래도 세부사항에 따라 달라질 수 있으니 문의해보는 것이 좋습니다.

크든 작든 내 가슴이어라

이 주제에 관해 별도의 제목을 붙여 이야기해야 할 정도로 실로 많은 여성이 자신의 유방 크기에 만족하지 못하는 것이 현실입니다.

너무 큰 유방은 정신적 부담뿐 아니라 신체적 부담도 같이 줍니다. 전방에 항상 너무 무거운 짐을 메고 다니는 것과 같기 때문에 이런 여성들에게는 척추나 허리에 통증이 생길 수 있습니다. 유방축소수술을 받으려 할 때 건강보험의 혜택을 아주 조금이라도 받기 위해서는 넘어야 할 산이 너무도 많습니다. 건강보험회사에서 하는 말은 다들 똑같습니다. 우선 살을 빼고 나서 다시 신청하라고 하죠. 경미한 과체중일 때도 살을 빼지 않으면 안 된다고 합니다.

유방 크기는 체중 증가, 호르몬 변화, 나이에 따라 변화합니

다. 원래 테스토스테론이 유방의 발달을 억제하는 작용을 하는
데 폐경 후 저하되는 호르몬들 가운에 그래도 끝까지 버티던
테스토스테론마저 사라지고 난 후에는 다시 유방이 커지기 시
작합니다. 만나는 할머니들마다 제게 이렇게들 물어보십니다.
젊었을 때는 그리도 납작하고 볼품없던 가슴이 왜 다 늙고 나
니 커지냐고요. 그럼 저는 마음속으로 이렇게 생각하지요. 사
랑하는 손자 손녀들이 할머니의 넓고 포근한 품 안에서 잠들
수 있도록 자연이 조화를 부린 덕분이 아닐까 하고요. 그게 아
니라면 하필이면 조금 늦어버린 타이밍에 가슴을 부풀릴 까닭
이 없지 않을까요?

큰 가슴에 비해 작은 가슴은 신체적으로 부담을 주지 않지
만 그에 못지않은 정신적 스트레스를 불러일으키곤 합니다. 작
은 가슴도 싫지만 '푸시업' 브래지어는 도저히 못 하겠다고 한
다면('푸시'할 것도, 끌어모을 것도 없다는 불평과 더불어), 남은 선택
지는 보형물을 넣어 가슴을 확대하는 성형수술뿐입니다. 당연
하게도 미용 목적의 성형수술은 건강보험에 해당하지 않아서
산부인과에서 어떤 진단서를 떼어간다 해도 결과는 별로 달라
지지 않습니다. 극단적인 납작가슴으로 수치심을 느껴 공중목
욕탕이나 수영장에 출입할 수 없는 상황이라고 해도 어쨌든
가슴 성형수술은 본인이 비용을 부담하는 것이 원칙입니다.

가끔 경구피임약이 유방발달을 촉진하는 경우가 있습니다.

거의 브라 컵 한 단계가 올라갈 때도 있죠. 하지만 저라면 이런 이유 하나만으로 피임약을 복용하지는 않을 겁니다.

양쪽 유방의 크기가 다른 여성들도 꽤 있습니다. 한쪽이 다른 한쪽보다 큰 것이죠. 크기 차이가 극심한 경우에는 브라 컵이 두 단계나 차이가 납니다. 이를테면 한쪽은 A컵인데 다른 한쪽은 C컵일 정도죠. 이럴 때는 수술을 통해 교정하는 수밖에 없는데 건강보험의 수혜대상인지 꼭 확인하는 것이 좋습니다. 크기 차이가 심한 유방을 장기간 방치할 경우 자세가 비뚤어지면서 척추 이상이 생길 수 있기 때문입니다.

힘없이 늘어진 유방도 고민의 대상입니다. 갑자기 살이 찌거나 에스트로겐 결핍이 발생하면 유방에 탄력이 떨어지며 늘어지게 됩니다. 모유수유도 원인일 수 있습니다. 젖이 활발하게 도는 동안에 부풀어 올랐던 유방이 모유수유를 끊은 후 초라하게 늘어지는 것입니다. 아무도 알려주지 않고 또 모두가 외면하는 진실이죠.

✳ 잘못된 믿음 날리기

경구피임약에는 원칙적으로 가슴을 크게 만드는 작용은 없습니다. 그러므로 가슴이 커지고 싶다는 이유만으로 구태여 피임약을 복용하지는 말아야 합니다.

이럴 때는 수술로 해결하는 것도 한 방법입니다. 늘어진 피부를 제거하여 유두가 좀 더 위쪽으로 위치하도록 하는 것이죠. 유방 크기에도 불만이 있다면 보형물을 삽입해도 됩니다. 요즘에는 자가지방이식이라고 해서 다리관절 주변의 지방 등 자신의 몸에 있는 지방을 이용하는 방법도 있습니다. 부분마취를 통해 이루어지기 때문에 상대적으로 위험도가 낮습니다. 다만 비교적 최신기술이기 때문에 장기간 관찰사례가 아직 충분히 많지 않다는 점과 만족할 만한 결과를 얻기까지 여러 번 수술을 해야 할 수 있다는 단점이 있습니다.

수술을 고민하든 아니든, 자신의 가슴이 마음에 들든 아니든, 제가 모든 여성에게 당부하고 싶은 것이 2가지 있습니다. 첫째는 좋은 브래지어에 돈을 아끼지 말라는 것입니다. 오래되고 낡고 몸에 맞지 않는 브래지어를 착용한 가슴을 보며 예쁘다고 느끼기는 매우 어렵습니다. 또 올바른 사이즈는 80C 인데도 75B를 착용하는 등 자신의 브래지어 사이즈를 정확히 모르고 있는 사람들이 정말 많습니다. 한 연구에 따르면 전체 여성의 70퍼센트가 잘못된 사이즈의 브래지어를 착용한다고 합니다.[70] 컵의 사이즈뿐만 아니라 아래가슴 둘레의 길이도 잘못 알고 있는 경우가 상당수입니다. 사람의 몸은 세월이 지나면서 변하는데 20대 때의 브래지어 사이즈에 맞춰 평생 브래지어를 착용하면서 단 한 번도 의심하지 않는다면 이런 잘못을 저지르기 쉬운 것이죠. 가슴살이 컵 위로 삐져 올라온다든가 겨드랑이 쪽이 불거져 나온다든가 하면 너무 작은 브래지어를 착용하고 있다는 뜻입니다. 이럴 때는 주저하지 말고 속옷 전문점을 찾아가세요. 전문지식을 갖춘 직원이 줄자를 들고 와 정확하게 치수를 재줄 테니까요. 6개월마다 한 번씩 치수를 재면 이상적입니다! 유방은 변화가 많은 부위입니다. 평소에 자신에게 가장 잘 맞는 제품을 알고 있는 것이 좋습니다.

둘째, 식상한 말로 들리겠지만 꼭 하고 싶은 말이 있습니다. 건강하고 기능에 문제가 없는 유방은 모두 아름답다는 것입니다. 유방의 기능이란 아기에게 먹일 젖을 생산하는 것이죠. 작든 크든 짝짝이든 늘어졌든, 당신의 몸을 가꾸는 것은 어느 누구도 아닌 오직 당신 자신을 위한 행위여야 합니다. 당신을 사랑하는 좋은 남자라면 당신의 가슴이 어떻게 생겼든 예뻐해줄 테니까요.

10장

방광과 항문,
비키니 시티의
또 다른 주민들

　질과 이웃한 방광이나 항문 같은 기관에 문제가 생기면 우리는 흔히 자신이 다니는 산부인과에 먼저 찾아갑니다. 그런데 산부인과는 이런 기관을 전문적으로 치료하는 과는 아닙니다. 여성의 생식기와 관련 기관을 다루는 과죠. 그러나 생식기관과 방광, 항문은 아주 가까이 위치해 있어 의학적으로 겹치는 부분이 있기도 합니다. 요도가 그 좋은 예지요.

　방광과 요도에 특화된 과는 비뇨기과입니다. 산부인과에서 일차적으로 진료를 본 후 더 전문적인 치료가 필요하다고 판단되면 환자를 비뇨기과로 보냅니다. 마찬가지로 항문과 관련해 좀 더 전문가적 치료가 필요하다면 대장항문과로 가야 합니다. 그러나 산부인과에서도 몇몇 증상은 도움을 받을 수 있습니다. 어떤 것들인지 알아보겠습니다.

방광

소변 시 통증

맨 처음 요도염에 걸렸을 때가 아직도 생생합니다. 따갑고 아파서 정말 죽을 뻔했죠! 소변이 아니라 타바스코 소스가 나오는 게 아닌가 할 정도로 매서운 충격의 일차 통증이 가시는가 싶더니 곧 방광을 쥐어짜는 듯한 아픔이 밀려왔습니다. 당시 대학교에 입학한 지 얼마 되지 않았던 저는 아파서 그저 쩔쩔맬 따름이었습니다. 의학지식을 배우려면 아직 한참 멀었던 시기였죠. 주치의는 제게 항생제와 진통제를 처방했고 약을 먹으니 다음 날 겨우 몸을 움직일 정도는 되었지만 그 후로도 몇 주 동안 통증이 계속 남아 있었습니다. 의식적으로 크랜베리 주스를 많이 마셨고 맥주를 마실 일이 있으면 방광에 좋다는 밀맥주를 골랐죠.

여성에게 요도염이나 방광염이 자주 생기는 데에는 몇 가지 이유가 있습니다. 그중 톱3를 꼽자면 다음과 같습니다.

1. 섹스

요도는 클리토리스와 질의 딱 중간에 위치해 있습니다. 매우 취약한 위치가 아닐 수 없죠. 외부에 서식하는 박테리아들이 성교 시 요도를 통해 안으로 유입되기 쉬워 급격한 염증을 유발합니다. 격렬한 삽입성교 시 빈번하게 나타날 수 있지만 남성이 손가락으로 클리토리스를 찾아 자극하려는 시도를 하다가 미끄러져 요도를 건드릴 때도 일어날 수 있습니다. 특히 사귄 지 얼마 되지 않아 성교 횟수가 잦은 사이에서는 상대방의 취향을 찾기 위해 이것저것 해보는 과정에서 박테리아가 요도로 들어가 둥지를 트는 경우를 많이 볼 수 있습니다. 그래서 '허니문 방광염'이라는 말이 생겨났죠. 이는 결혼 전에는 집에 얌전히 있다가 신혼여행을 가서 처음 제대로 된 섹스를 할 수 있었던 옛날에 생긴 말인 듯합니다. 하부요로감염 예방을 위해서는 성교 후 꼭 소변을 봄으로써 혹시 유입되었을지 모르는 박테리아를 소변과 함께 쓸어내리는 것이 매우 중요하다는 사실을 결혼식 전 신부에게 귀띔해주는 사람이 아무도 없었던 거죠.

방광과 요도의 염증은 치료해야 합니다. 약초나 식물성 원료를 사용한 제품을 복용해도 되지만 항생제를 복용해야 하는 경우도 있습니다. 증상이 심할 때는 반드시 닷새 이상 항생제를 복용하여 박테리아를 완전히 박멸할 것을 권합니다. 가벼운 증상에는 식물성 제제를 사용해도 괜찮습니다. 요즘에는 효과 좋은 제품이 여러 종류 판매되고 있습니다. 섹스 후 매번 요도에 불편한 증상을 감지하거나 요로감염에 취약하다고 느끼는 사람이라면 예방적 차원에서 이러한 식물성 제제를 장기간 복용해도 좋습니다. 섹스만 했다 하면 번번이 요도가 감염되는 사람에게는 여러 가지 원인이 있을 수 있습니다. 빈도가 너무 잦았거나 상대방에게 박테리아가 많았을 수도 있습니다. 또는 테크닉이 부적절했을 수도, 그의 그것이 너무 커서 요도를 자극했을 수도 있습니다. 제3자는 정확한 원인을 알 수 없고, 그렇다고 당사자에게 꼬치꼬치 캐물을 수도 없는 일이지만, 방광과 요도에 염증이 잦다면 의사로서 권할 수 있는 방법은 증상이 나타나기 전 미리 예방에 좋은 약제를 복용하는 것입니다. 식물성 제품도 좋고 단당류의 일종인 만노스mannose 제품도 박테리아 억제에 매우 효과가 뛰어난 것으로 알려져 있습니다. 필요할 경우 수 주 이상 장기간 복용해도 전혀 나쁘지 않습니다. 요로감염을 예방하는 주사도 개발되어 있어서 한 번으로 끝내고 싶다면 고려해볼 만합니다.

항생제를 여러 번 복용한 후에도 개선되지 않는다면 특수한

테스트를 통해 클라미디아 감염(5장에서 자세히 설명하겠습니다)
이 아닌지 의심해봐야 합니다. 클라미디아균은 섹스를 통해 전
염되며 요도가 주된 서식지는 아니지만 일부 침입하여 염증을
유발할 수 있기 때문입니다.

2. 호르몬 결핍

또 다른 흔한 원인은 호르몬의 결핍입니다. 방광과 요도는
질 못지않게 호르몬 의존도가 높은 기관입니다. 호르몬이 없
을 때 요도는 긴장감을 잃고 잘 수축하지 못합니다. 그 결과 찔
끔찔끔 새는 순간이 찾아옵니다. 소변을 보고 일어섰을 때라든
가 재채기나 기침을 할 때 자기도 모르게 흘러나오는 것이죠.
한편 수축력이 떨어져 꽉 닫히지 않은 출입문으로는 박테리아
가 드나들기 쉽습니다. 그래서 폐경을 한 여성들이 요로감염에
굉장히 잘 걸리죠. 이를 해결하려면 감염증상을 치료하는 약을
복용하는 것 외에도 평소에 에스트로겐 질 크림을 함께 발라
줘야 합니다.

✳ **잘못된 믿음 날리기**

질 못지않게 호르몬 공급에 울고 웃는 기관이 바로 방광과 요도입니
다! 호르몬 결핍이 있는 여성은 언젠가 반복적인 요로감염에 시달리게
됩니다.

대부분의 여성들이 이를 잘 모르기 때문에 요로감염으로 비뇨기과에 가서 요도가 아닌 질 치료제를 처방받고는 어리둥절해합니다. 나이 든 여성에게서 반복되는 하부요로감염은 호르몬 결핍이 커다란 원인입니다. 그래서 이들의 소변에는 박테리아가 포함된 경우가 많은데 평소에는 아무 증상도 없다가 어느 날 갑자기 소변에 피가 섞여 나오는 것을 보고 깜짝 놀랍니다. 이들 대부분은 요실금도 함께 겪고 있기 마련입니다. 그러므로 앞으로 더 나이 들어서 요실금으로 괴로워하지 않으려면 에스트로겐이 함유된 질 크림 사용이 필수적입니다.

3. 수족냉증

발이 차가워지면 요로감염에 취약해지는 여성이 많습니다. 신경계의 어떤 작용으로 이렇게 되는지 아직 정확히 알려진 바는 없지만 손발이 쉽게 냉해지는 사람은 보온에 특히 신경 써야 하며 비행기 같은 곳에서 맨발에 슬리퍼만 신는 일은 없어야 합니다. 물에 젖은 수영복을 즉시 갈아입지 못해 요도 부근이 차가워지기만 해도 요로감염이 일어나는 여성도 있을 정도입니다.

☀ 잘못된 믿음 날리기

젖은 수영복 또는 너무 짧은 반바지를 입거나 차가운 돌바닥에 앉는
다고 해서 장차 임신에 지장이 있거나 자궁이 상하지는 않지만(흔히 할머
니들이 질색하며 말리곤 하시죠) 요로감염에 취약해질 수는 있습니다. 그러
나 흔한 오해와는 달리 공중화장실에서는 요로감염을 일으키는 박테리
아가 전염되지 않습니다.

사양하고 싶은 멀티태스킹

재채기가 나올 때마다 급히 다리를 오므리며 화장실로 뛰어
가고 팬티라이너 없이는 조깅하러 나가지 못하며 실내놀이터
에서 오랜만에 신나게 트램펄린을 뛰고 싶어도 마음만 굴뚝같
은가요? 요실금은 정말 괴롭습니다. 주눅이 들고 갑자기 폭삭
나이를 먹은 것 같은 절망감을 느낍니다. 하지만 희망은 있습
니다! 원인이 무엇이냐에 따라 여러 각도에서 접근하는 치료
법이 있기 때문입니다.

요실금은 크게 압박성 요실금, 절박성 요실금, 이 2가지가
섞인 복합성 요실금으로 나눌 수 있습니다.

압박성 요실금은 방광에 압력이 가해졌을 때 본인의 의사
와 관계없이 소변이 새어 나오는 것을 말합니다. 기침이나 재
채기, 웃음 등으로 배에 힘을 줄 때, 그리고 점프할 때 일어납
니다.

절박성 요실금은 소변이 마렵다고 느끼자마자 즉시 변기에 앉지 않으면 그 즉시 소변이 흘러나오는 증상입니다. 일상생활이 상당히 힘든 경우입니다.

산부인과 중에서도 요실금을 집중적으로 다루는 특수클리닉으로 비뇨부인과가 있습니다. 저도 진료를 보다가 더 깊은 전문지식을 가진 전문의가 필요하다고 판단한다면 비뇨부인과를 권합니다. 하지만 그 전에 제게 있는 요술주머니를 뒤져

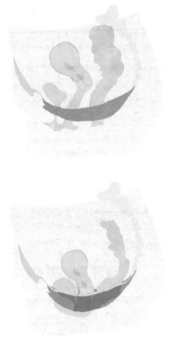

낡은 해먹처럼 약해진 골반기저근

필요한 조치를 다 동원해보지요.

압박성 요실금은 위로부터 가해지는 압력이 너무 강하거나 요도를 수축시키는 힘이 약해 닫히지 않을 때 일어납니다. 아래로 누르는 힘이 너무 강한 경우 비만일 확률이 높습니다. 연령이 높으면서 비만이라면 십중팔구 요실금이 있습니다. 골반기저근이 무거운 무게에 눌려 지속적으로 부담을 받아 옆으로 벌어지는 데다가 갱년기 이후 심해진 호르몬 결핍으로 요도가 느슨해지면 소변 통제가 어려워지기 때문입니다. 그러므로 우선 체중을 줄여야 하고 그다음 골반기저근 단련을 병행하는 것이 중요합니다.

골반기저근이 약해지는 원인에는 여러 가지가 있습니다. 출산, 노화에 따른 근육 손실 그리고 무거운 것을 많이 드는 것도 골반기저근을 느슨하게 만듭니다. 네, 저는 골반기저근은 뼈 빠지게 일한 여자의 병이라고 종종 말하곤 합니다. 골반기저근 강화는 특수하게 고안된 강화운동 또는 탐폰처럼 생겨서 질 안에 밀어 넣는 작은 추를 통해 이루어집니다. 최근에는 전기 자극을 가하여 골반기저근을 단련하는 치료법도 생겼습니다.

갱년기 요실금 예방에 중요한 것은 요도 입구에 호르몬 연고를 바르는 것입니다. 효과가 뛰어난 이 연고는 산도를 적절하게 유지해주고 꾸준한 호르몬 공급을 통해 요도를 건강하게 만듭니다. 질에 오랜 기간 호르몬 공급이 부족하면 탈이 나듯이 요도에도 호르몬이 절대적으로 필요합니다! 풍치 예방에 치실 사용이 중요하듯이 요실금 예방에도 호르몬 연고가 필요하다는 것을 저는 항상 강조하고 있습니다. 연고를 사용할 수 없거나 예방 효과를 더 높이고 싶은 사람은 최신의 CO_2 레이저 요법을 활용하면 됩니다. 통증이 거의 없는 이 레이저 요법을 통해 경증의 요실금을 효과적으로 해결할 수 있고 이보다 좀 더 진행된 요실금은 증상을 완화할 수 있습니다. 이 밖에도 EMS(미국에서는 '피피 체어my pee-pee chair'라는 별명으로 불리죠)라고 해서 의자처럼 생긴 치료기를 통해 효과를 보기도 합니다. 옷을 입은 채로 의자 같은 기기 위에 앉으면 전자기파에서 발생하는 매우 빠른 파동(분당 500회 진동)이 골반기저근까지 전달되어 근육을 단련해주는 원리입니다. 업체에서 제공한 정보에 의하면 요실금용 기저귀 사용을 75퍼센트까지 줄여준다고 합니다. 독일에 이미 몇몇 EMS 스튜디오가 오픈했으니 시도해보아도 좋을 듯합니다(한국에도 다양한 종류의 EMS 마사지 기구가 판매되고 있습니다.-옮긴이).

절박성 요실금은 대부분 신경계 장애로 발생합니다. 극도로 민감해진 방광이 요의를 느끼는 순간 너무 빨리 수축되어 결국 오줌이 새어나와 난처한 상황을 일으킵니다. 절박성 요실금은 지속적인 박테리아 감염으로 인한 방광염 때문에도 종종 일어나므로 꾸준한 방광 관리가 꼭 필요합니다. 방광의 민감성을 낮추는 의약품도 있지만 복압성 요실금보다 치료가 좀 더 까다로운 절박성 요실금의 경우 비뇨부인과 또는 비뇨기과 진료를 꼭 받아야 합니다.

항문

항문은 사실 산부인과의 전문영역에서 벗어난 부위입니다. 의료계 내에서도 다루는 이가 많지 않은 특수한 세부 분야인데 그 위치가 질 및 외음부와 매우 근접해 있으므로 산부인과에서도 기본적인 것은 다룹니다. 항문은 말하자면 이웃집 아이와 같은 존재입니다. 내 아이는 아니지만 우리 집 아이와 자주 같이 놀고 가끔 우리 집에서 밥을 먹기도 하죠. 산부인과에서는 항문의 정상 여부를 관찰하고 이상이 있으면 항문 전용 연고를 처방하거나 다른 필요한 조치를 취합니다. 이웃집 어린이가 우리 집에 놀러왔을 때와 비슷하죠. 다리에 작은 상처가 났을 때 밴드를 붙여주지만 큰 상처를 입었을 때는 일단 부모한테 알리고 집으로 보냅니다. 이 아이를 책임지는 부모는 바로 대장항문외과 전문의죠.

그래도 산부인과에서 진료할 수 있는 소소한 항문 관련 질병에는 어떤 것들이 있을까요? 흔하게 나타나는 증상 중에는 다음과 같은 것들이 있습니다.

왜 가렵고 따가울까?

그곳이 가려울 때 누구에게 말하기란 무척 어렵습니다. 항문 소양증은 참을 수 없을 만큼 심할 때가 많은데 민감한 신경들이 매우 많이 모여 있는 부위이기 때문입니다. 가려움은 상상 이상이죠! 대체 왜 그곳이 가려운 걸까요? 예방하려면 어떻게 해야 할까요?

심한 항문 가려움증을 유발하는 원인 중 하나는 항문 주위에 서식하는 **곰팡이(진균)**입니다. 진균은 특히 여름에 항문을 선호합니다. 덥고 땀나며 껌껌한 항문에서 박테리아들과 어울려 번식하는 것이죠. 진균은 호시탐탐 기회를 노리다가 이때다 싶으면 피부에 침투해서 세력을 넓혀갑니다. 설상가상으로 가렵다고 긁어서 생긴 작은 상처들에 박테리아가 속속들이 들어앉으면 곰팡이 파티는 절정에 달하죠. 이 단계에 이르면 가려운 것을 넘어 아프고 쓰립니다. 이럴 때는 14일 이상 꾸준히 연고를 발라야 진균을 퇴치할 수 있습니다. 한 가지 중요한 사실이 또 있습니다. 가려움증이 사라졌다고 연고 바르기를 중단해서는 안 된다는 것입니다. 곰팡이균은 피부 깊숙한 곳까지 침투합니다. 괜찮아졌다고 약을 바르지 않으면 몇 주 후에 다시 올라옵니다. 재발 방지를 위해 샤워 후 잊지 않고 사타구니를 잘 말리는 것이 최선입니다. 엉덩이가 크거나 살이 많이 쪄서 걸을 때마다 살이 쓸린다면 항문 부위가 습해지지 않도록 베이비파우더를 살짝 뿌리거나 순한 성분의 데오도란트를 발라주는 것도 좋은 방법입니다. 그러나 상처가 있을 때는 하면 안 됩니다.

너무 **박박 문질러 씻는 것**, 배변 후 휴지로 너무 세게 꼼꼼히 닦는 것도 피부 곰팡이를 악화시킬 수 있습니다. 문지를 때 생긴 미세한 상처들이 활짝 열린 대문처럼 곰팡이와 박테리아에게 번식할 기회를 제공합니다.

반대로 잘 닦지 않아도 가려움증이 생길 수 있는데 이런 가려움증은 그나마 참을 만한 편입니다. 이럴 땐 순한 물티슈로 가볍게 닦으면 한결 나아집니다. 다만 물티슈로 닦아낸 후 마른 휴지로 한 번 더 말려주면 곰팡이가 파고들 틈이 없죠.

항문 주위의 털을 **제모**한 후에도 가렵고 따가울 수 있습니다. 매번 제모 후 따가움을 겪고 싶지 않다면 왁싱이 해결책입니다.

자가면역질환의 일환으로 나타나는 피부질환, 예를 들면 경화유축성 태선이나 건선 등의 피부병도 항문 주위에 반복적으로 발생할 수 있습니다. 반드시는 아니지만 이러한 피부병은 금방 육안으로 판단 가능한 경우가 많습니다. 경화유축성 태선은 우선 코르티손 연고로 1차 치료를 한 다음 CO_2 레이저 요법을 추가해 증상 발현을 억제합니다. 건선으로 보일 때는 전문 피부과로 환자를 보내죠.

치질(치핵)도 가려움증을 동반할 수 있습니다. 울혈된 혈관조직이 항문 밖으로 빠져나오며 생기는 이 질환은 일상생활에 굉장한 불편을 초래합니다. 임신 시 배가 무거워졌을 때 종종 생기기도 하는데 복압이 직장 주변의 혈관을 누를 정도로 너무 커져 눌린 항문 내 조직이 점차 외부로 밀려나오기 때문입니다. 치료법은 치질전용 연고로 부기를 가라앉히면서 샤워 후 매번 찬물로 환부를 식혀줍니다. 환부에 차가운 물을 적신 수건을 대는 방법도 있습니다. 환부가 너무 크거나 많이 진행되었을 경우에는 수술로 치료합니다.

기생충도 항문 소양증을 유발합니다. 특히 요충은 전염력이 굉장히 강합니다. 보통 소아에게 많이 발견되는데 성인에게도 드물지 않게 나타납니다. 임신이나 산후조리 등 몸의 면역체계가 약해져 있을 때 감염되기 쉽습니다. 보통 낮에는 아무것도 느끼지 못하다가 밤이 되면 가려움증이 극에 달합니다. 암컷 요충은 알을 낳기 위해 야간에 장에서 항문으로 이동하며 이때 미치도록 가렵습니다. 눈에 보이지 않을 정도로 작은 알은 피부를 긁을 때 손으로 옮겨갑니다. 그 손이 입에 닿으면 알이 다시 몸 안으로 들어가 장에서 부화합니다. 소아의 손이나 장난감에 붙어 있다가 몸에 들어가는 방식으로 사람 간 감염이 이루어지는 것입니다. 그러므로 집에 아이가 있다면 음식을 먹기 전 언제나, 항상, 꼭 손을 씻어야 합니다! 다행히도 치료는 구충제를 복용하면 되므로 간단한 편입니다. 요충 구충제는 소아, 임신부, 수유부 등 누구나 복용할 수 있습니다.

그 밖에도 성기 헤르페스 같은 일부 성병이 비록 주된 증상은 아니더라도 가끔 항문 소양증을 초래하기도 합니다.

또한 원인을 전혀 밝힐 수 없는 소양증으로 산부인과를 찾아온 환자는 대장항문과로 보냅니다.

항문에 작열감이 느껴진다면 치질일 수도 있지만 항문 피부가 찢어져 생긴 상처(**항문치열**) 때문일 수도 있습니다. 배변 시너무 힘을 과도하게 주거나 변이 너무 딱딱해서 항문 주위 피부를 상하게 한 경우입니다. 한 번 입은 열상은 늘어날 때마다 다시 찢어지곤 하죠. 이때는 변이 충분히 물러지도록 수분을 많이 섭취하는 것이 중요합니다.

혈전성 외치핵 또한 항문에 엄청난 아픔을 일으킵니다. 변이 매우 딱딱해 무리한 배변을 시도할 때 흔히 생겨나며 통증이 심합니다. 대장항문과의 진료를 받을 필요가 있으며 수술로 제거가 가능합니다.

항문성교에 관한 기초 지식

　인류가 탄생한 이후 항문성교는 쭉 존재해왔지만 최근 들어 이성애자들 사이에서도 부쩍 주류의 하나로 자리 잡는 추세가 보입니다. 스웨덴의 한 연구에 의하면 지난 15년 사이 정기적으로 항문성교를 갖는 여성의 수가 거의 2배 가까이 증가했다고 합니다.[71] 당신이 아직 항문성교를 해보지 않았다면 꼭 고려해야 할 사항과 알아야 할 지식이 있습니다. 남녀 가릴 것 없이 항문에는 매우 많은 감각수용체가 분포되어 있어 성적 쾌감을 느끼는 기관으로 적합합니다. 단, 올바르게 다룰 경우에 한해서 그렇습니다. 이 글을 파트너에게도 읽어주기 바랍니다! 상대방이 무지하다면 항문성교는 힘들고 아프기만 할 뿐 절대 즐거운 경험이 되지 못할 테니까요. 항문성교가 잘 되려면 여유로운 마음과 윤활제(러브젤), 이 2가지가 필요합니다.

첫째로, 항문은 괄약근이라고 하는 매우 힘이 센 근육으로 이루어져 있습니다. 이 근육은 수면 시에도 항상 긴장된 채로 닫혀 있으며 유일한 역할은 대변과 방귀가 나오지 못하게 막는 것입니다. 억지로 힘을 주어 벌리거나 성급하게 늘리면 큰 통증이 일어나며 열상이 발생할 수도 있습니다. 하지만 괄약근을 아주 천천히 시간을 두고 벌리면 이완반사가 일어나 저절로 열립니다. 이 느낌은 변을 내보내려고 변기에 앉아본 사람이라면 누구나 알고 있죠. 대변이 장에 오래 머무른 후 앞으로 조금씩 밀려나면 직장이 이완되면서 신호가 옵니다. 그러면 압력이 가해짐과 동시에 괄약근이 풀리면서 변이 외부로 나오는 것입니다.

그렇다면 이러한 자연스러운 괄약근의 이완을 성관계 시 어떻게 유도할 수 있을까요? 손가락 그리고 충분한 시간적 여유를 활용하면 됩니다. 파트너가 윤활제를 바른 손가락을 성관계 중간에 집어넣습니다. 천천히 집어넣고 나서 움직이지 말고 그저 넣은 채로 그대로 있어야 합니다. 손가락 대신에 작은 크기의 초보자용 벗플러그butt plug를 사용해도 좋습니다. 이렇게 최소 3분을 기다린 후 두 번째 손가락을 천천히 집어넣습니다. 역시 손가락을 움직이지 말고 그대로 있습니다. 5분에서 10분이 지나면 항문이 늘어남에 적응하고 괄약근이 반사적으로 이완됩니다. 이때 음경을 삽입하면 됩니다.

윤활제를 사용해야 함은 물론입니다. 양은 어느 정도가 좋을까요? 너무 많은 거 아닌가 싶을 정도로 듬뿍 바르는 것이 적절한 양이라고 보면 됩니다. 원칙적으로 많이 바르면 바를수록 삽입이 쉬워집니다. 여성이 변기에 앉았을 때처럼 배에 힘을 주면 음경 삽입이 수월해집니다. 괄약근의 저항이 적어지기 때문입니다. 이렇게 조금씩 천천히 음경을 삽입하다가 아픈 시점에서 멈춥니다. 남성이 음경을 삽입함과 동시에 여성이 스스로 클리토리스를 자극하면 항문 자극에서 오는 오르가슴을 더 깊고 격렬하게 경험할 수 있습니다. 이 행위를 마치고 나면 항문성교를 선호하는 사람들이 왜 많은지 비로소 이해할 수 있습니다. 첫 시도가 잘 되지 않았더라도 실망하지 말고 다음 기회를 노려봅니다. 무리하게 계속하는 것보다는 차라리 중단하고 잊어버린 후 나중에 시간적·정신적 여유가 될 때 다시 한번 시도해보는 것이 낫습니다.

지극히 당연한 말이기에 굳이 설명하지 않아도 되겠지만 반복해서 이야기하자면 뒤로 한번 들어왔던 것을 앞으로 또는 구강으로 다시 들여보내지 않는다는 원칙을 모두 다 알고 있으리라 믿습니다. 왈가왈부할 필요도 없고 무조건 그렇습니다. 병원에 내원하는 젊은 여성 중 상대방 남자의 설득에 못 이겨 이 원칙을 어겼다가 각종 감염으로 이어진 경우가 적지 않습니다.

최근 들어 독일에서 부쩍 두드러지는 이 추세를 한번은 짚고 넘어가야 할 것 같아 이야기해보겠습니다. 느슨하거나 즉흥적인 관계로 만난 남자와도 항문성교를 해야, 또는 할 줄 알아야 자신이 좀 더 섹시하고 쿨한 사람처럼 비춰진다는 생각을 갖고 있는 젊은 여성들이 많다는 것입니다. 항문성교가 예전보다 흔해진 나머지 구강성교 못지않게 유행이라고는 하지만 거의 알지도 못하는 상대와 위험을 무릅쓰고 위험한 형태의 성관계를 가져서는 절대 안 된다는 점을 말하고 싶습니다. 항문성교는 굉장한 신뢰 위에 이루어지는 관계입니다. 상대방 남성이 자칫하면 여성을 크게 다치게 할 수 있는 위험이 있기 때문에 여성은 싫으면 싫다고 즉시 말할 수 있을 만큼 스스로 자신감이 있어야 하며 두 사람 사이의 소통도 원활해야 합니다. 또 항문성교 시 콘돔이 찢어지는 경우가 많으므로 성병에 매우 쉽게 감염될 수 있습니다. 당신의 의사와 상관없이 항문성교를 고집하는 남자는 상대할 가치가 없습니다. 그러므로 뒷문으로 들어온 손님이라고 다 같은 손님이 아닙니다! 억지로 들어오려고 하는 자는 옆으로 밀쳐내고 꿋꿋이 나의 길을 가세요!

11장   산부인과 방문 시

알아두어야 할 것들

산부인과 가기가 꺼려지는 것, 저도 잘 압니다. 아무리 담당 산부인과 선생님이 좋고 친절하다고 해도 진료의자에 올라가 자신의 치부를 드러내는 자세로 누워 있는 것을 좋아할 사람은 아무도 없죠. 농담 반 진담 반으로 산부인과와 치과 가는 게 제일 싫다고 하소연하는 사람도 많이 봤습니다. 그래도 상조회사와 세무서 출입보다는 나은 위치를 차지하는 것을 위로로 삼아야 할 것 같네요.

산부인과에 갈 때 대부분 걱정을 많이들 합니다. 검사가 두렵기도 하고, 결과가 나쁘게 나오면 어떡하지 하는 생각들로 머릿속이 꽉 차서 원래 물어보려고 했던 것들을 잊어버리거나 진찰 후 의사가 했던 이야기들 태반을 기억하지 못하는 경우도 허다합니다. 이왕 가는 산부인과, 제대로 활용하려면 다음과 같은 점을 염두에 두세요.

1. 물어보고 싶은 것들은 다 메모해서 가세요. 혹시 임신일까 봐
너무 두려운가요? 그럼 그렇게 이야기하면 됩니다. 지난 주말
에 우연히 만난 남자와 하룻밤을 보낸 후 혹시 병이라도 옮았
을까 봐 걱정된다고요? 항문에 이상하게 생긴 혹 같은 것이 났
나요? 이런 걱정이 있다면 진료가 시작될 때 미리 알리는 것이
좋습니다. 문제가 무엇인지 알아야 의사는 방향을 잡을 수 있
습니다. 의사 앞에서 말 못할 것은 없습니다. 창피할 것도 없습
니다. 우리 의사들은 산전수전 다 겪은 사람들입니다. 당신의
진짜 문제를 말하세요!

2. 임신이나 월경 등에 관해 일반적인 질문이 있다면 그에 관한 세
세한 정보가 필요합니다. 특히 월경에 얽힌 복잡한 문제가 있
을 때 더욱 그렇습니다. 예를 들어 마지막 월경일이 정확히 언
제였는지, 평소와 어떻게 달랐는지 그리고 그 전 월경은 어땠
는지에 대한 이야기가 필요한 경우가 많습니다.

3. 한 환자에게 허락된 시간이 최대 15분을 넘지 않는다는 것, 담
당의는 15분마다 새로운 환자와 그 환자의 문제를 접하고 해
결해야 한다는 사실을 미리 주지하면 좋습니다. 의사가 환자의

문제를 빨리 파악하면 할수록 환자에게 득이 됩니다. 구구절절 배경설명은 생략하고 현재의 문제나 증상 중 가장 중요한 것을 추려 이야기하면 의사는 상황을 금방 파악할 수 있습니다. 언제부터 이러이러한 증상이 나타났고 현재 상태는 이렇다고 설명하면 의사는 머릿속으로 재빨리 방향을 잡아서 구체적인 것들을 더 깊게 질문할 수 있죠.

☀ 잘못된 믿음 날리기

많은 주의가 필요한 만성 질병이나 다양한 약품에 알레르기가 있는 사람이 아니라면 굳이 복용설명서를 정독할 필요가 없습니다. 담당의는 여러 가지를 염두에 둔 상태에서 처방전을 써줍니다. 복용설명서에 쓰인 내용을 계약서의 함정조항과 같은 것으로 취급하거나 혹은 복용했을 때 잘못될 위험이 매우 높다는 경고문으로 생각해서는 안 됩니다. 복용설명서는 제약회사가 확률의 고하를 불문하고 발생할 수 있는 모든 종류의 부작용과 아직 알려지지 않은 부수현상을 나열함으로써 법적인 책임을 피하려는 의도에서 만들어진 것입니다. 즉 이론적으로 발생 가능한 모든 것을 기재해놓았다는 뜻입니다. 만일 의약품이 아닌 다른 생활용품에도 극단적으로 희박한 확률의 위험을 포함하여 일어날 수 있는 모든 경우의 수를 사용설명서에 적어놓는다면 우리는 자동차를 운전할 수도, 파스타를 먹을 수도, 수영장에 갈 수도 없을 것입니다.

4. 진료 막바지에는 지금까지 이해한 것들이 맞는지 다시 한번 말하며 확인하는 것이 좋습니다. 약의 경우 복용설명서에 기재되어 있지 않지만 기억해야 할 사항들을 메모합니다. 듣는 순간에는 다 알 것 같지만 병원 문을 나서는 순간 무엇이 중요한지 헷갈릴 수 있습니다. 잘 모르겠으면 담당의에게 그 자리에서 바로 물어보고 메모를 하든지 휴대전화에 녹음합니다. 스트레스 상황에서는 본인이 들은 내용의 단 10퍼센트만을 기억한다는 연구결과가 있습니다!

산부인과 정기검진에서는 무엇을 하나?

산부인과 정기검진은 보통 생식기의 외관에 이상 유무가 없는지 체크하면서 시작합니다. 외형에 나타나는 감염이나 기타 질환의 징후를 살펴보는 것입니다. 대음순의 크기나 외관의 모습 등은 큰 이상이 없는 한 중요하게 다루지 않습니다. 그다음에는 자궁검경을 사용하여 대음순과 소음순을 차례대로 벌립니다. 요도 입구와 바르톨린샘도 이때 관찰하죠. 앞 장에서 나왔던 바르톨린샘, 기억나지요? 그러고 나서 이제 자궁검경을 천천히 집어넣어 질을 벌립니다. 자궁검경은 일회용 플라스틱으로 되어 있는 것과 금속으로 만들어진 것이 있습니다. 병원에서 환자를 위해 자궁검경을 미리 체온과 비슷한 온도로 덥혀놓으면 더욱 좋겠죠.

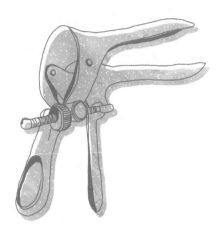

산부인과에서 빈번히 사용하는 자궁검경

 자궁검경에는 여러 크기가 있는데 매우 홀쭉한 형태의 XS 사이즈의 경우 아주 좁은 질을 진찰할 수 있고 S는 탐폰 정도는 사용하지만 아직 성경험이 없는 청소년이나 젊은 여성을 진찰할 때 사용합니다. 출산을 하지 않은 여성이라면 작은 크기의 자궁검경으로도 대부분 자궁경부가 잘 들여다보이기 때문에 저는 주로 그렇게 하는 편입니다. 이 밖에 M과 L은 좀 더 크기가 크고 너비도 깁니다. 출산 경험이 있는, 자궁경부가 넓은 여성에게 적용합니다. 피사의 사탑처럼 자궁이 오른쪽 또는 왼쪽으로 비스듬히 기울어 있어서 자궁경부가 질 바로 위에 위치하지 않은 경우에도 큰 크기의 자궁검경을 사용하는데 경사로 인해 자궁경부의 세포채취 검사가 쉽지 않을 때 이를 용이하게 해줍니다.

질이 접히는 플라스틱 상자처럼 납작하게 눌려질 수 있다는 앞장의 내용, 아직 기억하나요? 내부를 검진하려면 이렇게 납작하게 눌려 있는 질을 세워야 합니다. 질과 자궁경부의 모습, 분비물의 상태, 출혈 여부, 자궁경부 표면의 변형 및 외번(자궁경부를 덮고 있는 점막층이 밖으로 탈출되는 현상. 3장에 설명되어 있습니다) 등을 살펴봐야 하죠.

자궁경부암을 검사하려면 자궁경부에서 세포를 채취하는데, 필요할 경우 HPV나 클라미디아 감염의 여부를 알기 위해 세포채취 샘플을 하나 더 추가하기도 합니다. 다른 미생물 검사를 위한 세포채취를 하고 싶다면 이때 같이 하기도 하는데 자궁경부 내부에서 하는 것은 아니고 질의 안쪽 끝부분에서 채취합니다.

세포채취 시 약간의 출혈이 생길 수도 있습니다. 호르몬 이상으로 자궁경부 외번이 있을 때는 그러할 확률이 높아지죠. 이런 출혈은 대부분 1~2분 후 저절로 멈춥니다.

※ 잘못된 믿음 날리기

환자가 음부의 털을 밀었든 그렇지 않든 우리 산부인과 의사들에게는 아무런 상관이 없습니다. 진심입니다. 제모를 하지 않았다고 사과할 필요도, 아침에 샤워한 후 온종일 땀을 흘리고 나서 병원에 온 것에 대해 죄송하다는 말을 할 필요도 없습니다. 진찰 시 그런 것들은 보이지 않고 냄새가 나는 것도 아니니 안심하세요.

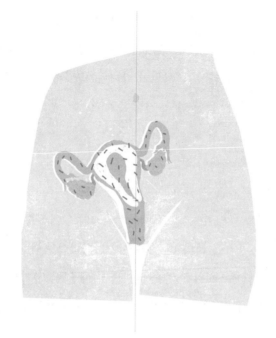

**피사의 사탑처럼 비스듬히 기울어진 자궁은
세포채취 검사가 용이하지 않을 때가 많습니다.**

　다음 단계로는 겉에서 하복부를 촉진하며 환자가 난소 부근에 통증을 느끼는지 살펴봅니다. 의사는 촉진으로 난소낭종 또는 자궁의 변화는 느낄 수 없지만 자궁의 크기와 위치는 대부분 알 수 있습니다. 환자가 배에 힘을 빼고 말랑말랑하게 만든 후 의사가 배를 만질 때 통증이 느껴진다면 정확히 어느 지점에 통증이 있는지 의사에게 알려주는 것이 중요합니다. 정상적인 경우라면 배를 눌렀을 때 아프지 않습니다. 50세 이상의 여성에게는 추가로 항문 검사가 따릅니다. 2009년부터는 독일의 건강보험에서 부담하는 정기검진 검사항목에서 항문 검사가 빠졌지만 저는 이왕 검사하는 김에 외관상 이상은 없는지, 출혈은 없는지 가볍게 검사합니다.

독일의 경우 건강보험이 부담하는 산부인과 정기검진 목록에 초음파 검사가 포함되어 있지 않습니다. 그러나 이상소견이 있어 의사가 초음파 검사가 필요하다고 판단할 때에는 당연히 포함되지요(한국에서도 이상소견이 있을 시 초음파 검사에 건강보험이 적용됩니다.-옮긴이). 산부인과 전문의들은 임신을 원하는 30세 이상의 여성에게 1년에 한 번씩 초음파 검사를 해서 낭종이나 근종 등을 발견할 수 있도록 권하고 있습니다. 이는 임신을 위해 중요합니다. 초음파 검사는 정기검진에 필수적인 것은

✳ 잘못된 믿음 날리기

정기검진 날이랑 월경일이 겹치게 되었다면 예약을 취소해야 할까요? 꼭 그러지 않아도 됩니다. 첫째 날이나 둘째 날처럼 월경량이 많다면 필요에 따라 취소해도 되겠지만 그렇지 않다면 세포채취 검사는 충분히 가능합니다. 양이 많을 경우 검사 샘플에 혈액이 많이 묻어나겠지만 가벼운 월경이라면 검사에 지장을 주지 않습니다. 그러나 월경 전에 분비물이나 진균 감염이 있어 찾아온 경우라면 월경 동안에는 이러한 증상을 잘 관찰할 수가 없어 진찰을 월경 후로 미루는 것이 좋습니다.

아니지만 병행하면 진단의 정확성을 높여줍니다. 본인의 몸에 대해 더 정확히 알고 싶다면 당사자에게 분명 도움이 되겠죠.

다음으로는 유방촉진 검사가 이어집니다. 독일의 경우 30세 이상의 여성들을 위한 검진목록에 올라있지만 웬만한 산부인과 전문의라면 그보다 젊은 여성들이라 할지라도 전문적인 촉진 기술을 활용하여 검사를 시행합니다.

유방 초음파를 시행하는 경우는 검진 시 가슴에 무언가가 만져졌을 때, 그리고 연령이 30세 이상일 때입니다. 그래서 30세가 넘은 여성이라면 1년에 한 차례 유방초음파를 받아보는 것이 좋습니다. 건강보험공단에 문의하여 얼마나 지원을 받을 수 있는지 알아볼 수 있습니다.

시간, 사랑 그리고 배려

의사는 딜레마에 빠질 때가 많습니다. 예약시간에 잘 맞춰 온 내원자들이 모두 오래 기다리지 않고 진찰받을 수 있게 하고 싶지만 의사로서 진료실에 들어온 환자에게 최대한의 관심을 기울이고 싶은 마음도 크기 때문입니다. 이는 때에 따라 원래 10분으로 예정한 진료시간이 어느 환자에게는 갑자기 30분으로 늘어날 수 있다는 뜻입니다. 예상치 못했던 성병을 진단받고 배우자의 외도를 알게 되어 펑펑 우는 환자, 나쁜 검사 결과를 통보받고 망연자실한 환자가 앞에 있다면 진료시간이 길어질 수밖에 없습니다.

정해진 시간보다 조금 더 길어질 것 같은 생각이 든다면 전화 예약 시 이야기해두어도 됩니다. 그러면 병원에서는 형편이 되는 한 앞뒤로 시간을 조금 여유 있게 조정해놓을 수 있습니

다. 그러면 시간에 쫓겨 할 말을 다 못하고 서둘러 진료실을 나
오거나 다음 대기자가 너무 오래 기다리는 일을 피할 수 있겠
지요. 미용실을 연상하면 쉬울 겁니다. 간단하게 앞머리만 자
르는 것과 펌과 염색을 하는 것은 다르니 미리 목적을 이야기
해주면 시간배분에 유용합니다. 어쨌든 병원에 가면 조금은 기
다리게 마련입니다. 바쁜 사람은 접수 간호사에게 실제 예상
대기시간을 솔직히 말해달라고 한 뒤 그동안 다른 일을 처리
하고 올 수도 있겠죠. 경험상 대기시간이 매번 길었던 병원에
갈 때 저는 출발하기 전 전화를 걸어 예약시간에 딱 맞춰 가야
하는지 아니면 환자가 많이 밀려 있는지 체크하곤 합니다.

시간이 빠듯한 사람은 진료 접수 시 바로 그 사실을 알리는
것이 좋습니다. 몇 시에 진료를 마치고 나가야 하는지 알려주
기만 해도 손해날 일은 없습니다. 진료시간을 앞당겨줄 수도
있고 환자가 많이 밀렸으니 예약을 다시 잡으라는 설명을 듣
게 될 수도 있습니다.

힘들고 지루한 대기시간 중에도 차분함을 유지하는 친절한
환자에게 고마운 마음을 가지지 않을 간호사는 없을 것입니다.
웃는 사람에게는 소시지 하나라도 더 얹어드리고 싶은 것이
사람의 마음입니다. 병원 문 닫을 시간이 약간 지났다 하더라
도 얼른 피임약을 처방 받고 저녁 비행기로 휴양지 카나리아
섬으로 떠날 당신을 위해 진료를 해주는 융통성을 발휘할 수

있지요. 소시지는 더 드리지 못하지만 말이죠. 한 병원을 오랫동안 꾸준히 다녀 이런저런 사건들을 함께 헤쳐 나가며 신뢰를 구축해온 환자들에게는 보이지 않는 보너스 점수 같은 것이 쌓입니다. 의사와 환자가 서로 합이 맞고 말이 잘 통하는 사이가 되면 의사는 친구가 되고 접수 간호사는 사소한 일상을 기꺼이 나눌 수 있는 좋은 지인이 됩니다. 운이 조금 따라준다면 당신의 산부인과는 당신이 울고 웃을 수 있는 곳, 흔쾌히 가고 싶은 곳이 되겠죠. 어쩌면 순위 다툼에서 산부인과가 치과를 앞설 날이 올지도 모르겠습니다.

마지막으로 덧붙이며

독자 여러분, 이제 책을 완독하셨습니다! 이로써 당신과 나는 여자의 몸이라는 미지의 땅을 함께 탐험하고 돌아왔네요. 흥미로운 여행이었기를, 또한 여성으로서 자신의 건강을 위해 갖춰야 하는 지식과 자신감이라는 수확을 얻었기를 희망합니다. 이제 필요한 지식을 손에 쥔 당신은 자신의 몸을 더 잘 알게 되었고 앞으로 의사와 동등한 눈높이에서 이야기를 나눌 수 있게 되었습니다. 산부인과의 퍼스트 클래스 고객으로 업그레이드된 셈이죠. 그뿐 아니라 그동안 몇몇 특별한 승객들만 출입할 수 있었던 VIP라운지에도 입장할 수 있게 되었습니다. 예전에는 왜 이러한 전문정보가 대다수의 일반인에게 공유되지 못했을까요? 저는 전통적으로 내려오던 고정관념과 깊은 관련이 있다고 봅니다. 의사에게는 모든 지식이 있고 환자는 아무것도 모른다는 생각이 그 옛날에는 마치 분업의 원리처럼 적용되었던 것이죠. 한 사람은 지붕을 얹는 일을 하고 다른 사람은 아이들을 돌보며 누군가는 마을에 역병이 돌 때 어떻게 해야 할지 결정을 내리는 그런 옛날식 분업 말입니다.

그러나 내부자들만으로 이루어진 배타적인 의학자 사회를 수호하는 이러한 독단적 신념은 조금씩 허물어지다가 인터넷의 보급으로 더욱 구멍이 뚫리게 되었고 결국은 흰 가운을 입은 하느님 취급을 받던 의사는 그 존재감이 점점 희미해져가고 있습니다. 그럼에도 불구하고 지식보유자로서, 그리고 건강과 질병에 관한 질문에 일차적으로 답을 줄 수 있는 전문가로서 의사에 대한 전통적 이미지는 완전히 소멸되지 않을 것입니다. 모든 사람이 의학의 모든 분야를 잘 알기란 불가능하고 그래야 할 이유도 없기 때문입니다. 방사선과나 응급외과 전문의는 앞으로도 변함없이 많은 지식을 배우고 소유하는 사람일 것입니다. 그러나 산부인과는 여성이라면 자신의 몸에서 일어날 수 있는 온갖 문제를 설명해주는 설명서와 같아야 합니다. 산부인과 지식은 환자가 확실히 이해할 수 있는 언어로 전달되어야 하고 환자에게 생소한 느낌이나 소외감을 주어선 안 됩니다. 과거 마르틴 루터가 성경을 일반 백성들이 알아들을 수 있는 그들의 언어로 번역한 것처럼, 저도 여성의 몸에서 일어나는 각종 생리현상들을 모든 여자들이 이해할 수 있도록 풀어 씀으로써 신비하고 복잡하게 여겨졌던 것들을 이해할 수 있는 단순한 것으로 바뀔 수 있게 노력했습니다. 제게 몸에 관한 지식은 여성 본인이 가장 잘 갖추고 있어야 하는 것이지 몇몇 사람들만 아는 그들만의 것이 되어서는 안 된다는 믿음이 있습니다. 아름다운 육체의 행복한 소유자는 여성 자신이어야 합니다. 여성이라면 매월 일정한 리듬에 맞춰 생명을 이어가며 여러 문제들을 훌륭히 헤쳐 나가는 자신의 육체를 창조주보다도 더 잘 알아야 한다고 믿습니다.

저를 포함한 병원 진료진은 여성들과 함께 웃고 울며 이 새롭고도 유익한 사고방식을 일선에서 실천하려 매일 노력하고 있습니다. 저희뿐만이 아니겠지요. 전 세계의 많은 실력 있는 산부인과 전문의들이 당신 편, 당신의 치어리더가 될 수 있습니다. 사춘기에 접어든 나이부터 고령에 이르기까지 우리는 당신과 함께합니다. 임신 과정에서 길동무가 되어주고 호르몬 변화를 맞을 때 도움을 드릴 것입니다. 당신이 여성으로서 맞는 모든 변화와 풍파에 대처할 수 있도록, 무엇보다도 당신이 최선의 삶을 살 수 있도록, 언제나 두 손을 잡아드릴 것입니다. 당신의 몸과 당신의 삶은 그야말로 당신이 진정으로 소유하고 있는 유일한 것입니다. 여성으로서의 삶을 즐기세요. 자신감을 가지고 모든 두려움이나 잘못된 수치심을 버리세요. 삶이 당신에게 공을 던져주면 냉큼 잡으세요. 그리고 바람같이 달리세요. 우리는 경기장 주변에 가까이 붙어 서서 열심히 응원하겠습니다! 혹시 도움이 필요하면 오세요. 지식과 경험, 찬란한 여성의 육체에 대한 경외심을 가지고 기꺼이 달려가겠습니다.

1   O'Connell H. E., Hutson J. M., Anderson C. R., Plenter R. J. Anatomical relationship between urethra and clitoris. J. Urol. 1998 Jun; 159(6): 1892–1897.

2   Kinsey A. C., Pomery W. B., Martin C. E., Gebhard P. H. Sexual behavior in the human female. Bloomington, In: Indiana University Press; 1953

3   Masters W. H., Johnson V. E. Human sexual response. New York: Bantam Books; 1966.

4   Barry R. Komisaruk, Nan Wise, Eleni Frangos, Wen-Ching Liu, Kachina Allen, and Stuart Brody. Women's clitoris, vagina and cervix mapped on the sensory cortex: fMRI evidence J Sex Medicine 2011 Oct;8 (10): 2822–2830.

5   Hoag N., Keast JR, O'Connell HE. The «G-Spot» Is Not a Structure Evident on Macroscopic Anatomic Dissection of the Vaginal Wall. J Sex Med. 2017 Dec; 14(12): 1524–1532.

6   Ostrzenski A., Krajewski P., Ganjei-Azar P., Wasiutynski AJ., Scheinberg MN., Tarka S., Fudalej M. Verification of the anatomy and newly discovered histology of the G-spot complex. BJOG. 2014 Oct; 121(11): 1333–1339.

7   Brody S., et al. Vaginal orgasm is associated with vaginal (not clitoral) sex education, focusing mental attention on vaginal sensations, intercourse duration, and a preference for a longer penis. J Sex Med. 2010.

8   Puppo V. Embryology and anatomy of the vulva: the female orgasm and women's sexual health. Eur J Obstet Gynecol Reprod Biol. 2011.

9   James G. Pfaus, Gonzalo R. Quintana, Conall Mac Cionnaith, and Mayte Parada. The whole versus the sum of some of the parts: toward resolving the apparent controversy of clitoral versus vaginal orgasms Socioaffect Neurosci Psychol. 2016 Oct 25; 6: 32 578.

10 Komisaruk B. R., Wise N., Frangos E., Liu W. C., Allen K., Brody S. Women's clitoris, vagina, and cervix mapped on the sensory cortex: fMRI evidence. J Sex Med. 2011 Oct; 8(10): 2822–2830.

11 Shorty M. J., et al, Female Orgasmic Experience: A subjective Study. Archives of Sexual Behavior. 1984; 13: 155–164.

12 Nagoski, Emily. Come as You are. Simon & Schuster. 2015.

13 Fraser I. S., McCarron G., Markham R., Resta T. Blood and total fluid content of menstrual discharge. Obstet Gynecol. 1985 Feb; 65(2): 194–198.

14 Godley M. J., Quantification of Vaginal Discharge in Healthy Volunteers, British Journal of Obstetrics and Gynecology 92 (1985): 739.

15 Mendling, Werner. Vaginale Mikrobiota, Der Gynäkologe, 48: 780.

16 Millheiser L. S., Pauls R. N., Herbst S. J., Chen B. H. Radiofrequency treatment of vaginal laxity after vaginal delivery: nonsurgical vaginal tightening. J Sex Med. 2010 Sep;7(9): 3088–3095.

17 Anbieter von vaginalen Laserbehandlungen: www.smilemonali-sa.de, www.almafemilift.de

18 Wheeler C. M., Skinner S. R., Del Rosario-Raymundo M. R., Garland S. M., Chatterjee A., Lazcano-Ponce E., Salmerón J., McNeil S., Stapleton J. T., Bouchard C., Martens M. G., Money D. M., Quek S. C., Romanowski B., Vallejos C. S., Ter Harmsel B., Prilepskaya V., Fong K. L., Kitchener H., Minkina G., Lim Y. K. T., Stoney T., Chakhtoura N., Cruickshank M. E., Savicheva A., da Silva D. P., Ferguson M., Molijn A. C., Quint W. G. V., Hardt K., Descamps D., Suryakiran P. V., Karkada N., Geeraerts B., Dubin G., Struyf F.; VIVIANE Study Group. Efficacy, safety, and immunogenicity of the human papillomavirus 16/18 AS04-adjuvanted vaccine in women older than 25 years: 7-year follow-up of the phase 3, double-blind, randomised controlled VIVIANE study. Lancet Infect Dis. 2016 Oct; 16(10): 1154–1168.

19 Z. Khan, R. P. Gada, Z. M. Tabbaa, S. K. Laughlin, C. C. Coddington, E. A. Stewart. Department of OB / GYN, Division of Reproductive Endocrinology & Infertility, Mayo Clinic, Rochester, MN Effect of unilateral oophorectomy on ovarian reserve and IVF stimulation outcomes Fert and Steri, Sept 2011; Volume 96; 3: S83.

20 Elizabeth A. Stewart, Wanda K. Nicholson, Linda Bradley, and Bijan J. Borah. The Burden of Uterine Fibroids for African-American Women: Results of a National Survey. J Womens Health (Larchmt). 2013 Oct; 22(10): 807–816.

21 Benaglia L., Cardellicchio L., Filippi F., Paffoni A., Vercellini P., Somigliana E., Fedele L. The rapid growth of fibroids during early pregnancy. PLoS ONE. 2014; 9: e85 933.

22 Park S. B., Kim J. K., Kim K., Cho K. Imaging findings of complications and unusual manifestations of ovarian neoplasms. Radio-Graphics. 2008; 28: 969–983.

23 Philipp T., Philipp K., Reiner A., Beer F., Kalousek D. K. Embryoscopic and cytogenetic analysis of 233 missed abortions: factors involved in the pathogenesis of developmental defects of early failed pregnancies. Hum Reprod. 2003; 18: 1724–1732.

참조

24 Macklon N. S., Geraedts J. P., Fauser B. C. Conception to ongoing pregnancy: the ‹black box› of early pregnancy loss. Hum Reprod Update. 2002; 8: 333–343.

25 Nybo Andersen A. M., Wohlfahrt J., Christens P., Olsen J., Melbye M. Maternal age and fetal loss: population based register linkage study. BMJ. 2000; 320: 1708–1712.

26 Lagranha C. J., Silva T. L. A., Silva S. C. A., Braz G. R. F., da Silva A. I., Fernandes M. P., Sellitti D. F. Protective effects of estrogen against cardiovascular disease mediated via oxidative stress in the brain. Life Sci. 2018 Jan 1; 192: 190–198.

27 Green P. S., Simpkins J. W. Neuroprotective effects of estrogens: potential mechanisms of action. Int J Dev Neurosci. 2000 Jul-Aug; 18(4–5): 347–58.

28 Bäckström T., Sanders D., Leask R., Davidson D., Warner P., Bancroft J. Mood, sexuality, hormones, and the menstrual cycle. II. Hormone levels and their relationship to the premenstrual syndrome. Psychosom Med. 1983 Dec; 45(6): 503–507.

29 Roney J. R., Simmons Z. L. Hormonal predictors of sexual motivation in natural menstrual cycles. Horm Behav. 2013 Apr; 63(4): 636–645.

30 Roney J. R., Simmons Z. L. Within-cycle fluctuations in proges-terone negatively predict changes in both in-pair and extra-pair desire among partnered women. Horm Behav. 2016 May; 81: 45–52.

31 Roney J. R., Simmons Z. L. Ovarian hormone fluctuations predict within-cycle shifts in women's food intake. Horm Behav. 2017 Apr;90 : 8–14.

32 Yamazaki M., Tamura K. The menstrual cycle affects recognition of emotional expressions: an event-related potential study. F1000Res. 2017 Jun 8; 6: 853.

33 Ryu A., Kim T. H. Premenstrual syndrome: A mini review. Maturitas. 2015 Dec; 82(4): 436–440.

34 Jarvis C. I., Lynch A. M., Morin A. K. Management strategies for premenstrual syndrome/premenstrual dysphoric disorder. Ann Pharmacother. 2008 Jul; 42(7): 967–978.

35 Bahrami A., Avan A., Sadeghnia H. R., Esmaeili H., Tayefi M., Ghasemi F., Nejati Salehkhani F., Arabpour-Dahoue M., Rastgar-Moghadam A., Ferns G. A., Bahrami-Taghanaki H., Ghayour-Mobar-han M. High dose vitamin D supplementation can improve menstrual problems, dysmenorrhea, and premenstrual syndrome in adolescents. Gynecol Endocrinol. 2018 Feb 15: 1–5.

36 Bertone-Johnson E. R., Ronnenberg A. G., Houghton S. C., Nobles C., Zagarins S. E., Takashima-Uebelhoer B. B., Faraj J. L., Whitcomb B. W. Association of inflammation markers with menstrual symptom severity and premenstrual syndrome in young women. Hum Reprod. 2014 Sep; 29(9): 1987–1994.

37 Gillings, Michael R. Were there evolutionary advantages to premenstrual syndrome?

Evol Appl. 2014 Sep; 7(8): 897–904.

38 Rossouw J. E., Anderson G. L., Prentice R. L., et al. Writing Group for the Women's Health Initiative Investigators. Risks and benefits of estrogen plus progestin inhealthy postmenopausal women: principal results from the Women's Health Initiative randomized controlled trial. JAMA. 2002; 288(3): 321–333.

39 Anderson G. L., Limacher M., Assaf A. R., Bassford T., Beresford S. A., Black H., Bonds D., Brunner R., Brzyski R., Caan B., Chlebowski R., Curb D., Gass M., Hays J., Heiss G., Hendrix S., Howard B. V., Hsia J., Hubbell A., Jackson R., Johnson K. C., Judd H., Kotchen J. M., Kuller L., LaCroix A. Z., Lane D., Langer R. D., Lasser N., Lewis C. E., Manson J., Margolis K., Ockene J., O'Sullivan M. J., Phillips L., Prentice R. L., Ritenbaugh C., Robbins J., Rossouw J. E., Sarto G., Stefanick M. L., Van Horn L., Wactawski-Wende J., Wallace R., Wassertheil-Smoller S; Women's Health Initiative Steering Committee. Effects of conjugated equine estrogen in postmenopausal women with hysterectomy: the Women's Health Initiative randomized controlled trial. JAMA. 2004 Apr 14; 291(14): 1701–1712.

40 Chen W. Y., Rosner B., Hankinson S. E., Colditz G. A., Willett W. C. Moderate alcohol consumption during adult life, drinking patterns, and breast cancer risk. JAMA. 2011 Nov 2; 306(17): 1884–1890.

41 Andrew M. Kaunitz and JoAnn E. Manson. Management of Menopausal Sym ptoms Obstet Gynecol. 2015 Oct; 126(4): 859–876.

42 Manson J. E., Kaunitz A. M. Menopause Management–Getting Clinical Care Back on Track. N Engl J Med. 2016 Mar 3; 374(9): 803–806.

43 Mikkola T. S., Savolainen-Peltonen H., Tuomikoski P., Hoti F., Vattulainen P., Gissler M., Ylikorkala O. Reduced risk of breast cancer mortality in women using postmenopausal hormone therapy: a Finnish nationwide comparative study. Menopause. 2016 Nov; 23(11): 1199–1203.

44 Krakowsky Y., Grober E. D. A practical guide to female sexual dysfunction: An evidence-based review for physicians in Canada. Can Urol Assoc J. 2018 Jun; 12(6): 211–216.

45 Lethaby A., Marjoribanks J., Kronenberg F., Roberts H., Eden J., Brown J. Phytoestrogens for menopausal vasomotor symptoms. Cochrane Database Syst Rev. 2013 Dec 10; (12).

46 Newton K. M., Reed S. D., LaCroix A. Z., Grothaus L. C., Ehrlich K., Guiltinan J. Treatment of vasomotor symptoms of menopause with black cohosh, multibotanicals, soy, hormone therapy, or placebo: a randomized trial. Ann Intern Med. 2006 Dec 19; 145(12): 869–879.

47 Pinkerton J. V., Sánchez Aguirre F., Blake J., Cosman F., Hodis H. N., Hoffstetter

S., Kaunitz A. M., Kingsberg S. A., Maki P. M., Manson J. E., Marchbanks P., McClung M. R., Nachtigall L. E., Nelson L. M., Pace D. T, Reid R. L., Sarrel P. M., Shifren J. L., Stuenkel C. A., Utian W. H. The 2017 hormone therapy position statement of The North American Menopause Society. The NAMS 2017 Hormone Therapy Position Statement Advisory Panel. Menopause. 2017 Jul; 24(7): 728–753.

48 Stuenkel C. A., Davis S. R., Gompel A., Lumsden M. A., Murad M. H., Pinkerton J. V., Santen R. J. Treatment of Sym ptoms of the Menopause: An Endocrine Society Clinical Practice Guideline. J Clin Endocrinol Metab. 2015 Nov; 100(11): 3975–4011

49 Santen R. J., Stuenkel C. A., Burger H. G., Manson J. E. Competency in menopause management: whither goest the internist? J Womens Health (Larchmt). 2014 Apr; 23(4): 281–285.

50 Gass M., Larson J., Cochrane B., Manson J. E., Lane D., Barnabei V., Ockene J., Stefanick M. L., Mouton C. Sexual activity and vaginal symptoms in the postintervention phase of the Women's Health Initiative Hormone Therapy Trials. Menopause. 2018 Mar; 25(3): 252–264.

51 Buhling K. J., von Studnitz F. S., Jantke A., Eulenburg C., Mueck A. O. Use of hormone therapy by female gynecologists and female partners of male gynecologists in Germany 8 years after the Women's Health Initiative study: results of a survey. Menopause. 2012 Oct; 19(10): 1088–1091.

52 Biglia N., Cozzarella M., Ponzone R., Marenco D., Maggiorotto F., Fuso L., Sismondi P. Personal use of HRT by postmenopausal women doctors and doctors' wives in the north of Italy. Gynecol Endocrinol. 2004 Mar; 18(3): 165–174.

53 Lindau S. T., Gavrilova N. Sex, health, and years of sexually active life gained due to good health: evidence from two US population based cross sectional surveys of ageing. BMJ. 2010 Mar 9; 340: c810.

54 Goldin, Claudia and Lawrence F. Katz. 2002. The power of the pill: Oral contraceptives and women's career and marriage decisions. Journal of Political Economy 110(4): 730–770.

55 Institute for Quality and Efficiency in Health Care 2006 Informed Health Online Contraception: Do hormonal contraceptives cause weight gain?

56 Gallo M. F., Lopez L. M., Grimes D. A., Carayon F., Schulz K. F., Helmerhorst FM. Combination contraceptives: effects on weight. Cochrane Database Syst Rev. 2014 Jan 29;(1).

57 Øjvind Lidegaard, professor of obstetrics and gynaecology, Lars Hougaard Nielsen, statistician, Charlotte Wessel Skovlund, data manager and scientific assistant, Finn Egil Skjeldestad, professor of clinical medicine, and Ellen Løkkegaard, senior

registrar in obstetrics and gynaecology. Risk of venous thromboembolism from use of oral contraceptives containing different progestogens and oestrogen doses: Danish cohort study, 2001–9 BMJ. 2011; 343: d6423.

58 Lidegaard Ø., Løkkegaard E., Jensen A., Skovlund C. W., Keiding N. Thrombotic stroke and myocardial infarction with hormonal contraception. N Engl J Med. 2012 Jun 14; 366(24): 2257–2266.

59 Blanco-Molina A., Monreal M. Venous thromboembolism in women taking hormonal contraceptives Expert Rev Cardiovasc Ther. 2010 Feb; 8(2): 211–215.

60 Urban M., Banks E., Egger S., Canfell K., O'Connell D., Beral V., Sitas F. Injectable and oral contraceptive use and cancers of the breast, cervix, ovary, and endometrium in black South African women: case-control study. PLoS Med. 2012; 9(3): e1 001 182.

61 Gierisch J. M., Coeytaux R. R., Urrutia R. P., Havrilesky L. J., Moorman P. G., Lowery W. J., Dinan M., McBroom A. J., Hassel-blad V., Sanders G. D., Myers E. R. Oral contraceptive use and risk of breast, cervical, colorectal, and endometrial cancers: a systematic review. Cancer Epidemiol Biomarkers Prev. 2013 Nov; 22(11): 1931–1943.

62 Archer J. S., Archer D. F. Oral contraceptive efficacy and anti-biotic interaction: a myth debunked. J Am Acad Dermatol. 2002 Jun; 46(6): 917–923.

63 Dickinson B. D., Altman R. D., Nielsen N. H., Sterling M. L.; Council on Scientific Affairs, American Medical Association. Drug interactions between oral contraceptives and antibiotics. Obstet Gynecol. 2001 Nov; 98(5 Pt 1): 853–860.

64 Dal'Ava N., Bahamondes L., Bahamondes M. V., Bottura B. F., Monteiro I. Body weight and body composition of depot medroxyprogesterone acetate users. Contraception. 2014 Aug; 90(2): 182–187.

65 Dirk Wildemeersch, Norman Goldstuck, Thomas Hasskamp, Sohela Jandi, and Ansgar Pett. Intrauterine device quo vadis? Why intrauterine device use should be revisited particularly in nulliparous women? J Contracept. 2015; 6: 1–12.

66 Hartmann L. C., Sellers T. A., Frost M. H., Lingle W. L., Degnim A. C., Ghosh K., Vierkant R. A., Maloney S. D., Pankratz V. S., Hillman D. W., Suman V. J., Johnson J., Blake C., Tlsty T., Vachon C. M., Melton L. J. 3rd, Visscher D. W. Benign breast disease and the risk of breast cancer. N Engl J Med. 2005 Jul 21; 353(3): 229–237.

67 Anthony Howell, Annie S. Anderson, Robert B. Clarke, Stephen W. Duffy, D. Gareth Evans, Montserat Garcia-Closas, Andy J. Gescher, Timothy J. Key, John M. Saxton, and Michelle N. Harvie. Risk determination and prevention of breast cancer. Breast Cancer Res. 2014; 16: 446.

68 Hardefeldt P. J., Edirimanne S., Eslick G. D. Deodorant use and breast cancer risk.

525

참
고

Epidemiology. 2013 Jan; 24(1): 172.

69 Obwohl es Hinweise einer holländischen Forschungsgruppe gibt, dass Implantate ex
    trem selten einen anaplastischen großzelligen Lymphom auslösen können. Mintsje
    de Boer; Flora E. van Leeuwen; Michael Hauptmann; Lucy I. H. Overbeek; Jan
    Paul de Boer; Nathalie J. Hijmering; Arthur Sernee; Caroline A. H. Klazen; Marc B.
    I. Lobbes; René R. W. J. van der Hulst; Hinne A. Rakhorst; Daphne de Jong. Breast
    Implants and the Risk of Anaplastic Large-Cell Lymphoma in the Breast. JAMA
    Oncol. 2018; 4(3): 335–341.

70 Kamal Kataria, Anita Dhar, Anurag Srivastava, Sandeep Kumar, and Amit Goyal.
    A Systematic Review of Current Understanding and Management of Mastalgia.
    Indian J Surg. 2014 Jun; 76(3): 217–222.

71 Christina Stenhammar, Ylva Tiblom Ehrsson, Helena Åkerud, Margareta Larsson,
    and Tanja Tydén Sexual and contraceptive behavior among female university
    students in Sweden – repeated surveys over a 25-year period. Acta Obstet Gynecol
    Scand. 2015 Mar; 94(3): 253–259.

버자이너의 모든 것

1판 1쇄 발행 2023년 2월 17일

지은이 · 실라 드 리즈
옮긴이 · 문항심
펴낸이 · 주연선

(주)은행나무
04035 서울특별시 마포구 양화로11길 54
전화 · 02)3143-0651~3 ㅣ 팩스 · 02)3143-0654
신고번호 · 제 1997-000168호(1997. 12. 12)
www.ehbook.co.kr
ehbook@ehbook.co.kr

ISBN 979-11-6737-272-7 (03510)